FRANK NAGER

Der heilkundige Dichter

GOETHE UND DIE MEDIZIN

ARTEMIS & WINKLER

Die Deutsche Bibliothek – CIP-Einheitsaufnahme

Nager, Frank:
Der heilkundige Dichter: [Goethe und die Medizin] / Frank Nager. –
Neuausg. – Düsseldorf; Zürich: Artemis und Winkler, 1999
ISBN 3-7608-1209-0
Neuausgabe 1999

ppb-Ausgabe 1999, Artemis & Winkler Verlag, Düsseldorf/Zürich

Druck und Bindung: Grafo s.a., E-Basauri
ISBN 3-7608-1209-0

INHALT

GESUNDHEIT BEI GOETHE
11

HOMO PATIENS – PATHOGRAPHIE SEINER KÖRPERKRANKHEITEN
21

SEELENLANDSCHAFT EINES DEPRESSIVEN
41

GOETHES KRANKHEITSLEHRE – EIN VERSCHLÜSSELTES VERMÄCHTNIS
61

THERAPIE UND HEILUNG BEI GOETHE
91

PSYCHOTHERAPEUTISCHES VERMÄCHTNIS EINES SEELENHEILKUNDIGEN
111

DICHTERISCHE DARSTELLUNG VON KRANKHEIT UND HEILUNG
135

TOD UND UNSTERBLICHKEIT BEI GOETHE
155

GOETHE UND DAS MEDIZINSTUDIUM
169

DAS BILD DES ARZTES BEI GOETHE
185

ÄRZTE IN GOETHES DICHTUNG
203

DER NATURFORSCHER IN MEDIZINISCHEN GRUNDLAGEN-WISSENSCHAFTEN
221

DICHTER-VERMÄCHTNIS AN DIE MEDIZIN
235

LITERATURNACHWEISE
280

Vorwort

Dies ist das Buch eines Arztes, der den Dichter und Menschen Goethe – in all seiner Zwiespältigkeit und Angefochtenheit – liebt, und der zugleich als Kliniker seit dreißig Jahren die grandiose, aber auch beängstigende Entwicklung der modernen Medizin hautnah miterlebt. Aus dieser zweifachen Sicht versuche ich, die mannigfaltigen Beziehungen dieses Dichters zur Heilkunde zusammenzufassen und mit den Problemen der modernen Medizin zu verknüpfen.

Mein Buch will darlegen, daß Goethe ein gerüttelt Maß an körperlichen und seelischen Leiden durchstehen mußte. Das unnachgiebige Ringen mit der Krankheit hat ihn zu einem tief heilkundigen Dichter reifen lassen. Das «Heilkraut» seiner therapeutischen Weisheit kann auch uns, in unserem eigenen Leiden und Kranksein hilfreich sein.

Vorab geht es um die Pathographie von Goethes häufigen, oft lebensbedrohlichen Körperkrankheiten und ihren lebensgeschichtlichen Hintergrund. Seine unergründlich-widersprüchliche, zeitweilig dämonisch-zerrissene Seelenlandschaft wird nachgezeichnet. Seine Heimsuchung durch Depression wird aufgezeigt, aber auch ihre Meisterung – dank «eherner Geduld, steinern Aushalten» und «rastloser Tätigkeit nach innen und nach außen». Die stete Metamorphose dieses Homo patiens ist im Visier: Die unermüdliche Steigerung zu jener «höheren Gesundheit», die er als Ganzheit, als Gleichgewicht der Kräfte, als Kreativität trotz – oder dank! – Krankheit und Leiden, aber auch als die Frucht von Verzicht und Entsagung versteht.

Im weiteren wird versucht, in Goethes Leben und Dichten eine Krankheitslehre aufzuspüren. Sie ist zwar unsystematisch und verschlüsselt, aber um so tiefsinniger. Gerade für unser heiltechnisches Zeitalter kann sie komplementär und fruchtbar sein. In seinem Wissen um die tieferen Gründe und den verborgenen Sinn von Krankheit und Leiden, aber auch in seiner überraschend zeitgemäßen Auffassung von

Heilung und Therapie, stoßen wir auf heilsame Rezepte. Auch ein psychotherapeutisches Vermächtnis, kompensatorisch zu den methoden- und medikamentenbezogenen Konzepten unserer Tage, hat dieser Seelenheilkundige hinterlassen.

Das Arztbild dieses stets auf Ärzte angewiesenen und von Arztfreunden umgebenen Dichters versuche ich darzustellen sowie den tiefen Widerspruch seiner Idee des Arztes gegenüber dem heute verbreiteten Habitus moderner Heiltechnokraten aufzuzeigen.

Zu Goethes heilkundiger Rezeptur gehört auch seine mit zunehmendem Alter eindrücklich sich wandelnde Einstellung zum Tod, seine Überwindung der Todesangst und sein tief überzeugender, Hoffnung und Lebenskraft weckender Unsterblichkeitsglaube.

Über den vielfältigen Facetten in Goethes heilkundlichem Denken steht seine Anschauung, daß die Heilkunst viel mehr ist als eine naturwissenschaftlich-technische Disziplin, die sich auf möglichst rasche und elegante Reparatur eines defekten, als biomedizinische Maschine verstandenen Organismus beschränken darf. Diesem Dichter geht es vielmehr um eine vollorchestrierte Medizin, die – ganzheitlich verstanden – wie kein anderes Fach in faszinierender und kreativer Weise «den ganzen Menschen beschäftigt, weil sie sich mit dem ganzen Menschen beschäftigt» (Dichtung und Wahrheit).

Aus der ungemein umfassenden heilkundlichen Anschauung dieses «Zeitgenossen aller Epochen» ergeben sich, als zweites Ziel dieses Buches, kritische – und hoffentlich auch konstruktive – Blicke auf die moderne Medizin, auf ihre Größe, aber auch ihre Gefährdung. Glanz und Elend der modernen Medizin werden an Goethes Denken, an seiner ökologischen Weltschau, an seiner verehrenden Naturbetrachtung und seiner dienenden, niemals unterwerfen wollenden Weise der Naturforschung gemessen. Ich möchte zeigen, daß Goethes Gedanken Leitbilder für moderne Ärzte sein können. Dieser Dichter kann Wegspur sein für eine gewandelte Heilkunde, Ermutigung und Orientierungshilfe für eine von der Heiltechnik zur Heilkunst erweiterten Medizin von morgen.

Mit seiner zweifachen Zielsetzung wendet sich mein Buch an alle, die Goethe trotz seiner Zwiespältigkeiten lieben und die ihm auf eine etwas ungewohnte Weise – über seine Anfechtung durch Krankheit, über sein Leiden an sich selbst, über seine kreative Bewältigung und die lebensdienliche Gestaltung seiner Krisen – näherkommen und mit den Arzneien seiner heilkundlichen Weisheit vertraut werden möchten. Das Buch ist aber nicht für jene geschrieben, die am überlieferten heroischen Goethe-Standbild herkulischer Gesundheit und olympischer Seelenharmonie festhalten wollen; ebenso wenig für jene im andern Lager, die mit psychoanalytischen Methoden «gierig» nach den «Schätzen» Goethescher Psychopathologie «graben», vom Zerrbild eines manisch-depressiven Irreseins bis zur angeblichen «partiellen paranoiden Psychose».

Dieses Buch mag hingegen auch Leser finden, die – als Patienten, Pflegende, Ärzte oder anderweitig im Gesundheitswesen Tätige – eine «Wahlverwandtschaft» zur Medizin haben. Ich denke an Menschen, die in einer lebendigen Auseinandersetzung mit der modernen Medizin, diesem treuen Spiegelbild des Zeitgeistes, einen Zwiespalt zwischen Begeisterung und Unbehagen erleben: die nach den Signalen einer Wende Ausschau halten und nach Gefährten auf dem Weg zu neuen Horizonten in der Medizin. Ausschließliche Heiltechniker, für welche die Notwendigkeit eines neuen Denkens in der Medizin nicht besteht, und die im eingefahrenen Geleise bisherigen Fortschrittsverständnisses verharren, werden wohl mit diesem Buch kaum etwas anfangen können. Vielmehr werden sie mißbilligen, daß hier einer sich anmaßt, «dilettantisch» über den Bereich seines seriösen Handwerks und seines gewohnten, ihm angemessenen Beschäftigungsbereichs hinauszugehen. Vielleicht werden auch einige Fachgermanisten und Literaturkritiker ähnlich empfinden.

Immerhin: dilettare hat mit Liebhaben zu tun. In meinem Fall: mit einer – nicht unkritischen – Liebe zu Goethe, außerdem mit liebevoller Sorge um die moderne Medizin.

Zum Schluß danke ich Silvia Casty für engagierte und tadellose Sekretariatsarbeit, meinem Sohn Marc für seine Hilfe in der Erstellung der Literaturnachweise, Franz Ebner, Martin Müller und Robert Steiger für Ermutigung und Anregung, letzterem auch für die konstruktive Durchsicht des Manuskripts, Peter Rüfenacht schließlich für die schöne Gestaltung des Buches.

Meggen, im Juni 1990 *Frank Nager*

GESUNDHEIT BEI GOETHE

«Da, auf dem Punkte der Wirkung meines Wesens, fühle ich die Gesundheit meiner Natur und ihre Ausbreitung; meine Füße werden nur krank in engen Schuhen, und ich sehe nichts, wenn man mich vor eine Mauer stellt.» [1]

Was ist Gesundheit? Zweifellos gilt sie als das höchste der Lebensgüter. Empirischen Daten entsprechend belegt Gesundheit, was immer die Befragten darunter verstehen, den ersten Rang in der Wertskala moderner Menschen westlicher Zivilisation. Umstritten aber und vieldiskutiert ist die Frage nach dem *Wesen der Gesundheit*. Die Weltgesundheits-Organisation (WHO) definiert sie als «einen Zustand vollkommenen physischen, psychischen und sozialen Wohlbefindens». Dies ist eine wenig fruchtbare, ja fragwürdige Kennzeichnung; denn sie stützt sich auf das trügerische Element des subjektiven Wohlbefindens, während vielleicht schon unbekannt verderbliche Krankheit um sich frißt.

Dieser unbefriedigenden, aber gängigen modernen Definition entsprechend war Goethe alles andere als gesund. Vielmehr ist er weit entfernt von jenem olympischen Götterbild körperlicher und seelischer Gesundheit, wie es uns – vor allem in der Deutschstunde, aber auch in manchen Biographien – dargestellt wird. Jahrhundertelang hat uns eine stereotype biographische Konvention einen herkulischen Halbgott gezeichnet, den es nie gab, und eine derart unglaubwürdige Idealisierung hat den Dichter manchem Studenten schon früh und ein für allemal vergällt. In Wirklichkeit war Goethe oft von körperlichen Gebrechen geplagt, häufig durch schwere Krankheiten bedroht und immer wieder von Depressionen heimgesucht.

GESUNDHEIT ALS GANZHEIT, GLEICHGEWICHT UND TUGEND

Betrachten wir Goethes Gesundheit auf dem Hintergrund einer ganz anderen, einer älteren, umfassenderen und dynamischeren Definition, nämlich jener der altgriechischen Kultur und des Arztes Hippokrates. Hier geht es um tiefere, modernen Zeitgenossen oft fremdgewordene Aspekte von Gesundheit, nämlich um «harmonische Mischung» aller Säfte und Kräfte, um *eukrasia, isonomia*. Hier ist Ganzheit gemeint, was uns im Englischen «whole» spürig erhalten geblieben ist. Im Spiegel solcher mehr geistiger Wesenszeichnung von Gesundheit als ausgewogene Ganzheit, als Gleichgewicht, als Harmonie der Kräfte und Funktionen dürfen wir die Frage nach Goethes Gesundheit auch angesichts seiner überaus schillernden, ja dramatischen physischen und psychischen Pathographie bejahen.

Es mag paradox tönen: Goethe ist einerseits *homo patiens* schlechthin, ist andererseits ein Vorbild von Totalität, vitalem Gleichgewicht und Ausgewogenheit der Kräfte. Obwohl die leibliche Sphäre alles andere als fehlerfrei funktionierte und auch die seelische oft angefochten war, konnte C. W. Hufeland, der Hausarzt der frühen Weimarer Jahre (1783–93), diesem Dichter Gesundheit im Sinn von Eukrasie, von Ganzheit attestieren:

> *Es ist mir nie ein Mensch vorgekommen, welcher zu gleicher Zeit körperlich und geistig in so hohem Grade vom Himmel begabt gewesen wäre, und auf diese Weise in der Tat das Bild des vollkommensten Menschen darstellte. Aber nicht bloß die Kraft war zu bewundern, die bei ihm in so außerordentlichem Grade Leib und Seele erfüllte, sondern mehr noch das herrliche Gleichgewicht, was sich sowohl über die physischen als geistigen Funktionen ausbreitete, und die schöne Eintracht, in welcher beides vereinigt war, so daß keines, wie so oft geschieht, auf Kosten des andern lebte, oder es störete. Man kann mit Wahrheit sagen, daß dieses hauptsächlich seinen Geist auszeichnete, daß alle Geisteskräfte im gleich hohen Grade und in der schönsten Harmonie vorhanden waren, und daß selbst die bei ihm so lebendige,*

> *so schöpferische Phantasie durch die Herrschaft des Verstandes gemäßigt und gezügelt wurde. Und eben dies gilt von dem Physischen; kein System, keine Funktion hatte das Übergewicht; alle wirkten gleichsam zusammen zur Erhaltung eines schönen Gleichgewichts.*[2]

Eindrücklicher und umfassender könnte man den Harmonie- und Ganzheits-Aspekt von Goethes Gesundheit kaum kennzeichnen. In diesem Sinn hat auch Goethe selbst Gesundheit verstanden. Er selber bringt seinen eigenen Gesundheitsbegriff keineswegs mit Abwesenheit von Krankheit und Leiden, jedoch mit *Ganzheit und Gleichgewicht* in Zusammenhang: «Die sogenannte Gesundheit kann nur im Gleichgewicht entgegengesetzter Kräfte bestehen, wie das Aufheben derselben (also Krankheit) entsteht und besteht nur aus einem Vorwalten des einen über die andern.»[3]

Solches Gleichgewicht entgegengesetzter Kräfte war Goethe, dieser äußerst spannungsgeladenen Persönlichkeit, allerdings nicht angeboren. Weder körperliche Gesundheit noch seelische Harmonie waren ihm in die Wiege gelegt. Vielmehr mußte er solches Gleichgewicht hinter körperlicher und seelischer Krankheit immer wieder neu erobern.

Goethe bringt seinen Gesundheitsbegriff nicht allein mit Ganzheit und Gleichgewicht, sondern ebensosehr mit *Tugend* in Zusammenhang, wiederum eine uns bedenklich entrückte Gedankenverbindung, die auf das schöpferische, ja «moralische» Element, auf die Eigenverantwortlichkeit in seinem Gesundheitsverständnis hinweist. Immer wieder und in höchst merkwürdiger Weise setzt er Tugend und Gesundheit geradezu gleich, zum Beispiel im folgenden Gespräch mit Riemer:

> *Es gibt Tugenden, die man, wie die Gesundheit, nicht eher schätzt, als bis man sie vermißt; von denen nicht eher die Rede ist, als wo sie fehlen; die man stillschweigend voraussetzt [...] Hammer zu sein, scheint jedem rühmlicher und wünschenswerter als Amboß, und doch, was gehört nicht dazu, diese unendlichen, immer wiederkehrenden Schläge auszuhalten.*[4]

Im «West-östlichen Divan» fragt er, was denn Tugend sei; und er antwortet: «Was ist Tugend? ein schöner Name für das einfachste Ding: Gesundheit!» Im «Mahomet» ist es wiederum die «Tugend [...] [die] gleich einem heilsamen Amulet die gesundeste Atmosphäre um uns erhält», während ihr Gegenpart, das Laster, «Unglück» an sich zieht, «wie die Kröte den Gifft».[5]

DAS GOLD HÖHERER GESUNDHEIT

Zusammen mit diesem moralischen Aspekt eines «tugendhaften» und unentwegten Ringens um «die gesundeste Atmosphäre» wollen wir die Frage nach Goethes Gesundheit im Spiegel einer modernen philosophischen und sehr dynamischen Gesundheits-Definition betrachten, nämlich jener eines seiner mächtigsten geistigen Nachfahren, Friedrich Nietzsche. Im Gegensatz zur landläufigen, gewöhnlichen, von Gott geschenkten, früher oder später aber wie ein Vermögen aufgezehrten Gesundheit hat Nietzsche eine höhere, eine eigentlichere Gesundheit im Auge. Sie ist vitaler und fruchtbarer als die Normalität der immer Gesunden mit ihrem stumpfen Wohlbehagen. Sie ist nach Nietzsche ein belebendes Stimulans, ein seltenes «Meisterschafts-Vorrecht der freien Geister». Bei diesem tragischen, durch Krankheit und Leiden gepeinigten Philosophen geht es um die «große Gesundheit» hinter der Krankheit, die immer wieder neu erworben, neu erkämpft und mühsam behauptet werden muß. Im Gegensatz zu jenem passiven, bald einmal erschöpften a priori-Zustand des üblichen körperlichen und seelischen Wohlseins, ganz ohne eigenen Einsatz, erfordert die «große Gesundheit» Nietzsches höchste *Lebenskunst*. Sie ist eine innere Haltung, ein tugendhafter Habitus, ein Lebensstil, der aus dem Geschick der Krankheit und des Leidens «das Gold höherer Gesundheit» gewinnt.

Eine Stelle in Nietzsches Nachlaß läßt uns aufhorchen; sie könnte ganz und gar auf Goethes Gesundheit zugeschnitten sein: «Gesundheit und Krankheit: Man sei vorsichtig! Der Maßstab bleibe die Effloreszenz des Leibes, die Sprungkraft [...] des Geistes, – aber natürlich auch, wieviel von Krankhaftem er auf sich nehmen und überwinden kann, gesundmachen kann. Das, woran die zarteren Menschen zugrundegehen würden, gehört zu den Stimulans-Mitteln der großen Gesundheit.»[6]

Wieviel von Krankhaftem er auf sich nehmen, überwinden und gesundmachen kann!: hier liegt das tiefe Geheimnis jener seltenen Genies «großer Gesundheit», zu denen auch Goethe zählt. Aus dieser Sicht war er, der von Krankheit zu Krankheit, von Krise zu Krise Geworfene – ein *Meister der Gesundheit*, ein heilkundiger Dichter.

Diese höhere Gesundheit Goethes ist ein durchaus geistiges Phänomen. Sie ist die Frucht seiner phänomenalen Fähigkeit, all die gegensätzlichen Kräfte, die ihn manchmal in die Luft zu sprengen drohten, immer wieder in Harmonie zu bringen und seine enorm widersprüchlichen Elemente «tugendhaft» zu einem fruchtbaren Ganzen auszusöhnen.

Die trotzig-entschlossene Intensität solchen Ringens leuchtet in manchem Bekenntnis durch, besonders eindrücklich in einem Brief an Charlotte v. Stein: «Das Elend wird mir nach und nach so prosaisch wie ein Kaminfeuer. Aber ich lasse doch nicht ab von meinen Gedanken und ringe mit dem unbekannten Engel, sollte ich mir die Hüfte ausrenken.»[7]

Gesundheit ist bei Goethe (wie wir im zweiten und dritten Kapitel sehen werden) alles andere als Freiheit von Leiden und Krankheit. Sie hat für ihn vielmehr zu tun mit Lebendigkeit, mit Lebenssinn und mit der Fähigkeit, trotz Leiden und Anfechtung *sein* Leben zu führen, sich zu entfalten, der zu werden, der er ist.

Seine Gesundheit bedeutet Lebenskunst und stete Wandlungsfähigkeit. Sie ist Frucht jener Charakterkräfte, die er selber als «Gegenwirkung des gesunden Ganzen» bezeichnet und die ihn befähigen, pathologische und dämonisch-gefährliche Anlagen zu überwinden, zu nutzen, zum Guten, Fruchtbaren, Lebensdienlichen zu wenden und zu zwingen.

Die Gesundheit Goethes ist eine Haltung, die ihm trotz empfindlicher Organisation und gefährdeter Veranlagung, trotz Labilität, seelischer Anfechtung und häufiger Körperkrankheit ermöglicht, jene Arbeit zu leisten, jene Kreativität und Fruchtbarkeit zu entwickeln, die ihm sein Schicksal und seine Genialität auferlegten.

Auf unserem Streifzug durch die stürmische Landschaft von Goethes Krankheiten und Leiden wird uns Schritt auf Tritt auch seine höhere Gesundheit begleiten.

«TUGENDHAFTE» METHODEN IM RINGEN UM GESUNDHEIT

Warum es Goethe gelungen ist, trotz gefährdeter innerer Konstitution diese Lebenskunst höherer Gesundheit zu pflegen, und wie er es fertigbrachte, trotz (oder dank?) seiner allgegenwärtigen Gebresten und seiner «gesunden Krankheiten» (C. G. Carus) die Pyramide seines Lebens unentwegt hochzuspitzen, bleibt Geheimnis, ist – wie auch seine Genialität – letztlich Geschenk, ist Gnade «von oben». Dieses seltene, geheimnisvolle Geschenk «großer Gesundheit» ist jedoch bei Goethe herbeigerufen, herbeigezwungen durch *Tugenden.* Diese tugendhaften Methoden nennen sich im Leben des jungen Goethe *Abhärtung und Selbstbeherrschung;* beim älteren Goethe, in der Fülle seines Lebens, heißen sie *Mäßigung und Verzicht, Opfer und Entsagung.* Dazu kommt seine *Kunst der Selbstbewahrung,* seiner strikten Abgrenzung gegenüber allem, was er als ungesund, als krank, als «kontagiös» empfindet.

Um mit dem Einfachen, dem Somatischen zu beginnen: Körperliche Abhärtung und Ertüchtigung sowie gezielte Überwindung «hypochondrischer» Tendenzen sind vorherrschende Tugenden des jungen Goethe. Beharrlich zähmt er die weichlichen Schwächen seines Körpers: Um eine reizbar-nervöse Geräuschempfindlichkeit zu bekämpfen, marschiert der Straßburger Student beim abendlichen Zapfenstreich stundenlang neben den Trommlern; um seine übermäßige Schwindelanfälligkeit zu meistern, trainiert er von der höchsten Plattform des Münsterturms den Blick in die Tiefe. Der Weimarer Minister schläft oft im Freien, vorzüglich auf der Veranda des Gartenhäuschens, um sich gegen seine Neigung zu Erkältungskrankheiten abzuhärten. Dieser sorgliche Einsatz zur Stärkung des eigenen Körpers beruht auf dem Wissen und der Erfahrung, daß dieser Körper gefährdet, daß er anfällig ist. Dieser Anfälligkeit, vor allem auch gegenüber Ansteckung, wird eisern getrotzt durch Selbstbeherrschung, manchmal auch durch selbstsuggestive Willensanstrengung:

> *Ich kann aus meinem eigenen Leben ein Faktum erzählen, wo ich bei einem Faulfieber der Ansteckung unvermeidlich ausgesetzt war, und wo ich bloß durch einen entschiedenen Willen die Krankheit von mir abwehrte. Es ist unglaublich, was in solchen Fällen der moralische Wille vermag! Er durchdringt gleichsam den Körper und setzt ihn in einen aktiven Zustand, der alle schädlichen Einflüsse zurückschlägt. Die Furcht dagegen ist ein Zustand träger Schwäche und Empfänglichkeit, wo es jedem Feinde leicht wird, von uns Besitz zu nehmen.*[8]

Seinem insgeheimen und innigsten Konterfei Wilhelm Meister legt er – wie so oft in wesentlichen Lebensproblemen – auch in Fragen der Gesundheit eine für ihn selber und für sein eigenes Schicksal bezeichnende Aussage in den Mund: «Ich habe nun einmal gerade zu jener harmonischen Ausbildung meiner Natur, die mir meine Geburt versagt, eine unwiderstehliche Neigung. Ich habe [...] durch Leibesübung viel gewonnen.»[9]

Über diese zuchtvolle Leibesübung und Körpererziehung, seine Pflege vielfältiger Sportarten vor allem in der ersten Lebenshälfte wird später (S. 107ff.) die Rede sein. Abgesehen von der regelmäßigen körperlichen Ertüchtigung fand seine «unwiderstehliche Neigung» zu jener Harmonie und Gesundheit, die ihm die Geburt versagt hatte, auch mannigfache andere Methoden, um sich gegen «Krankheitsstoffe» abzuschirmen und zu behaupten. Abgesehen von seiner eher desorganisiert-ausgelassenen Studentenzeit, vor allem in Leipzig, hatte er ein ausgesprochenes, manchmal fast rücksichtsloses Talent entwickelt, seine äußeren Lebensumstände möglichst harmonisch zu organisieren, die Ökonomie des Lebens sehr überlegt und weise, oft ausgesprochen ichbezogen zu gestalten.

Zu dieser Fähigkeit gehörte auch die Pflege strenger *Selbstbewahrung*, einer rigorosen Abgrenzung gegenüber allem, was er als ungesund, als krankhaft-ansteckend erachtete. Solchen «Infektionen» konnte er behende ausweichen, wohl nicht zuletzt, weil er die entsprechende «ungesunde» Veranlagung auch in sich selbst spürte und ihre kontagiöse Einwirkung um jeden Preis umgehen und unterdrücken mußte.

Den angefochtenen und ungeheilten Bruder in sich selbst konnte sich Goethe jeweils vom Leibe schreiben, zum Beispiel einen Werther, einen Tasso, einen Eduard der «Wahlverwandtschaften», den Faust. Aber in seiner konkreten Umwelt war ihm der Blick in die Augen ungeheilter Partner beängstigend, ja verhaßt. Spiegelbilder eigener Gefährdung wurden in heiligem Egoismus fast brutal ferngehalten oder, nach anfänglichen psychotherapeutischen Versuchen, bald fallengelassen. *Consolandi consolamur* (im Trösten werden wir selber getröstet) – das bewährte sich jeweils nur kurze Zeit. Denken wir an Lenz, an Plessing oder Kleist.

Auch in der Dichtkunst muß er sich schützen und abgrenzen. Ihm will «das kranke Zeug nicht munden, Autoren sollen erst gesunden».[10] Vielmehr zu vitalen, kraftstrotzenden, urgesunden Dichtern fühlt er sich hingezogen, zum Beispiel zu Shakespeare, von dem wir «indem wir ihn lesen den Eindruck eines geistig wie körperlich durchaus und stets gesunden, kräftigen Menschen erhalten». Das «Klassische» ist für ihn «das Gesunde und das Romantische das Kranke [...] Das meiste Neuere ist nicht romantisch, weil es neu, sondern weil es schwach, kränklich und krank ist, und das Alte ist nicht klassisch, weil es alt, sondern weil es stark, frisch, froh und gesund ist. Wenn wir nach solchen Qualitäten Klassisches und Romantisches unterscheiden, so werden wir bald im reinen sein.»[11]

HOMO PATIENS – PATHOGRAPHIE SEINER KÖRPERKRANKHEITEN

«Veränd'rung ist schon alles. Krankheit das Mittel, ein Choc, damit die Natur nicht unterliege.» [1]

Goethes Biographie ist im Grunde genommen eine aufwühlende Pathographie. Schritt auf Tritt entdecken wir hinter der olympischen Fassade den schlechthinnigen *homo patiens*. Ein legendäres, über Jahrhunderte gründlich verfälschtes Heroenbild ausgeglichener körperlicher Gesundheit und seelischer Harmonie verbirgt einen Leidgeübten, dessen meisterhaft gelungenes Leben durch eine schicksalshafte Verflochtenheit mit Krankheit und durch eine vorbildliche Meisterung, ja schöpferische Nutzung körperlicher und seelischer Leiden geprägt ist.

«Der Mensch, der nicht geschunden wird, wird nicht erzogen.» Dieses pädagogische Urwort wählt Goethe als Motto zu «Dichtung und Wahrheit», seiner autobiographischen Altersrückschau auf die Jugend. Wie berechtigt ist dieses Leitmotiv! wurde er doch durch körperliches und seelisches Kranksein ein Leben lang geschunden, ein Leben lang erzogen. Von Jugend an war er immer wieder von Krankheiten und depressiven Verstimmungen heimgesucht, fast ständig war er von irgendwelchen Gebresten geplagt.

Lebensbedrohliche Krankheiten haben ihn sechsmal an den Rand des Grabes gebracht; und diese Todeskrisen haben ihn – dies ist das Außergewöhnliche! – jeweils tief verwandelt und ihn geistiger, gereift zu «höherer Gesundheit» wiedergeboren. Noch häufiger – nicht zu sagen wie oft! – ist er in seelischen Krisen innerlich fast gestorben, aber durch Läuterung, Bewußtmachung, Entsagung, sowie vor allem durch dichterische Gestaltung wieder genesen, neu geworden.

Veränderung, Metamorphose, *Stirb und Werde* ist das Grundgesetz seines körperlichen und seelischen Leidens. Aus ureigener Erfahrung weiß er, wovon er in den «Paralipomena» des «Faust» spricht, wenn er stete Veränderung als das Wesentliche im Leben bezeichnet und Krankheit als das Mittel dazu, als den notwendigen «Choc, damit die Natur nicht unterliege», damit sie nicht erstarre.

Sich selbst hat dieser leidenserprobte Dichter im Auge, wenn er die Krankheit Wilhelm Meisters tiefsinnig deutet und genau das ausdrückt, was sein eigenes Dasein von der Wiege bis zum Grabe geprägt und seine Lebensspirale unentwegt nach oben getrieben hat:

> *Mit der Weisheit einer verständigen Zuchtmeisterin griff sie [die Krankheit] durch, faßte jedes Übel an der Wurzel, kehrte das Oberste zuunterst, warf aus, was zu grob war, verzehrte das Feinere, und unbarmherzig in ihren unaufhaltsamen Wirkungen brachte sie unseren Freund [Wilhelm Meister] etlichemale an die Pforten des Todes. Aber auch ihre Kur war aus dem Grunde; alles Fremde und Falsche war vertrieben und der wohlgebaute Körper zu seinem künftigen Glücke in seinen innersten Verhältnissen wiederhergestellt.*[2]

Den Spuren dieser ebenso weisen wie strengen Zuchtmeisterin wollen wir nun folgen – in einem Streifzug durch die wahrhaft aufgewühlte Welt von Goethes körperlichen und seelischen Leiden.

LEBENSGEFÄHRLICHE GEBURT, QUÄLGEISTER DER KINDHEIT

Die allererste Todeskrise des Dichters ist seine Geburt. Halb erstickt, dunkel-cyanotisch, scheinbar tot kommt er auf die Welt: Nabelschnurumschlingung? Äußerlich gesehen ist es die Folge eines geburtshelferischen Kunstfehlers, welcher im patriarchalen Haus des Dr. iur. Johann Kaspar Goethe-Textor der Hebamme zugeschoben wird. Innerlich betrachtet ist es ein höchst symbolischer Auftakt, der als dramatischer Paukenschlag ankündet, daß sich diesem Menschenkind, dem ein so mächtiger Lebensbogen vorgeschrieben ist, von Anfang an destruktive, lebensfeindliche Kräfte entgegenstellen.

Auch die Kindheit ist durch manche Krankheit überschattet. Johann Wolfgang bleibt «weder von Masern noch von Windblattern, und wie die Quälgeister der Jugend heißen mögen» verschont. Vor allem aber macht er eine schwere Pockenkrankheit durch. Das schließliche Abblättern der Pockenborken, mit denen der «ganze Körper übersät, das Gesicht zugedeckt» ist, wird zur ersten Häutung, der noch unzählige folgen werden. Schon diese rasche Folge und bunte Palette früher Kindheits-Krankheiten prägen sein Wesen, vermehren seinen «Hang zum Nachdenken».

ZUM ZWEITENMAL IN GRABESNÄHE: LUNGEN- ODER MAGENBLUTUNG?

Im Juni 1768 erleidet der neunzehnjährige Jus-Student in Leipzig einen lebensbedrohlichen Blutsturz: nach der Auffassung seiner behandelnden Ärzte eine Lungenblutung, nach der bisherigen «Schulmeinung» der Biographen eine Hämorrhagie aus tuberkulöser Kaverne. Meines Erachtens muß ebensosehr, wenn nicht sogar als wahrscheinlichere Ursache, ein Magen- oder Zwölffingerdarmgeschwür erwogen werden.

Für eine Lungenblutung spricht die Tatsache, daß, kurz nach der dramatischen akuten Phase, dem ins Frankfurter Elternhaus zurückgekehrten «Kränkling» eine Geschwulst am Hals, vielleicht ein tuberkulöser Lymphknoten, geschnitten werden mußte. Gegen eine Lungenblutung spricht nach meiner Auffassung das offensichtliche Ausbleiben infektiöser Allgemeinsymptome sowie das Fehlen von Husten und Auswurf, wie dies bei einer kavernösen Lungentuberkulose – mit ihrem damals meist tödlichen Verlauf – unbedingt zu erwarten gewesen wäre.

Die Möglichkeit einer Magenblutung wird in der biographischen Goethe-Literatur kaum diskutiert. Für den Magen oder den Zwölffingerdarm als Blutungsquelle spricht jedoch die äußerst «ulcerogene», das heißt geschwürfördernde, die hektisch-gespannte und unausgeglichene Lebensweise dieser Zeit sowie die Einwirkung äußerer Magen-Noxen, nämlich Alkohol und Kaffee; dies im Verein mit dem «Ulcus-trächtigen Streß» einer glücklich-unglücklichen, durch seine krankhafte Eifersucht vergällten Liebe zu Käthchen Schönkopf. Außerdem beklagt er sich auch über Beschwerden, die auf seine chronische, in dieser Lebensphase besonders stark ausgeprägte Tendenz zu Verstopfung hinweisen, die aber durchaus auch zu einem zusätzlichen Magen- oder Zwölffingerdarmgeschwür passen: «Durch eine unglückliche Diät verdarb ich mir die Kräfte der Verdauung; das schwere Merseburger Bier verdüsterte mein Gehirn, der Kaffee [...] paralysierte meine Eingeweide».[3] Vor dem akuten Blutungsereignis berichtet er über Brustschmerzen, die er selber mit einem Sturz vom Pferd in Zusammenhang bringt, die aber auch «epigastrischen» Schmerzen (in der Magengegend) entsprechen und Folge eines Magengeschwürs sein können.

Bei Friederike Oeser beklagt er sich im Herbst 1768 allerdings in einem Briefgedicht eher Lungen-bezogen: «Sehr mißvergnügt, daß meine Lunge / Nicht soviel Athem reicht, als meine Zunge / Zu manchen Zeiten braucht».[4] Dieses Symptom der Atemnot kann jedoch ebensogut durch Anämie, durch Blutarmut infolge einer Magenblutung bedingt sein. Nach einem Krankheitsrückfall mit offensichtlichen Magen-Darmbeschwerden Anfang Dezember 1768 findet Goethe selbst, daß die «Lunge [...] so gesund als möglich» ist, aber «am Magen sitzt was».[5]

Wesentlicher als diese differentialdiagnostischen Erwägungen, über die man eine langfädige fachmedizinische Abhandlung schriebe, wenn man nicht vielmehr vom Hintergründigen dieser Jugendkrankheit beeindruckt wäre, sind die geheimen Wurzeln, der tiefere Sinn und die bedeutungsvollen Folgen dieser frühen Lebensbedrohung.

Aufgrund von Goethes Briefen und seiner Schilderung in «Dichtung und Wahrheit» ist es offensichtlich, daß er vor dieser Krise zerrissen war und sehr ungesund lebte. Disharmonisch war er hin- und hergerissen zwischen ausgelassener Rokoko-Leichtlebigkeit, falsch verstandener Rousseauscher Askese mit Kaltbaden und Kühlschlafen, melancholischem Unbehagen und hypochondrischen Verstimmungen.

Zu diesem krankmachenden Hintergrund gehörten auch die eifersüchtig-narzißtische Bindung an Käthchen Schönkopf sowie wahrscheinlich auch mancherlei erotische Abenteuer. Derartige «Strapazen» muß vermuten, wer etwas zwischen den Zeilen jenes Briefbekenntnisses liest, daß der nur langsam sich erholende «Kränkling, der noch mehr an der Seele als am Körper zu leiden schien», im August 1769 an Gottlob Breitkopf schreibt:

> *Mann mag auch noch so gesund und starck seyn, in dem verfluchten Leipzig, brennt man weg so geschwind wie ein schlechte Pechfackel. Nun, nun, das arme Füchslein, wird nach und nach sich erholen. Nur eins will ich dir sagen, hüte dich ia für der Lüderlichkeit. Es geht uns Mannsleuten mit unsern Kräfften, wie den Mädgen mit der Ehre, einmal zum Hencker eine Jungferschafft, fort ist sie. Man kann wohl sowas wieder quacksalben, aber es wills ihm all nicht thun.*[6]

Dieser anspielungsreiche Brief sowie einige «verräterische» Verse aus dieser Zeit haben die allzu spekulative Hypothese aufkommen lassen, Goethe habe zu dieser Zeit zusätzlich an einer venerischen Krankheit gelitten und die hartnäckige, nur langsam abheilende Lymphknotenschwellung am Hals sei nicht tuberkulöser, sondern syphilitischer Genese gewesen. Aus medizinischer Sicht ist diese dritte ätiologische Auffassung über den Blutsturz aus einem luetischen Gumma die bei weitem unwahrscheinlichste.

Die Frage aber, von welchen verschiedenen Krankheiten Goethe in dieser Zeit heimgesucht und wie der Blutsturz verursacht wurde, kann nicht mit Sicherheit beantwortet werden. Schon hier wird früh offenbar, daß Goethe, dieser freizügige Bekenner, gleichzeitig ein sorgfältiger Verhüller war, auch in «Dichtung und Wahrheit», seiner Lebens-Rückschau. Der Disput um die Blutungsquelle ist im Grunde genommen müßig und bei weitem weniger faszinierend als der lebensgeschichtliche Hintergrund, der tiefere Sinn dieser Lebensbedrohung, den uns der Dichter freimütig darlegt: Durch Disharmonie habe er seinen «Organismus derartig verhetzt [...] daß die darin enthaltenen [...] Systeme zuletzt in eine Verschwörung und Revolution ausbrechen mußten, um das Ganze zu retten».[7] Goethe, dieses Genie ganzheitlicher Anschauung, sieht also schon in dieser Jugenderkrankung einerseits psychosomatische Zusammenhänge, andererseits einen Sinn, nämlich «das Ganze zu retten».

Diese Krise wird zur ersten Lebenswende und die anschließende langwierige Zeit der Rekonvaleszenz im Frankfurter Vaterhaus wird eine für Goethes Entwicklung ausschlaggebende Epoche. Tatsächlich! Mit der Weisheit einer verständigen Zuchtmeisterin hatte die Krankheit durchgegriffen. Das erkennt und bekennt der Genesende eindrücklich: «Da bei mir sich die Natur geholfen, so schien ich auch nunmehr ein anderer Mensch geworden zu sein: denn ich hatte eine größere Heiterkeit des Geistes gewonnen.» [8]

Die strenge und weitblickende Gouvernante, genannt Krankheit, hatte ihn aus einer extravertiert-hektischen Selbstentfremdung auf den Weg in die eigene Tiefe geschickt, in heilsame Introversion gezwungen. Hier ist er ganz auf der Suche und öffnet sich für die religiöse Welt von Susanne von Klettenberg, jener «schönen Seele», die ihn für die pietistische Glaubenshaltung der Herrnhuter Brüdergemeinde aufschließt. Diese Krise und Suche wird zur ersten großen Lebenswende, Anlaß zu religiöser Besinnung, zum Studium alchemistischer, mystischer und naturphilosophischer Werke sowie hermetischer Geheimschriften. Er setzt sich mit Wellings «Opus mago-caballisticum», mit der «Aurea catena Homeri», den Werken des Basilius Valentinus sowie vor allem mit Paracelsus auseinander. Der «Faust»-Gedanke wird geboren. Auch der Grundstein für seine ehrfurchtsvolle Art der Naturforschung, seine fromm-verehrende Naturbetrachtung wird gelegt. Während und nach dieser Krise erwacht sein Gespür für die Wirklichkeit geistiger Welten, für die geheimnisvollen Hintergründe des Daseins, für die Verwandtschaft und Übereinstimmung der Dinge, jene *analogia entis*, die alles Seiende geheimnisvoll verknüpft.

Mit der Überwindung dieser kritischen Krankheit und ihrer langwierigen Rekonvaleszenz wird eine Schlangenhaut abgelegt und nach diesem «Stirb und Werde» kann der Gewandelte und Geheilte aus Frankfurt enthusiastisch schreiben: «Der HimmelsArzt hat das Feuer des Lebens in meinem Körper wieder gestärckt, und Muth und Freude sind wieder da.» [9]

Im Anschluß an diese lebensbedrohliche Leipziger Krise folgen die krankheitsarmen, aber keineswegs gebrestenlosen Jahrzehnte in Goethes Leben, darunter die zehn Jahre unter der medizinischen Betreuung durch den Arzt und Freund C. W. Hufeland, den Verfasser der bedeutenden, heute neu gewürdigten Schrift über die «Kunst, das menschliche Leben zu verlängern». Hufeland, Medizinprofessor in Jena, später in Berlin, war einer der einflußreichsten Ärzte seiner Zeit und Vorkämpfer eines präventiven Denkens. Er schreibt, daß ihm Goethe medizinisch «wenig zu tun» gab, denn «seine Gesundheit war in der Regel, wenige vom Einfluß der Atmosphäre herrührende rheumatische und katarrhalische Beschwerden und besonders die schon damals vorhandene Disposition zu katarrhalischer Angina abgerechnet, vortrefflich, aber desto lieber unterhielt er sich mit dem Arzte als Naturforscher.» [10] Durch einen regen Gedankenaustausch mit Hufeland erweiterte also der Weimarer Minister seine schon in Straßburg als medizinischer Zaungast erworbenen Kenntnisse über die Heilkunde.

Die wandlungs- und entwicklungsfördernden Leidensimpulse für Goethe, offenbar notwendig für jenes unabdingbare «Mittelelend», ihn lebendig und kreativ zu erhalten, ergaben sich in dieser krankheitsarmen Zeitspanne vorzüglich aus mannigfachen seelischen Anfechtungen und Krisen (vgl. S. 41 ff.).

DRITTE TODESKRISE ALS AUFTAKT ZU GEBRESTEN NOCH UND NOCH

Das 19. Jahrhundert, das uns Goethes heilkräftigste Dichterwerke schenken sollte, beginnt für ihn mit dem Hammerschlag einer lebensbedrohlichen Infektionskrankheit: Wiederum, wie schon seine Geburt, ein merkwürdiger Beginn, der ankündet, wie die fruchtbare Fülle des Lebens nicht allein durch rastlose Tätigkeit, sondern ebensosehr durch reich bemessene Fülle des Leidens und durch einen krankheitserzwungenen Rückzug in sich selbst errungen werden muß.

Anfang Januar 1801 schreibt Schiller, daß «Goethe in diesem Augenblick sehr krank und seine Ärzte nicht ohne Furcht eines unglücklichen Ausgangs» seien, «es ist ein katarrhalisches Fieber mit einem heftigen Rotlauf, welcher sich ins linke Auge geworfen und mit einem schmerzhaften Krampfhusten verbunden» ist.[11]

Dies ist die dritte Todeskrise, eine wiederum diagnostisch nicht eindeutig geklärte Erkrankung, vielleicht eine Gesichtsrose, vielleicht eine von Eiterzähnen ausgehende Entzündung von Schädelknochen, eine sogenannte dentogene Osteomyelitis. Charlotte von Stein weiß dazu folgendes:

> *Es ist ein Krampfhusten und zugleich die Blatterrose. Er kann in kein Bett und muß immer in einer stehenden Stellung erhalten werden, sonst muß er ersticken. Der Hals ist verschwollen und dick und voller Blasen inwendig. Sein linkes Auge ist ihm wie eine große Nuß herausgetreten und läuft Blut und Materie heraus. Oft phantasiert er, man fürchtete vor einer Entzündung im Gehirn, ließ ihn stark zu Ader und gab ihm Senf-Fußbäder.*[12]

Diese anschauliche und einfühlsame Krankheitsschilderung legt nahe, daß es sich bei dieser mysteriösen Erkrankung wahrscheinlich um die heute sehr seltene Form eines blasenbildenden Erysipels mit Beteiligung der Augenlider, der Mundschleimhaut und des Kehlkopfs gehandelt hat. Möglicherweise war die chronisch wiederkehrende Tonsillitis (Angina) oder aber waren langwierige Zahnabszesse Ausgangsherd dieser lebensbedrohlichen bakteriellen Infektion.

Aus Goethes «Tag- und Jahresheften» (1801) erfahren wir von der Besorgnis, ja Fassungslosigkeit der Angehörigen und von der Unsicherheit der Ärzte, die ratlos «nur tasteten». Aber wir hören auch von der fast als Wunder anmutenden Genesung aus dieser «schrecklichen Krise der Natur, in welcher sich das Individuum zu verlieren» schien: ein kaum mehr erhofftes Auftauchen aus Bewußtlosigkeit und Delir. Das Wunder vollbrachte – so Goethe – «die Kraft der Natur und ärztliche Hülfe». In diesem «erbärmlichen Zustande» leistete Dr. Reil, ein «hocherfahrener Leibarzt, im Praktischen von sicherem Griff» großen Einsatz. Ärztliches Engagement, aber auch «Schlaf und Transpiration» stellten ihn nach und nach wieder her. Diese Beschwörung kooperativer Heilkräfte – hier die

Heilwirkung der eigenen Natur, dort die Kunst der Ärzte – ist für Goethes Heilungskonzept typisch, ebenso sein Glaube an die ausschlaggebenden Genesungsimpulse durch «Schlaf und Transpiration» (vgl. S. 91 ff.).

Dieser dramatische Jahrhundert-Auftakt mit einer dritten lebensgefährdenden Krankheit ist der Anfang eines langjährigen kranken und depressiven Zustandes, der bis zum 60. Lebensjahr dauern soll. Sein somatischer Aspekt ist durch ein Nierenleiden sowie durch mannigfache rheumatische Beschwerden gekennzeichnet.

Bei der Nierenaffektion handelt es sich um ein Steinleiden mit hartnäckigen, über Jahre immer wieder auftretenden Nierenkoliken: «Blutabgang durch den Urin, oft aber stockt dieser.» Die zusätzlichen Gelenkbeschwerden – «denn weder Gelenke noch Haut wollen mehr dem Willen gehorchen und spielen ihr eigenes unbequemes Spiel» – lassen an ein Gichtleiden mit Arthritis urica und Harnsäuresteinen der Niere denken. Die Annahme einer Gicht ist um so begründeter, als Goethes Lebensweise in dieser gesundheitlich fatalen Zeitspanne diätetisch weder den lebensverlängernden Ratschlägen Hufelands noch seinen eigenen, früher streng befolgten und auch später wieder obsiegenden Tugenden zur Gesundheitsförderung entspricht. Vielmehr muß sein Lebensstil in dieser Phase einer «midlife crisis» als ungesund und schlechthin unmäßig bezeichnet werden. Er ist ein starker, um seinen Appetit allzu besorgter Esser geworden, mit einer ausgesprochenen Vorliebe für üppige Fleischgerichte und für Süßigkeiten und vor allem für Wein – schon zum Frühstück, ausgiebig zum Essen und obendrein zum Nachtisch.

Besonders vor und nach Schillers Tod ist Goethe immer wieder krank. «Unleidlicher Schmerz» über den Tod des Freundes und mannigfache körperliche Leiden «trennten ihn von jeglicher Gesellschaft», und so war er «in traurigster Einsamkeit befangen».

In diesen gequälten Jahren beginnt Goethes Vorliebe, ja Leidenschaft für *Bäder und Trinkkuren.* Immer wieder beteuert er ihre Heilwirkung und glaubt, daß ihn «die hiesigen Bäder auf eine wunderwürdige Weise hergestellt» haben; vielleicht ein übermäßiges Vertrauen auf die Heilwirkung von Quellen und Bädern, wie sie auch heute – in einer Ära sonst strenger Wissenschaftlichkeit in der Beurteilung von Heilerfolgen – weitverbreitet fortbesteht.

Auf der Reise nach Karlsbad im Sommer 1806 hat er das Glück, daß «die Wege mitunter ganz erschrecklich» sind und «das gewaltsame Rütteln und Schütteln auf der Reise [...] schon die Hälfte der Kur»[13] zustandebringt: zweifelsohne der erlösende Steinabgang schon vor Erreichen des Ziels. Offensichtlich spürt und weiß er, was auch heute, im Zeitalter der Nierensteinzertrümmerung, noch vollumfänglich gilt: Trinkkuren und körperliche Bewegung sind die Basistherapie jedes Steinleidens: «Die Hauptsache bleibt immer die Bewegung und wenn ich sie die nächsten acht Wochen [...] fortsetze, so wird es wohl ganz gut werden [...]»[14]

Trotz dieser vorbeugenden Maßnahmen ist das Nierensteinübel über die Jahre immer wiedergekehrt, wohl als grausame Quittung für diätetische Verfehlungen. Einmal haben ihm Nierenkoliken einen Stoßseufzer entlockt, der im medizinischen Transplantationszeitalter aufmerken läßt: «Wenn mir doch der Liebe Gott eine von den Russen-Nieren schenken wollte, die zu Austerlitz gefallen sind.»[15] Damals war dies ein frommer Wunsch, der sich heute, 180 Jahre später, nicht mehr utopisch anhört. Ist dies eine jener bei Goethe so ungemein häufigen intuitiven Vorwegnahmen späterer Entwicklungen?

Die vordergründigen Gebresten und «Quälgeister», die teils abwechselnd, teils in lästigem Zusammenklang Goethes Leben begleiten, sind – außer Nierenkoliken und Gichtanfällen – eine lästige Obstipation, häufige Halsaffektionen sowie vor allem ständige Zahnbeschwerden.

Ja, Goethes Zähne! Sie waren überaus lästige Quälgeister. Offenbar waren seine Zähne häßlich. Schon dem 43jährigen, ausgesprochen schönen, stattlichen und beeindruckenden Mann war ja attestiert worden: «Nur entstellen ihn, wenn er lächelt, seine gelben, äußerst krummen Zähne.» Allein bis zu seinem 50. Lebensjahr kann man etwa zwei Dutzend Notizen über Zahnprobleme aufspüren, seien es Zahnschmerzen, mühseliger Durchbruch von Weisheitszähnen, geschwollene Backen oder Zahnfleischentzündungen.

Hinsichtlich seiner Zahnbeschwerden war Goethe ein klagvoller

Bekenner, fast ein Jammerer. Hinsichtlich eines anderen, schwerer wiegenden Zahnproblems aber war er ein sorgsamer Verhüller; ich meine den schmerzlichen, seine Eitelkeit kränkenden Verlust der Zähne. Ein zunehmender Zahnverlust des alternden Goethe ist offensichtlich, einerseits aufgrund einer Verwandlung der Gesichtszüge, vor allem seiner im Alter kürzeren und eingefallenen Oberlippe, anderseits aufgrund verschlüsselter und doch vielsagender Darstellung dieses peinlichen Problems in seiner Dichtung.

Im «Wilhelm Meister» findet sich eingestreut die Novelle «Der Mann von funfzig Jahren». Wahrscheinlich bekennt Goethe ureigene Problematik, wenn er über die Hauptperson folgendes schreibt: «Dem Major war vor kurzem ein Vorderzahn ausgefallen und er fürchtete, den zweiten zu verlieren. An eine künstliche, scheinbare Wiederherstellung war bei seinen Gesinnungen nicht zu denken, und mit diesem Mangel um eine junge Geliebte zu werben, fing an, ihm ganz erniedrigend zu erscheinen.»[16] Goethe selbst allerdings hat, trotz Zahnverlust, um eine junge Geliebte geworben, nämlich mit den berauschenden Liebesgedichten des «Divan» um seine Suleika, um Marianne von Willemer – und wie erfolgreich er geworben hat!

Wir müssen annehmen, daß Goethe mit 60 Jahren seine Schneidezähne und später weitere Zähne des Oberkiefers verloren hat. Aus grundsätzlichen ethischen Überlegungen hat er jahrelang auf einen künstlichen Zahnersatz verzichtet, hat aber unter diesem Makel gelitten und suchte ihn peinlich geheimzuhalten. Die entsprechende Stimmung schlägt sich in einer Strophe der «Zahmen Xenien» nieder, wenn er bekennt:

Ich neide nichts, ich laß es gehn,
Und kann mich immer manchem gleich erhalten;
Zahnreihen aber, junge, neidlos anzusehn,
Das ist die größte Prüfung mein, des Alten.[17]

Etwa um das 80. Lebensjahr hat sich der Dichter doch entschlossen, seine Zähne, so gut dies damals möglich war, zu ersetzen, prothetische Oberkieferzähne aus Porzellan einzubinden. Dies war natürlich keine funktionstüchtige Prothese, sondern solcher Zahnersatz diente vorzüglich dazu, den schmerzlichen Verlust der Vorderzähne optisch zu verdecken – zum Beispiel vor jenen anmutigen und klugen Frauen, denen Goethe auch im Alter noch gefallen wollte.

Goethes schicksalshafte Erkrankung, die sich in diesen Jahren vorerst verborgen anbahnte, ist die Arteriosklerose, die Verschlußkrankheit der Arterien: jene moderne Seuche unserer Zeit und westlicher Zivilisation, von deren Existenz, deren Ursachen und Erscheinungsformen die Ärzte der Goethe-Zeit nicht die geringste Ahnung hatten.

Es bestehen Hinweise, daß sich erste Symptome einer – glücklicherweise nur umschriebenen – Hirngefäßsklerose bereits beim 60jährigen Goethe in diesen ohnehin schon schwierigen Jahren der Krankheit und des Unmuts ankündeten. Es war im Frühling 1810 in Bad Teplitz. Wahrscheinlich hat diese Episode einer sogenannten transitorischen ischämischen Attacke, das heißt einer flüchtigen Hirndurchblutungsstörung mit psychoneurologischen Symptomen, entsprochen. Der Vorfall äußerte sich vorerst durch ein merkwürdig abwesendes Verhalten, das an Absenzen denken läßt, sowie – einige Tage und zwei Monate später – durch heftige Schwindelanfälle, die ihn hinstürzen ließen.

ZUM VIERTENMAL IN TODESNÄHE: ERSTER HERZINFARKT

Im Februar/März 1823 ereignet sich die erste dramatische Manifestation einer koronaren Herzkrankheit, das heißt einer Arterienverkalkung der Herzkranzgefäße, in Form eines ersten Herzinfarktes: einer Herzmuskelzerstörung infolge akuter Mangeldurchblutung des Herzens, meistens infolge eines Koronararterien-Gerinnsels. Die überlieferte Symptomatologie ist für einen Herzinfarkt derart klassisch, daß es einen wundert, weshalb sich in Goethe-Biographien die damalige Annahme einer Perikarditis, einer Herzbeutelentzündung, hartnäckig weiterschleppt. Dieser Herzmuskeluntergang mit entsprechendem Versagen der linken Herzkammer wird zur vierten Lebensbedrohung in Goethes Leben.

In dieser schrecklichen Zeit des Infarktes spürt der Bedrängte, daß der «Tod in allen Ecken» um ihn herumsteht und daß ungeheure «Massen von Krankheitsstoff» auf ihm lasten «seit dreitausend Jahren».[18] Geradezu kollektiv scheinen sie auf ihm aufgehäuft – seit der frühen Antike, jener ferngerückten Zeit, die für Goethe noch «frei von Krankheitsstoffen» war. Fast fünf Wochen zieht sich die Krise hin, qualvoll und schwankend erlebt er sie als «ein Hindernis zu leben wie zu sterben».

Das klassische, lehrbuchkonforme Leitsymptom als akuter Auftakt der Attacke, aber auch allgegenwärtig in den folgenden Tagen, ist die *Angina pectoris*, ein immer wiederkehrender «unbesiegbarer Schmerz» auf der Brust, von dem er befürchtet, daß er ihn «an die Schwelle seines Lebens bringen» wird.[19] Das initiale Vernichtungsgefühl und die Todesangst sind typisch für den *Statüs anginosus*, das heißt den stundenlang anhaltenden anginösen Herzschmerz des akuten Herzinfarktes. Außerdem ist Goethe gequält von den Beschwerden des Linksherzversagens. Die entsprechenden Symptome der Atemnot und des Hustens zwingen ihn, die ersten neun Tage und Nächte fast ununterbrochen im Lehnstuhl zu verbringen. Goethe hat damit instinktiv das getan, was den Infarktpatienten absurderweise verboten wurde – bis zur erstaunlich späten offiziellen Einführung der Lehnstuhlbehandlung des akuten Herzinfarktes vor fünfunddreißig Jahren. Instinktsicher hat sie Goethe um anderthalb Jahrhunderte vorweggenommen.

Ein schwieriger Patient ist er in dieser Zeit: «sehr jammernd und klagend» und tief verdrossen der hadernden Auffassung, daß uns «die Götter hart [...] halten in solchen kranken Tagen und doch auch gar nicht sonderlich in den gesunden».[20]

Seinen Ärzten gegenüber ist er skeptisch und aggressiv: «Treibt nur eure Künste [...] ihr werdet mich doch wohl nicht retten», oder «ihr seid zu furchtsam mit euren Mitteln, ihr schont mich zu sehr! Wenn man einen Kranken vor sich hat, wie ich es bin, so muß man ein wenig napoleonisch mit ihm zu Werke gehn».[21]

Napoleonisch zu Werke gehn: Jenes noch heute in medizinischen Akutsituationen gebotene «frapper vite et fort» hat er offensichtlich von seinen überforderten Ärzten verlangt. Diese hatten zur Behandlung des Herzinfarktes und des Lungenödems, ganz im Gegensatz zum phänomenalen Armamentarium von heute, nichts weiteres zu bieten als den unblutigen Aderlaß im Aufrechtsitzen im «Großvaterstuhl der Kammerherrin von Egloffstein, dem rasch herbeigeschafften», den sanften, blutigen Aderlaß durch Blutegel sowie schließlich jenen Arnika-Dekokt, dem Goethe wunderbare Heilwirkung beigemessen hat. Der Arnika traut er in dieser Phase mehr als den «Künsten» der Ärzte. Diese Heilpflanze «gefällt» ihm, und dieses vertrauensvolle Gefallen mag deshalb eine stärkere Placebo-Wirkung («ich werde gefallen!») ausgelöst haben als die «Droge Arzt», die bei ihm während dieser kritischen Krankheitsphase schlechter ankommt als in früheren und späteren Leidenstagen.

Die Arnika hatte es ihm zeitlebens angetan. Der genesende Dichter verherrlicht sie, macht «eine graziöse Beschreibung dieser Pflanze und er hob ihre energischen Wirkungen in den Himmel». Den Ärzten aber beschert er Wutausbrüche, weil sie ihm – wohl zur gebotenen Flüssigkeitsbeschränkung – das geliebte Karlsbader Quellwasser, den Kreuzbrunnen, verbieten wollen. Verdrossen, eigenwillig will er «seinen Tod» sterben, sich nicht den «Tod der Ärzte» aufzwingen lassen: «Wenn ich nun doch sterben soll, so will ich auf meine Weise sterben.» [22]

Diese Forderung Goethes, auf seine Weise sterben zu wollen, war in diesem speziellen Fall völlig unberechtigt, denn die Flüssigkeitseinschränkung bei Linksherzversagen mit Lungenstauung sowie auch die übrige Behandlung – Lehnstuhl, Blutegel, Arnika – war absolut vernünftig und erstaunlich rational angesichts der damaligen Ignoranz in bezug auf den akuten Herzinfarkt, ein Krankheitsbild, das damals völlig unbekannt war.

Quae mutatio rerum! Heutzutage, in einer Ära ebenso faszinierender wie zweischneidiger Therapiemöglichkeiten, dürften Forderungen und Vorwürfe analog zu den damaligen Goethes hie und da berechtigt sein. Erstaunlich, wie in den Aufwallungen des schwierigen Patienten die grundsätzliche Kunst, aber auch das zeitweilige Dilemma in der modernen Herzinfarkt-Behandlung vorweggenommen ist: meist muß man bei dieser Kreislaufkatastrophe heutzutage wahrhaft «napoleonisch zu Werke gehen». Ein andermal aber, wenn Gevatter Tod zu Füßen des Bettes steht, ist der moderne, bis an die Zähne bewaffnete Arzt gefordert, dies nicht allzu spät zu erkennen. Vielmehr muß er die Ausweglosigkeit anerkennen: Er soll den Patienten «seinen Tod» sterben lassen, ihm nicht medikamentös oder apparativ-technisch den sich hinziehenden «Tod der Ärzte» (Rilke) und damit eine sinnlose Agonie aufzwingen.

HERZENSKRANK UND HERZKRANK NACH DER TRENNUNG VON ULRIKE

Wir stehen noch immer in Goethes schicksalhaftem 74. Lebensjahr seiner verzichtreichen Liebe zu Ulrike von Levetzow. Diese ihn kurzfristig zwar verjüngende, im ganzen aber fatale Leidenschaft ist von zwei Todeskrisen eingerahmt. Verblüffend, wie der von der ersten Krise, von seinem Infarkt kaum genesene Dichter unvermittelt in Flammen auflodert, Liebesflammen zu einem Mädchen, das seine Enkelin sein könnte.

So kann er im Frühling 1823 schreiben: «Der ich kaum von der Nachtseite zurückgekehrt, mich auf der Tags- und Sonnenseite schon wieder vom wirbelnden Leben ergriffen fühle».[23] Dem kurzen Wirbel, dieser vorerst belebenden, dann entsagungsreichen Liebe zu Ulrike, folgt bereits im Herbst des gleichen Jahres der schmerzliche Rückschlag, eine erneute Todeskrise, wiederum mit quälender *Angina pectoris* und schwerer Herzinsuffizienz. Bestehen wiederum – wie bei seiner Jugenderkrankung – psychosomatische Zusammenhänge? Gebrochenes Herz? *Herzkrank und herzenskrank* zugleich – er, jener «Troubadour des Herzens», der das symbolische Herz so unübertrefflich besungen, gepriesen, beherzigt, aber auch erlitten hat als den «jüngsten, mannigfaltigsten, beweglichsten, veränderlichsten, erschütterlichsten Teil der Schöpfung».[24]

Krankheitserprobt, durch Leiden gestählt und geprägt durch tragfähige Altersweisheit, Entsagung und Frömmigkeit, aber auch belebt durch «immer höhere und reinere Tätigkeit» ist Goethe auf seinen Tod so vorbildlich vorbereitet, wie dies einem Menschen überhaupt möglich sein kann. Seiner eigenen Unzerstörbarkeit zutiefst versichert, kann er ausrichten lassen: «[...] mein Bündel [...] [ist] geschnürt, und ich warte auf Ordre zum Abmarsch.» [25] Solchen Abmarsch hat Goethe in seinen letzten Jahren mehrfach erproben müssen. Nach dem entsagungsvollen Marienbader Sommer wird er fast jeden Winter durch Krankheiten oder Altersgebresten wochenlang eingesperrt.

SECHSTE LEBENSBEDROHUNG NACH DEM VERLUST DES SOHNES

Im Jahr 1830, kurz nach dem Tod seines Sohnes, widerfährt dem Einundachtzigjährigen die sechste Lebensbedrohung, wiederum – wie in der Jugend – ein schwerer Blutsturz: eine Blutung aus der Lunge, aus Ösophagus-Varizen (Krampfadern der Speiseröhre) oder aus einem Magengeschwür, einem Streß-Ulcus in der medizinischen Terminologie.

Diese Erkrankung ist ein Paradebeispiel *psychosomatischer Wechselbeziehungen* in Goethes Kranksein (vgl. S. 81 f.). Der Zusammenhang zwischen gewaltsam unterdrückter Gemütsbewegung und körperlicher Katastrophe scheint zwingend. Scheinbar gefaßt, versucht Goethe nach der Nachricht vom Tod seines Sohnes den Kummer tief in sich zu verschließen. Der Trauer und der Erschütterung ausweichend wirft er seine ganze Energie verbissen auf die Arbeit am vierten Band von «Dichtung und Wahrheit» – bis ihn der lebensbedrohliche Blutsturz selber an den Rand des Grabes bringt.

Sechs Pfund Blut soll er verloren haben, sicher eine Überschätzung; dennoch unglaublich, wie sich der Greis erholt und aufrafft zu schöpferischer Tätigkeit. Einmal mehr ringt er mit dem unbekannten

Engel der Krankheit. Die Frucht dieses Ringens ist, unter anderem, die Vollendung des «Faust», den der unbeugsame Greis in disziplinierter Arbeit abschließt und versiegelt.

GOETHES TODESKRANKHEIT

Die «Ordre zum Abmarsch» ergeht an den 83jährigen Goethe am 22. März 1832. In seinem eigenen Sterben muß er erfahren, daß nicht jeden «ein gelinder Gang unmerklich in das stille Reich der Schatten» leitet. Agonie und Todesangst bleiben ihm nicht erspart.

Goethes letzte Krankheit, in der Todesanzeige als «Stickfluß infolge eines nervös gewordenen Katarrhalfiebers» bezeichnet, muß aufgrund der präzisen Schilderung des damaligen Hausarztes Dr. Carl Vogel ein erneuter Herzinfarkt mit kardiogenem Schock und Lungenödem gewesen sein.

«Weil ja nur Leiden, aber keine Gefahr vorhanden ist», läßt der von anginösen Herzschmerzen sowie von Atemnot, Angst und Unruhe gequälte Greis den Arzt erst am Morgen nach einer schrecklichen Nacht rufen. Dr. Vogel erwartet ein jammervoller Anblick:

> *Fürchterlichste Angst und Unruhe trieben den seit langem nur in gemessenster Haltung sich zu bewegen gewohnten, hochbejahrten Greis mit jagender Hast bald ins Bett, wo er durch jeden Augenblick veränderte Lage Linderung zu erlangen vergeblich suchte, bald auf den neben dem Bett stehenden Lehnstuhl. Die Zähne klapperten ihm vor Frost. Der Schmerz, welcher sich mehr und mehr auf der Brust festsetzte, preßte dem Gefolterten bald Stöhnen, bald lautes Geschrei aus. Die Gesichtszüge waren verzerrt, das Antlitz aschgrau, die Augen tief in ihre lividen Höhlen gesunken, matt, trübe; der Blick drückte die gräßlichste Todesangst aus. Der ganze eiskalte Körper triefte vor Schweiß, den ungemein häufigen, schnellen und härtlichen Puls konnte man kaum fühlen [...] Dann und wann ließ sich ein leises Rasseln in der Brust vernehmen, das sich nach einer vorübergehenden Besserung in lauteres Röcheln verwandelte.*[26]

Der Hausarzt war überzeugt, daß sein todkranker Patient «in diesen Momenten ein Vorgefühl seiner nahen Auflösung» nicht hatte, dies ganz im Gegensatz zu der früher häufig wiederholten Äußerung Goethes, daß «er hinsichtlich der mutmaßlichen Dauer des ihm noch beschiedenen Lebensrestes einer Täuschung sich nicht überlasse».[27]

Herzergreifender Widerspruch des Menschenwesens, daß auch ihm, der so viel bewußt gemacht hat, die Verdrängung des Unvermeidlichen nicht erspart bleibt! Am Frühlingsbeginn, wenige Stunden vor seinem Tod, meint er hoffnungsvoll: «Also hat der Frühling begonnen und wir können uns dann umso eher erholen.»[28] Kurz vor seinem Tod verlangt Goethe, daß man den zweiten Fensterladen aufmache, «damit mehr Licht hereinkomme!» Ein allerletztes Wort jedoch gilt seiner Schwiegertochter Ottilie, wie sie, ihn tot glaubend, ihre Hand aus der Umklammerung der seinen lösen will: «Nun, Frauenzimmerchen, gib mir dein gutes Pfötchen!»[29] Rührend, dieser letzte Wunsch eines alten Mannes, der sein ganzes Leben auf den liebevoll lindernden Händedruck weiblicher Wesen tief angewiesen war!

Gleich ergreifend und ebenso kennzeichnend wie dieses letzte verbürgte Wort des Dichters sind zeitlose Sätze aus seinem allerletzten Brief an Wilhelm v. Humboldt, eine Woche vor seinem Tod: «Verwirrende Lehre zu verwirrtem Handel waltet über die Welt, und ich habe nichts angelegentlicher zu tun als dasjenige was an mir ist und geblieben ist wo möglich zu steigern [...]»[30]

Das Gebot der Entwicklung – auch noch eine Woche vor dem Tod, der Drang nach Steigerung –, auch «wenn das Elend so prosaisch ist wie ein Kaminfeuer»: dieses Grundmotiv seines vorbildhaft gelungenen Lebens kann, wenn wir offenen Herzens sind, auch unsere Tage erreichen. Auch heute waltet, gefährlich zugespitzt, «verwirrende Lehre zu verwirrtem Handeln [...] über die Welt»; und auch wir, die Söhne und Töchter einer verhängnisvollen Epoche, haben «nichts angelegentlicher zu tun, als dasjenige, was an uns ist und geblieben ist, wo möglich zu steigern».

SEELENLANDSCHAFT EINES DEPRESSIVEN

«Mein Leben, ein einzig Abenteuer […] ewige Marter ohne eigentlichen Genuß. […] Niederträchtige Nekrologen.» [1]

Wer sich mit Goethes seelischer Pathographie befaßt, muß sich behutsam an dieses anspruchsvolle Thema heranwagen. Schwierig und umstritten ist es, weil Goethe im seelischen Geheimbezirk ein Verheimlicher, ein Verhüller war. Mit der ebenso überquellenden wie widersprüchlichen Überlieferung in seinem Werk, in Briefen, Tagebuchnotizen und Gesprächen, mit den kontradiktorischen Äußerungen der Zeitgenossen sowie den verschiedensten biographischen Interpretationen können beide Extreme «bewiesen» werden: hier olympische Seelenharmonie, dort abgründige Zerrissenheit.

Am einen Pol der widerstreitenden Auffassungen finden wir jene Epigonen, die Goethe noch immer als Urbild ausgewogener seelischer Harmonie betrachten und die schon das «frevelhafte» Fragen nach einer Psychopathologie dieses herkulischen Halbgottes grundsätzlich tadeln – gewissermaßen als eine Majestätsverletzung. Am entgegengesetzten Pol scheinen andere, vor allem Psychiater, gierig nach den «Schätzen» Goethescher Seelenkrankheit zu graben, vom manisch-depressiven Irresein bis zur «partiellen paranoiden Psychose».

Ohne Zweifel war Goethe ein Leben lang außergewöhnlichen seelischen Anfechtungen und ungeheuren polaren Spannungen ausgesetzt, oft bis zur Zerreißprobe. Eine problematische Fülle an Kontrasten, an Widersprüchlichem, an Ungereimtem und «Dämonisch-Dunklem» mußte er bewältigen, es in «höhere Gesundheit» sublimieren und in heilsamen Dichterwerken gestalten.

DIALEKTIK UND UNERGRÜNDLICHKEIT VON GOETHES WESEN

Wie widersprüchlich und schillernd muß Goethes Wirkung auf die Umwelt gewesen sein! Die ungeheure Dialektik seines Wesens, die polaren Gegensätze, der Streit und Widerstreit seiner Natur, seine zeitweilige Unrast und Unruhe haben bei manchen Zeitgenossen und auch bei den Nachfahren Befremdung, vielleicht Ablehnung geweckt. Franz Kafka plante einen Essay über «das entsetzliche Wesen» Goethes. Friedrich Dürrenmatt nennt ihn ein «ungeheures deutsches Gerücht».

Bei anderen aber hat das zähe Ringen, durch welches sich dieser Menschensohn trotz seiner dämonischen Zwiespältigkeit mühsam befreite, Verehrung, ja Liebe geweckt: «Ich liebe ihn wahrlich, ob ich gleich nicht zweifle, daß er den Mephistopheles persönlich kennt, den er so treu gemalt hat, und daß er den Faust in hoher Person gespielt hat auf des Lebens Theater.»[2]

Kann dieser unergründliche, dieser unübertrefflich facettenreiche Charakter überhaupt ausgelotet werden? Schiller, dem Freund und Vertrauten, will es nach achtjährigem intensivem Gedankenaustausch nicht gelingen, diesen «Menschen zu entziffern [...] diesen verworrenen Knäuel seines Charakters aufzulösen». Psychiater wie Moebius und Kretschmer[3], Psychoanalytiker wie Eissler[4] hingegen wollen es geleistet haben. Haben sie es tatsächlich geleistet, den äußerst vielschichtigen Charakter dieses Dichters und die tieferen Wurzeln seiner grundsätzlichen Anfechtung und seiner zeitweiligen seelischen Zerrissenheit zu erkennen? Bei aller Bewunderung, weniger für die Vereinfachungen eines Moebius als für die Akribie und Phantasie eines Eissler, zweifle ich daran. Mit allzu schematisierenden, systematisierenden und entsprechend simplifizierenden Etiketten der Psychopathologie – wie Zyklothymie (Kretschmer), Schizothymie (Moebius) oder mit einer einseitig auf den Freudschen Horizont und seine Betrachtungsweise ausgerichteten psychoanalytischen Zergliederung kann die unergründlich komplexe Seelentiefe dieses Dichters nicht erreicht werden. Den intimen, den abgründigen und seelisch leidenden Goethe wenigstens am Ärmel zu erwischen, dieses Kunststück ist mit besserem Erfolg als den Psychiatern, Psychologen, Anthropologen und Germanisten den Dichtern selber gelungen; am überzeugendsten und einfühlsamsten wohl Hugo von Hofmannsthal, Thomas Mann, Hermann Hesse, vielleicht auch Gottfried Benn, Hans Carossa, Stefan Zweig, sowie in unseren Tagen Siegfried Lenz[5] und Adolf Muschg[6]. Sie alle, die auf ihre dichterische Weise den fast verwegenen Versuch einer Seelenanalyse dieses Dichters gewagt haben, lassen Feingefühl und Ehrfurcht walten. Je einfühlsamer sie in Goethe dem *homo patiens*, dem angefochtenen Bruder, dem Steppenwolf, dem Dr. Faustus oder dem unangepaßten, zeitkritischen «Emigranten» begegnen, um so tiefer sind sie betroffen und berührt. Sie scheinen beeindruckt zu sein, wie beispielhaft dieser Dichter seine zeitweilige Zerrissenheit, seine schmerzensreiche Dämonie, seine Einsamkeit auch genutzt und zum Lebensdienlichen gezwungen hat: zu Selbsterkenntnis, zu seelischer Verfeinerung, zu Wandlung, zu Steigerung, man könnte es – modern gesprochen – auch Individuation nennen. Dank eigenem Leiden, eigener «Therapiebedürftigkeit» und dank ihrer Seelenverwandtschaft mit Goethe können sie nachfühlen, daß er ungeheure Spannungen fruchtbar gemacht, sie kreativ gestaltet und in seiner Dichtung die Widersprüche seines Wesens einigermaßen in Einklang gebracht hat.

Wir haben zu Beginn die Frage gestellt, ob Goethe, im tieferen Sinn des Wortes, gesund war, und wir konnten sie bejahen. Fragen wir jetzt, ob Goethe *glücklich* war. Schon von Jugend an haben ihn manche ihm nahestehende Personen als einen unglücklichen Menschen empfunden. Diesen vorherrschenden Eindruck hatten vor allem gespürige Frauen, nicht nur Charlotte von Stein, deren späteres Urteil durch die eigene Enttäuschung getrübt sein mag.

Ahnungsvoll, so daß man erschrickt, sind für Goethe diese verblüffend einfühlsamen und intuitiven Frauen. Ihnen gelingt, damals wie heute, der untrügliche Blick hinter die streng gewahrte geheimrätliche (oder professorale) Maske, die Tiefenschau mitten in den Abgrund jener verschwiegenen Männerherzen, die «Mephistopheles persönlich kennen». Im Falle Goethes hat es schon eine frühe Jugendfreundin klar erfaßt: «Er hat zu viele Mischungen in sich, die wirren [...] Goethe ist nicht glücklich und kann schwerlich glücklich werden.» Ähnliche Äußerungen über Goethes Zerrissenheit ließen sich – über sein ganzes Leben – fast endlos aneinanderreihen.

Doch fragen wir, soweit er uns eine Ritze öffnet, den Dichter selber. Obschon meist mit den Mantelfalten der Verschwiegenheit umhangen, hat er hin und wieder kurzen Einblick in die rätselhaften Tiefen seines Herzens gewährt, vor allem im abgeklärten Altersrückblick und Gespräch mit seinem Vertrauten Eckermann: «Im Grunde ist es [mein Leben] nichts als Mühe und Arbeit gewesen, und ich kann wohl sagen, daß ich in meinen fünfundsiebzig Jahren keine vier Wochen eigentliches Behagen gehabt.»[7]

In seinem eigenen «Schema zur Autobiographie» bekennt er, was wir als Eingangsmotto zu diesem Kapitel wählen: «Mein Leben, ein einzig Abenteuer [...], ewige Marter ohne eigentlichen Genuß. [...] Niederträchtige Nekrologen.» Was kann diese Anspielung auf die niederträchtigen Nekrologen anderes sein als der vorwegnehmende Seitenhieb gegen jene künftigen Literaten, die das Zerrbild eines Götterjünglings verbreiten, dem strahlende Heiterkeit und Harmonie in die Wiege gelegt sein sollen!

DIE KREATIVE POTENZ SEINER «GESUNDEN» DEPRESSIONEN

Goethe ist während langer Lebensphasen im Nebel der Depression gewandert. Der Psychiater Kretschmer hat trotz seiner verzerrenden Überbetonung von Goethes «zyklischer Psychopathie» mit Recht darauf hingewiesen, daß der Dichter zyklisch veranlagt war. Phasen seelischer Lähmung und Depression lösten sich rhythmisch ab mit Perioden beschwingten, fast erregten dichterischen Strömens. Kretschmer verkennt allerdings, daß Goethe dank eherner Selbstbeherrschung und diszipliniertem Fleiß auch während der depressiven Spannen in hohem Maß kreativ war und daß deshalb von «geistiger Trockenheit und Dürre» nie die Rede sein kann.

Das Außergewöhnliche dieser Rhythmik in Goethes Leben liegt in ihrem schöpferischen Potential. So wie C. G. Carus von Goethes «gesunden Krankheiten» spricht, so dürfen wir auch seine Depressionen als «gesund», als heilsam und fruchtbar, bezeichnen. Sein seelisches Leiden hat er als Ansporn zur Selbstbesinnung genutzt, als Impuls, sich auf sich selbst zurückzuziehen und sein Leben, sein Wesen zu deuten. In den abgeschiedenen Phasen der Depression, der Zusammenziehung in sich selbst – Goethe nennt es *Systole* – hat sich in Einsamkeit und Stille insgeheim die *Diastole* vorbereitet: die schöpferische Ausweitung und das freudige Überraschen mit einem neuen Dichterwerk. Auf diese Weise hat sich sein eigenes «Tasso»-Wort verwirklicht: «Und wenn der Mensch in seiner Qual verstummt, / Gab mir ein Gott, zu sagen, wie ich leide.»[8] Solche Leidens-Verdichtung war neben der wachsenden Verfeinerung und Bewußtwerdung des Heimgesuchten die Dreingabe für die Nachwelt, ein Dichtergeschenk, imprägniert durch die phänomenale Selbstheilungskraft dieses Angefochtenen, selber heilsam wirkend, fort und fort. «Literatur als Therapie»?[9] Die Antwort Goethes wäre wohl bejahend ausgefallen.

DEPRESSION UND HYPOCHONDRIE DES JÜNGLINGS

In «Dichtung und Wahrheit» schildert Goethe seine erste depressive Verstimmung als fünfzehnjähriger Jüngling. Im Zusammenhang mit einer nicht genau geklärten, von Goethe wohl zum Teil verheimlichten Verwicklung in «schlechte Gesellschaft [...] gefährlichste und schlimmste Händel» sowie angefochten durch eine erste kleine Liebe zu einem Gretchen begann erstmals «hypochondrischer Dünkel» ihn zu quälen. Symptome depressiven und wehleidigen Unmuts werden dargestellt:

Ich empfand nun keine Zufriedenheit als im Wiederkäuen meines Elends und in der tausendfachen imaginären Vervielfältigung desselben. Meine ganze Erfindungsgabe, meine Poesie und Rhetorik hatten sich auf diesen kranken Fleck geworfen und drohten, gerade durch diese Lebensgewalt, Leib und Seele in eine unheilbare Krankheit zu verwickeln. In diesem traurigen Zustande kam mir nichts mehr wünschenswert, nichts mehr begehrenswert vor [...] So verbrachte ich Tag und Nacht in großer Unruhe, in Rasen und Ermattung, so daß ich mich zuletzt glücklich fühlte, als eine körperliche Krankheit mit ziemlicher Heftigkeit eintrat, wobei man den Arzt zu Hülfe rufen und darauf denken mußte, mich auf alle Weise zu beruhigen.[10]

Schon diese erste Krankengeschichte, erzählt aus der distanzierten und geläuterten Rückschau des gereiften Mannes, enthält den von Goethe später ungemein häufig gewählten selbstanalytischen Begriff der *Hypochondrie*. Erstmals tauchen typische Symptome depressiv-neurotischer Verstimmung auf, und wir hören zum erstenmal von einer in Goethes Leben sehr bedeutsamen, bis ins hohe Alter wiederkehrenden Wechselwirkung: von der erlösenden Funktion und heilenden Bedeutung einer Körperkrankheit in scheinbar auswegloser seelischer Krise.

Auch vier Jahre später, in Leipzig, ist es eine, diesmal lebensbedrohliche, somatische Erkrankung, die seelischem Dauerelend ein Ende setzt und seelisches Leiden in ein anderes, Wandlung bewirkendes Geleise lenkt. Das handfest-greifbare Ereignis des Blutsturzes erst ermöglicht Heilung und Wandlung, die grundlegende «Häutung» während einer langwierigen, aber entwicklungsfördernden Rekonvaleszenz.

Während dieser ersten Studentenzeit, vor der schweren Blutung, pendelt er «zyklisch» hin und her zwischen studentischer Ausgelassenheit und tief mißmutigem Unbehagen. Wiederum vernehmen wir von jenem «hypochondrischen Zug», den er «schon von Hause mitgebracht». In besonders disharmonischen und melancholischen Tagen dieses «neuen sitzenden und schleichenden Lebens» als Studiosus, dazu launisch und eifersüchtig verliebt in Käthchen Schönkopf, tauchen erstmals – wenn auch noch spielerisch – Selbstmordphantasien, ja sogar suizidale Experimente auf. Wir werden ihnen in ernsthafterer Weise auch später wieder begegnen. Damals versucht er vor dem Einschlafen, ob er die Willenskraft und den Mut habe, einen Dolch langsam in seine Brust einzusenken: «Da dieses aber niemals gelingen wollte, so lachte ich mich zuletzt selbst aus, warf alle hypochondrischen Fratzen hinweg und beschloß zu leben.» [11]

Nach Abklingen der schweren Erkrankung kehrt er zu schleppender Wiederherstellung nach Frankfurt zurück. All diese Unbill: die kritische körperliche Bedrohung und eine monatelange Seelenpein, dient, wie auch später immer wieder, einem tieferen Sinn, nämlich «das Ganze zu retten», eine grundlegende Wandlung und Vergeistigung zu bewirken, einen innerlichen Menschen hervorzubringen.

«WENN ICH JETZT NICHT DRAMAS SCHRIEBE»

Nach Abschluß des Straßburger Jus-Studiums erfaßt den 24jährigen Rechtspraktikanten in Wetzlar eine erneute schwere Depression, ausgelöst durch seine unerfüllte und schwärmerische Liebe zu Charlotte Buff.

«Meine Leidenschaften waren nie weit vom Wahnsinn!» Diese schonungslose Selbstanalyse Werthers meint auch den Dichter selbst, hat dessen eigenen Wahnsinn und seine Suizidalität im Visier (vgl. S. 158f.). Aus seiner Lebensnot rettet sich Goethe durch jenes phänomenale Heilmittel, das sich in Phasen der Verzweiflung noch oft bewähren sollte: Die Wirklichkeit wird in Poesie verwandelt, «Dramas» werden geschrieben. Diesmal ist es die Verdichtung und Gestaltung des Problems durch «Werthers Leiden», jenen Briefroman, der ihn über Nacht berühmt macht, der im Nu Europa erobert, erschreckt, und gleichzeitig eine Selbstmordwelle auslöst. Die eigene Suizidalität ist gemeistert.

In «Dichtung und Wahrheit» bekennt er den Rettungs- und Heilungscharakter dieses Werkes:

Ich hatte mich durch diese Komposition mehr als durch jede andere, aus einem stürmischen Elemente gerettet [...] ich fühlte mich, wie nach einer Generalbeichte, wieder froh und frei, und zu einem neuen Leben berechtigt. Das alte Hausmittel war mir diesmal vortrefflich zustatten gekommen.[12]

Tragisch und makaber, daß er selber zwar die bedrohliche Wirklichkeit bewältigt, sich durch den «Werther» rettet, daß aber angefochtene jugendliche Leser gewissermaßen vice versa handeln, nämlich sie «glaubten, man müsse die Poesie in Wirklichkeit verwandeln, einen solchen Roman nachspielen und sich allenfalls selber erschießen».[13]

Während seiner Frankfurter Anwaltstätigkeit wird Goethe 1775 einmal mehr in ein problematisches Liebesverhältnis verstrickt – mit Lili Schönemann, einer Frankfurter Bankierstochter. «Es war ein seltsamer Beschluß des hohen über uns Waltenden, daß ich in dem Verlaufe meines wundersamen Lebensganges doch auch erfahren sollte, wie es einem Bräutigam zu Mute sei».[14] Zwiespältig ist dem Bräutigam zumute, unruhevoll, zeitweilig sogar depressiv. Es «hält das liebe, lose Mädchen» ihn «so wider Willen fest»; und schon wieder ertönt jenes wundersame Lebensmotiv: «O wenn ich jetzt nicht Dramas schriebe ich ging zu Grund.»[15]

Außer dem befreienden «Dramas»-Schreiben wird hier erstmals ein anderes, auch später oft bewährtes Heilmittel erprobt, nämlich die *Flucht auf eine Reise*. Es ist die erste Reise in die Schweiz, mit Freunden, alle in nostalgischer Werther-Tracht. Die Trennung von Lili erfolgt erst nach der Rückkehr als Schlußpunkt einer schweren, inneren Krise in depressiver Zerrissenheit: «Scheisig gestrandet [...] ein armer Verirrter», dem sich aber «mitten in all dem Nichts [...] wieder so viel Häute von seinem Herzen lösen»; dessen Blick schließlich «heitrer über der Welt» ruht, und dessen «Umgang mit den Menschen sicherer, fester, weiter wird».[16]

In der Tat, dem Weimarer Minister gelingt es: sein Umgang mit den Menschen wird «sicherer, fester, weiter». Aber dieser Fortschritt wird mit einer erneuten Depression, mit einer eigentlichen Identitätskrise erkauft.

In Weimar steht sein Weltverhältnis allzusehr im Bann der Zwänge. Was er später in den «Ananke»-Strophen seiner «Urworte orphisch» als schicksalhaften Umriß seiner inneren Landschaft dichtet, wird hier erstmals quälende Wirklichkeit:

Das Liebste wird vom Herzen weggescholten,
Dem harten Muß bequemt sich Will' und Grille.
So sind wir scheinfrei denn nach manchen Jahren
Nur enger dran, als wir am Anfang waren.[17]

Tatsächlich ist er von Jahr zu Jahr «enger dran». Langsam, schubweise, über die Jahre zunehmend, bemächtigt sich die Depression des erfolgreichen Geheimen Rates. Sie ist Kulmination einer sich langfristig vorbereitenden Krise, mit ihren immer rebellischer aufflackernden Phasen tiefer Niedergeschlagenheit, mit ihren tristen Gefühlen der Einsamkeit und der Leere im anankastischen, das heißt zwanghaften und leistungsbeherrschten Getriebe der Hofwelt.

Die Weimarer Zeit vor der Italienischen Reise (1775–1786), die frühen Jahre als Minister im Kabinett und als Mitglied des Geheimen Rates, sind reich an Anfechtungen, an psychischen Belastungen und depressiven Heimsuchungen. Goethe leidet vor allem unter der Last der hektischen Betriebsamkeit und der frustrierenden «Vergeblichkeit» der oft schleppenden Staatsgeschäfte. «Das Liebste», das Wesentliche, das ihm Gemäße – wird ihm buchstäblich «vom Herzen weggescholten». Von all den «ernsten Sachen» wird auch er ernst, melancholisch, erschöpft, schweigsam, schließlich auch körperlich angegriffen und erstmals eines Badeaufenthaltes bedürftig.

Unter der Last ihm weitgehend wesensfremder Aufgaben, mühseliger Regierungsgeschäfte, bedrückt durch ein «Gefühl des Alleinseyns» und unter dem «leidig Gefühl der Adiaphorie [Bedeutungslosigkeit] so vieler wichtig seyn sollender Sachen» wird ihm wieder einmal das innere «Elend nach und nach so prosaisch wie ein Kaminfeuer». Dem äußerlich Erfolgreichen, dem in der Arena der Welt als Staatsmann, Naturforscher und Dichter so viel gelingt, ist es zu Mut wie einem Vogel, der sich im Zwirn verwickelt hat und die Flügel der Seele nicht mehr gebrauchen kann.

Zeitweilig neu belebt, «psychotherapiert», aber auch belastet durch die Liebe zur «Besänftigerin» Charlotte von Stein, ist er bemüht, in diesen Jahren körperlich überaus zuchtvoll zu leben, fast asketisch. Verbissen, wiederum ganz anankastisch, trainiert er den Körper in anstrengenden Wanderungen, strapaziösen Ritten und durch Baden in kalten Gewässern. Er «lebt sehr diät» und «trinkt nur wenig Wein».

Unter dem Einfluß der Freundin, der Seelenärztin und *femme inspiratrice* Charlotte ist die Idee des Reinen in allen Belangen seine Losung, die ihn einige Zeit über Wasser hält: «Möge die Idee des Reinen, die sich bis auf den Bissen erstreckt, den ich in Mund nehme, immer lichter in mir werden.»[18]

Ein zermürbender Widerstreit tobt zwischen mächtiger Sehnsucht nach Introversion, Selbstbesinnung, Rückzug in die Stille und aufreibend-unruhevoller, zerstreuender Betriebsamkeit. Die extravertierte Hektik dieses «unsteten Menschen», wie er sich selber nennt, könnte man modisch als «workaholic» bezeichnen. Diese Betriebsamkeit steht im Gegensatz zu seiner späteren, sein Alter prägenden, aber mühsam noch zu erkämpfenden harmonischen Synthese einer ausgewogenen, wenn auch «rastlosen Tätigkeit nach innen und nach außen». In Weimar herrscht noch allzusehr eine erschöpfende, ganz nach außen gerichtete Hyperaktivität – vielleicht mit der insgeheimen Absicht, innere Ruhelosigkeit zu übertönen, sie äußerlich zu meistern.

Auf dieser zwanghaft betriebsamen Stufe, die bei Goethe nur ein Durchgangsstadium, eine spätestens auf dem Weg nach Italien abgestreifte «Schlangenhaut» ist, bleiben wir, die Söhne und Töchter eines anankastisch-technischen Zeitalters mit seiner beklemmenden *Angina temporis* meist ein Leben lang stehen – bis zur *Angina pectoris*, zum Infarkt oder bis in ein verknöchertes und melancholisches Alter. Sollten wir nicht ein wenig von diesem Dichter lernen, dem die warnende innere Stimme – wenn auch in Form lästiger Depression – vernehmbar blieb und die er auch zu beherzigen wußte?

Seine Depression verlangte gebieterisch die Systole, den Rückzug in sich selbst, den Ausstieg aus der zerstreuenden und als sinnlos empfundenen Geschäftigkeit. In solcher Stimmung und Sehnsucht nach Sammlung ist des «Wandrers Nachtlied» entstanden:

Ach, ich bin des Treibens müde!
Was soll all der Schmerz und Lust?
Süßer Friede,
Komm, ach komm in meine Brust![19]

1786 steigern sich Unmut und Depression krisenhaft. Goethe spürt immer mehr die zerstörerische Naturwidrigkeit vor allem seines politischen Lebens und der ihm wesensfremden Staatsgeschäfte mit all ihrer gespreizten und prunkenden Äußerlichkeit, ihrer frustrierenden Vergeblichkeit und Verlogenheit.

Die Unnachgiebigkeit seines inneren Wachstumsgesetzes, das immer vernehmlicher Wandlung und Weitung fordert, bewirkt schließlich den notwendigen «Choc»: die sich kritisch zuspitzende seelische Krankheit. Nach zehn Jahren Glanz und Erfolg in der äußern Welt, im Rollenzwang des Ministers, hat sich eine bedrohliche Identitätskrise aufgebaut, eine quälende Selbstentfremdung, schlechthin eine schwere Depression. Sie wird zum «großen Hammer sein Herz gediegen zu machen». Sie ist das Mittel zur Metamorphose.

Die Flucht nach Italien bringt die Häutung: eine tiefgreifende Lebenswende, ja eine «Wiedergeburt», die ihn von innen heraus verwandelt. Rückblickend, so schreibt er an Charlotte von Stein, hat er vor dieser Reise und vor der beglückenden Genesung in Italien innerlich «mit Tod und Leben» gekämpft. Dort aber erlebt er «einen zweiten Geburtstag, eine wahre Wiedergeburt von dem Tage, da ich Rom betrat».[20] Nach und nach findet er sich wieder und empfindet «was eigentlich ein Mensch sei». Der in Weimar mehr und mehr verstummte Dichter wird wieder lebendig, vollendet die «Iphigenie» und den «Tasso». Zudem arbeitet er an einem großen naturwissenschaftlichen Werk, der «Metamorphose der Pflanzen».

ZURÜCK IM NORDEN: ERNEUTE JAHRE DES UNMUTS

Wir müssen es uns in dieser «medizinischen», einseitig psychopathographischen Schilderung versagen, auf die Erfüllung, die Heiterkeit und all die Wonnen während der Italienischen Reise einzugehen. Vielmehr müssen wir uns unvermittelt neuen Jahren depressiven Unmuts zuwenden, nämlich der mißmutigen Zeit nach der Rückkehr in den Norden, nach Weimar.

Es ist dies ein Lebensabschnitt zunehmender Isolierung. Es erfolgt eine weitgehende Absonderung von der kleinstädtischen Hofgesellschaft, die seine neue Liebe und sein freies Zusammenleben mit Christiane Vulpius, der früheren Arbeiterin in einer Fabrik für künstliche Blumen, nicht nur moralisch verurteilt, sondern mit kleinbürgerlicher Häme auch ausgiebig darüber klatscht. Manchmal setzt er sich «frech und froh» darüber hinweg, oft aber ist er mißmutig, fühlt sich unverstanden, verbirgt sein Inneres und versteckt sich steif und abweisend hinter geheimrätlicher Maske.

Auf seine Umwelt wirkt er nicht nur rätselhaft, sondern schlechthin unfroh: depressive Züge versteckt er hinter der Persona des Dichterfürsten und des unantastbaren Ministers. Einmal mehr findet die Umwelt: «Er ist ein sehr unglücklicher Mensch, muß beständig mit sich selbst in Unfrieden leben.» [21] Sein damals mürrisches Gesicht soll «etwas ausgezeichnet Sinnliches und Erschlafftes bekommen» haben.

Es ist nicht abzuschätzen, ob die belebende Freundschaft mit Schiller, nach dem «glücklichen Ereignis» der ersten tiefen Begegnung 1794, diesen Zyklus erneuter Seelenlähmung ablöst oder ob ein mehr endogen-zyklischer Wellenschlag die «diastolische Öffnung» bewirkt und diese Freundschaft, um die sich Schiller schon lange bemüht hatte, endlich ermöglicht. Während etwa eines Jahrzehnts ereignet sich das Schauspiel einer beispiellosen und geheimnisvollen Ergänzung zweier ebenso verschiedener wie verwandter und komplementärer Geister.

DIE «MIDLIFE CRISIS» UND IHRE ÜBERWINDUNG

Die lebensbedrohliche Krankheit des 52jährigen Goethe, das Gesichts-Erysipel, ist Auftakt zu einer erneuten, der wohl längsten Seelenkrise, ist Beginn einer eigentlichen «midlife crisis». Wieder einmal ist eine intensive Wechselwirkung mit körperlichem Mißbefinden offensichtlich. In dieser Lebensphase lebt Goethe ungesund: Ein Gourmand und sehr dem Alkohol zugetan, trinkt er doch eine Flasche Wein fast zu jedem Essen. Manche Besucher, auch Wilhelm Grimm, haben es bemerkt: «Es war sehr guter Rotwein und er trank fleißig, besser noch die Frau.»[22]

Sein Gesichtsausdruck wird abweisend und schwammig, sein Habitus bauchig. Die Muse schweigt. Goethes Aktivität konzentriert sich weitgehend auf naturwissenschaftliche Forschung. Er selber findet sich oft «krank und grämlich», in einem «zerrissenen Zustand», ohne Lebensmut, resigniert, ja hoffnungslos.

Christiane sorgt sich um den schwierigen, gereizten und mißmutigen Lebensgefährten: «Er ist manchmal ganz hypochonder und ich stehe oft viel aus, doch trage ich alles gerne, da es ja nur krankhaft ist, habe aber so gar niemanden, dem ich mich vertrauen kann.»[23] Ob sie deshalb noch fleißiger trinkt als der Gatte? Auch Freund Schiller schreibt voller Sorge:

Sie fragen mich nach Goethen und seinen Arbeiten. Er hat aber leider seit seiner Krankheit gar nichts mehr gearbeitet und macht auch keine Anstalten dazu. Bei den trefflichsten Planen und Vorarbeiten, die er hat, fürchte ich dennoch, daß nichts mehr zustande kommen wird, wenn nicht eine große Veränderung mit ihm vorgeht. Er ist zu wenig Herr über seine Stimmung, seine Schwerfälligkeit macht ihn unschlüssig, und über den vielen Liebhaberbeschäftigungen, die er sich mit wissenschaftlichen Dingen macht, zerstreut er sich zu sehr. Beinahe verzweifle ich daran, daß er seinen Faust noch vollenden wird.[24]

Nicht allein «seine Nieren sind desorganisiert», die ganze Seele scheint außer Ordnung und zerrissen. Vor allem nach Schillers Tod 1805 haben depressive Stimmungen eine quälende Macht über sein Gemüt: «Unleidlicher Schmerz ergriff mich und da mich körperliche Leiden von jeglicher Gesellschaft trennten, so war ich in traurigster Einsamkeit gefangen. Meine Tagebücher melden nichts von jener Zeit; die weißen Blätter deuten auf den hohlen Zustand.»[25]

Eine teils besorgte, teils maliziöse Briefnachricht Charlotte v. Steins an ihren Sohn Friedrich kündet von der zeitweilig ziemlich katastrophalen Seelenlage dieser Jahre nach Schillers Tod, und einmal mehr erweist sich diese hochstehende Frau als «ahndungsvoll, so daß wir erschrecken»:

Vor acht Tagen war eben seine Schwägerin, die jüngere Schwester seiner Demoiselle, gestorben [...] aber alle Todesfälle in und außer seinem Hause läßt er sich verheimlichen, bis er so doch dahinter kommt [...] Sein Bube kommt mir auch nicht vor, als könnte er lange leben; gebe der Himmel, daß er nicht vor ihm stirbt! [...] Seine Demoiselle, sagt man, betrinkt sich alle Tage, wird aber dick und fett. Der arme Goethe, der lauter edle Umgebungen hätte haben sollen! Doch hat er auch zwei Naturen.[26]

In jenem unablässigen Rhythmus Goethescher Metamorphose sind es wieder beengende Jahre des systolischen Rückzugs. 1808, nach langer Wanderung im Tal der Depression, erfolgt aber jene «große Veränderung», an der Schiller so gezweifelt hatte und die er nicht mehr miterleben durfte. Die Umwelt wird mit einer unwahrscheinlichen Wandlung, einer diastolischen Ausweitung sondergleichen überrascht. Wieder war das bewährte Heilmittel wirksam gewesen: Durch Objektivierung und Gestaltung bedrängender innerer Problematik wird die angefochtene Seele gereinigt, wird eine Wunde geheilt, die – noch kurz vorher – als unheilbare Amfortas-Wunde erscheinen mußte. Es ist eine unerwartete und tiefgreifende Wende, die als Zugabe «Pandora» beschert und die im grandiosen Geschenk der «Wahlverwandtschaften» einen völlig neuen Stil hervorbringt. «Niemand verkennt an diesem Roman eine tief leidenschaftliche Wunde, die im Heilen sich zu schließen scheut, ein Herz, das zu genesen fürchtet»[27], so schreibt er in den «Tag- und Jahresheften»; aber die Wunde hatte sich geschlossen.

Erneut vollzieht sich ein «Stirb und Werde», das sich in einer nunmehr asketischen Lebensweise äußert; eine Metamorphose, die auch jene schlankere Gestalt und jenes ausdrucksvolle, von inneren Kämpfen gezeichnete Altersantlitz prägt, das wir an Goethe verehren.

«WAS ICH DENKE, WAS ICH FÜHLE, EIN GEHEIMNIS BLEIBE DAS»

Ob dieser entsagende alte Goethe harmonischer wird, bleibt ein «offenbares Rätsel». Die Aussagen sind widersprechend, und manches legt die Vermutung nahe, daß sich auch im hohen Alter hinter der Maske des Heiteren und Abgeklärten weiterhin ein dunkel aufgewühlter Untergrund seines Wesens verborgen hält.

Dieser Dichter ist im Alter mehr und mehr ein strikter Verhüller seines Innenlebens. In seinen Äußerungen ist er streng, objektiv, sparsam, nüchtern und offensichtlich – mit Mephistopheles – der Auffassung: «Das Beste, was du wissen magst, kannst du den Buben doch nicht sagen!»

Immer seltener öffnen sich die Abgründe seiner Verschwiegenheit;

er pflegt sie immer konsequenter, und er preist sie überschwenglich: «Städtebezwingerin, du, Verschwiegenheit! Fürstin der Völker! Teure Göttin, die mich sicher durchs Leben geführt».[28] Es ist jene Selbstbewahrung, die allen Biographen, Interpretatoren und Analytikern unlösbare Schwierigkeiten bereitet hat und bereiten wird.

Trotz dieser Verhaltenheit soll er in vertraulichen Gesprächen zeitweilig einen gewaltigen Lebensüberdruß geäußert haben. Es ist wahrscheinlich, daß auch im höheren Alter zeitweilig latent eine Suizidgefährdung vorlag. Dies wird zum Beispiel in jenem fast erschrockenen Rückblick des 75jährigen auf das «Werther»-Buch spürbar: «[...] habe ich das Buch [...] seit seinem Erscheinen nur ein einziges Mal wiedergelesen und mich gehütet, es abermals zu tun. Es sind lauter Brandraketen! Es wird mir unheimlich dabei und ich fürchte, den pathologischen Zustand wieder durchzuempfinden, aus dem es hervorging».[29]

Pathologische Zustände drohen Goethe besonders dann, wenn er durch den Verlust Nahestehender mit der brutalen Szenerie des Todes konfrontiert wird; durch jene nicht abreißen wollende Folge von Todesfällen, die der Greis erlebt und überlebt: 1816 stirbt die Gattin, 1827 Charlotte v. Stein, 1828 sein Freund und Regent, Großherzog Karl August, 1830 im Februar die Großherzogin Luise und im November sein eigener Sohn.

Nach dem Liebesverlust von Ulrike löst Herzeleid erneute Herzerkrankung aus. Trotz seiner Altersweisheit, seines Urvertrauens, seiner Naturfrömmigkeit und seiner Kraft zur Entsagung haben nahestehende Menschen seiner Umwelt einen oft zerknirschten und leidenden Untergrund seines Wesens erspürt: den Wechsel von «künstlichem Stolz und einer tiefen Zerknirschung» (Achim v. Arnim, 1811), einen «tiefen und schweigenden Ernst» (Knebel, 1813), «eine Art Abspannung, wie wenn er sich im Elemente der Welt nicht heimisch fände» (Charlotte von Schiller, 1814). Im verzichtvollen Ulrike-Jahr empfindet ihn Kanzler v. Müller als «zwar herzlich und mitteilend, jedoch innerlich gedrückt, sichtbar leidend». Goethes «ganze Haltung» gibt ihm «den Begriff eines unbefriedigten, großartigen Strebens, einer gewissen inneren Desperation». Der aufmerksame und präzise «Beichtvater» Eckermann will aus Goethes Mund Worte gehört haben, die zu denken geben: «Denkt man sich bei deprimierter Stimmung recht tief in das Elend unserer Zeit hinein, so kommt es einem oft vor, als wäre die Zeit nach und nach zum Jüngsten Tag reif.»[30]

Wie dem auch sei! Trotz aller Anfechtungen bis zum Schluß vollendet Goethe mit unwahrscheinlicher Zähigkeit, Kraft und nie versiegendem Fleiß in seinen letzten Jahren ein unbeschreibliches Alterswerk, darunter «Dichtung und Wahrheit» sowie den «Faust». Durch beispielhafte Kreativität sorgt er – nach seinen eigenen Worten – dafür, «erregt zu werden, um gegen die Depression anzukämpfen. Das ist auch bei jetziger deprimierender Witterung der beste medizinische Rat.»[31]

UNERBITTLICHE METAMORPHOSE

Allen depressiven Angriffen trotzend, ist Goethe bis ans Ende strebend bemüht. Er weiß und beherzigt, daß man sich «immerfort verändern, erneuen, verjüngen» muß, «um nicht zu verstocken».[32] Dieses Postulat hat er gelebt. Goethes Pathographie ist beherrscht durch ein unerbittliches Wachstumsgesetz, das, angepeitscht durch körperliches und seelisches Leiden, keinen Stillstand duldet; sie ist geprägt durch «Stirb und Werde», Gestaltung, Umgestaltung. Was er sechsunddreißigjährig in Weimar gedichtet hat, hat sich an ihm selber erfüllt: «Unglück bildet den Menschen und zwingt ihn sich selber zu kennen, / Leiden gibt dem Gemüt doppeltes Streben und Kraft. / Uns lehr' eigener Schmerz, der anderen Schmerzen zu teilen. / Eigener Fehler erhält Demut und billigen Sinn».[33]

So wurden Goethes körperliche und seelische Krankheiten für ihn zu Lehrjahren der Lebenskunst und der Herzensbildung. Als *homo patiens* hat er sein Metamorphose-Prinzip selber leben und gestalten müssen: «Der Mensch, der nicht geschunden wird, wird nicht erzogen.» Wenn Goethe nicht geschunden worden wäre, hätten seine Metamorphosen wohl nicht stattgefunden. Dank dieser steten Wandlung war er, bei allem Widerspruch seines Wesens, alles andere als «ein trüber Gast auf dieser dunklen Erde».

Immer wieder waren Menschen, vor allem seine Dichternachfahren, ergriffen durch sein Vorbild und sein trotz aller Anfechtung beispielhaft gelungenes Leben, so auch Wilhelm Raabe:

> *Goethes sämtliche Werke! – Blättere weiter, auch über die nächste Seite scheint die Sonne! Vierzig Bände Weltruhms, zweiundachtzig Lebensjahre – und nur vier Wochen ungetrübtes Glück, oder besser: eigentliches Behagen; – welch ein Trost für uns alle! Ein Vivat allen guten, wackeren Gesellen zu Wasser und zu Lande, auf ebener Erde und auf den goldenen Wolken im blauen Äther, den guten, wackeren Gesellen, die aushalten und sich nicht irren lassen und bei jeder Witterung den Tag preisen. Tue was du willst, aber in allen Lagen nimm dir ein Exempel an dem alten Geheimen Rat.*

Nüchterne Zeitgenossen, eingeschworen auf trockene Sachlichkeit und quantifizierendes Computerdenken, sowie strenge Gelehrte, abhold jeder pathetischen Sprache, mögen diesen Herzenserguß sentimental und bombastisch finden. Gefühlvolle Herzen fühlen sich berührt und getröstet.

GOETHES KRANKHEITSLEHRE – EIN VERSCHLÜSSELTES VERMÄCHTNIS

«Ich habe viel in der Krankheit gelernt, das ich nirgends in meinem Leben hätte lernen können.»[1]

Es ist nicht verwunderlich – wenn auch wenig bekannt –, daß sich dieser von körperlichem und seelischem Leiden heimgesuchte Dichter tiefsinnige Gedanken über Krankheit und Kranksein gemacht hat.

«Historiam morbi zu schreiben ohne unten angegebene Lehren a. b. c. d. ist tausendmal nützlicher als alle noch so herrlichen Sittenlehren, geschichtlich oder dichterisch dargestellt.»[2] Genau besehen hat diese Äußerung gegenüber dem kränklichen Lavater während der gemeinsamen Lahn- und Rhein-Reise nicht nur einer Laune entsprochen. Im Grunde genommen hat Goethe tatsächlich eine Art *historiam morbi*, eine Krankheitslehre, geschrieben, nicht systematisch zwar, keineswegs mit «unten angegebenen Lehren a. b. c. d.», vielmehr verschlüsselt. Seine Krankheitstheorie ist zwar zeitlos und gerade heute hochaktuell. Sie ist aber kein klar gegliederter Tempel, in dem sich akademisch leicht wandeln ließe. Vielmehr ist sie völlig unsystematisch; ihre Bausteine, ihre Weisheiten sind mannigfach in seinem Werk verstreut; sie müssen aufgefunden und gegliedert werden. Wer das versucht, darf staunen, wie sehr Goethes Krankheitslehre gerade für unsere Tage zeitgemäß, lehrreich, heilsam sein kann.

Im verschlüsselten Vermächtnis dieses krankheitserprobten «Zeitgenossen aller Epochen» lassen sich fünf Krankheitsaspekte herauskristallisieren:

- Goethes Gespür für die Allgegenwart von Krankheit,
- seine Auffassung über äußere Krankheitsursachen,
- sein ganzheitliches Krankheitsverständnis,
- sein Wissen um innere Krankheitsquellen,
- sein Einblick in den tieferen Sinn von Krankheit und Leiden.

> *«Halten Sie einmal einen Umgang [...] eines Arztes von ausgedehnter Praxis, und er wird Ihnen Geschichten zuflüstern, daß Sie über das Elend erschrecken und über die Gebrechen erstaunen, von denen die menschliche Natur heimgesucht ist.»* [3]

Dieser vielerfahrene Patient, dessen Biographie in exemplarischer Weise Pathographie ist, weiß genugsam um die unvermeidliche Allgegenwart von Krankheit. Aber nicht nur aufgrund lebenslanger eigener Erfahrung, sondern auch aus genuinem Spürsinn für das Pathologische, begegnet er der aufdringlichen Präsenz von «Krankheitsstoffen» Schritt auf Tritt.

Neben dem «gesunden Ganzen» mit seiner stets obsiegenden Zähigkeit und immanenten Heilkraft nimmt diese polar strukturierte Persönlichkeit auch den anderen Pol, jenen der aufsässigen ubiquitären Krankheitspotentiale, fast seismographisch wahr. Er spürt und bekennt, daß der Mensch, «wenn er über sein Physisches und Moralisches nachdenkt», sich gewöhnlich krank findet.[4]

Dieser übermäßige *Krankheits-Spürsinn* scheint vor allem für empfindsame, für hochdifferenzierte Persönlichkeiten zu gelten. So stellt Goethe fest, daß künstlerische, «seltener Empfindungen fähige» Menschen nicht nur begabt sind, «die Stimme der Himmlischen zu vernehmen», sondern daß sie, wenn sich in ihnen «nicht mit größter Sensibilität eine außerordentliche Zähigkeit verbindet [...] leicht einer fortgesetzten Kränklichkeit unterworfen» sind.[5] Dieses Krankheitsgespür und diese Krankheitsanfälligkeit sind gewissermaßen die Kehrseite ihrer empfindsamen Durchlässigkeit. Hat hier Goethe vornehmlich an sich selbst gedacht?

Übermäßig morbide Naturen, in welchen sich nicht mit empfindsamer «Sensibilität» auch lebenstüchtige «Zähigkeit» vereint, hat der Dichter in seinem Werk einfühlsam gezeichnet. Einen «Werther» oder «Tasso» hat er sich von der Seele geschrieben. Im eigenen Leben hat er die Angekränkelten aber unbarmherzig gemieden. Beides, hier die befreiende Darstellung im Dichterwerk, dort der abgrenzende Rückzug im Alltag, waren ihm notwendig geboten, denn solchen überschüssigen «Krankheitsstoff» spürte er allzu deutlich auch in sich selbst. Es gab Leidensphasen, in welchen er feststellte, daß «Massen von Krankheitsstoffen [...] seit dreitausend Jahren» auf ihm lasten; wahrlich ein überdurchschnittliches Potential, das einerseits die dichterische Bewältigung, andererseits strenge Selbstbewahrung gegenüber ansteckenden Einflüssen forderte. Die kontagiöse Wirkung solcher Werther- oder Tasso-Gestalten wie Lenz, Hölderlin, vor allem Kleist, hat Goethe gefürchtet, denn sie waren Abbild eigener psychopathologischer Möglichkeiten (vgl. S. 85). Das stets obsiegende Gesunde seiner Natur, das ihn, den Hochsensiblen, auch mit «außerordentlicher Zähigkeit» gerüstet hat, gewissermaßen Antonio, der Gegenspieler des Tasso, in ihm selbst, wußte solche Charaktere von sich fernzuhalten, fast grausam zuzeiten.

Nicht nur eigenes Erleiden, sondern auch der konkrete Umgang mit der Medizin, sei es als Student, als Minister, als Anatom, als dilettierender Psychotherapeut oder als Freund und Diskussionspartner bedeutender Ärzte, führte ihm die bedrängende Allgegenwart von Kranksein vor Augen. Diese unablässige Präsenz des Pathologischen, dieses gerüttelte Maß menschlichen Leidens durch Krankheit, Gebrechen, Gebresten, Leidenschaften und andere seelische Anfechtungen vergleicht Goethe in einem Tagebucheintrag mit hartnäckigen Bandwürmern: «Man reißt wohl einmal ein Stück los, und der Stock bleibt immer sitzen.»[6]

Dieser Dichter weiß aber auch um den geheimnisvollen Rhythmus von Beschädigung und Heilung, um den unablässigen Wellenschlag von Erkrankung und Genesung, diesen wundersamen Kreislauf im Menschenleben. In manchen Rettungsszenen, zum Beispiel in «Lila», in «Iphigenie», in «Pandora», im «Faust», klingt dieses Wunder an, vor allem auch im «Wilhelm Meister»: «Wirst du doch immer aufs neue neu hervorgebracht, herrlich Ebenbild Gottes! rief er aus, und wirst sogleich wieder beschädigt, verletzt von innen oder von außen.»[7] Genau, was ihm selbst ein Leben lang widerfahren ist!

Fragen wir nun nach diesen verletzenden Ursachen «von innen oder von außen», nach jenen vielfältigen Schädigungen, die in der Erfahrung und Auffassung Goethes zu Krankheit führen.

ÄUSSERE KRANKHEITSURSACHEN BEI GOETHE

> *«Wenn die Natur verabscheut, so spricht sie es laut aus […] Das Geschöpf, das falsch lebt, wird früh zerstört. Unfruchtbarkeit, kümmerliches Dasein, frühzeitiges Zerfallen, das sind ihre Flüche, die Kennzeichen ihrer Strenge. Nur durch unmittelbare Folgen straft sie.»* [8]

Mit diesem Motto aus «Wilhelm Meisters Lehrjahren» kennzeichnet der Dichter seine grundsätzliche Auffassung über die krankmachende Potenz mangelnder Lebenssorgfalt, über den pathogenen Charakter eines naturwidrigen Lebensstils.

Für ihn, vor allem für den alten Goethe, sind *Müßiggang* und *Unmäßigkeit* «untugendhafte» Verstöße gegen die Natur, die sie früher oder später mit unerbittlicher Strenge bestraft: «Auf bequemen Müßiggang so gut als überanstrengte Arbeit, auf Willkür und Überfluß […] sieht sie [die Natur] mit traurigen Augen nieder. Zur Mäßigkeit ruft sie; wahr sind alle ihre Verhältnisse und ruhig alle ihre Wirkungen.» [9]

Goethe hat diese unerbittliche Strenge der Natur im allgemeinen sorgfältig berücksichtigt. Ihr Postulat zur Mäßigkeit hat er vor allem im Alter streng befolgt. In seiner Studentenzeit aber und zeitweilig auch später, besonders während der «midlife crisis» seiner Fünfzigerjahre, hatte er mit selbstzerstörerischen Tendenzen zu Naturwidrigkeit und Maßlosigkeit zu kämpfen. Auch er, dessen Leben so vorbildlich gelungen ist, war dem menschlich-allzumenschlichen Widerspruch zwischen Maxime und Wirklichkeit zeitweilig unterworfen. So hatte er jahrzehntelang einen Hang zum Alkohol und war gerne unenthaltsam im Essen. Auch frönte er einer von seinen Ärzten vielfach beklagten Tendenz zu «unangemessenem, eigenmächtigem Medizinieren». Diese Diskrepanz zwischen Postulat und Realität hat er nicht beschönigt, vielmehr selbstkritisch bekannt. Davon zeugt neben manch anderer schonungsloser Selbstanalyse folgendes Bekenntnis in «Dichtung und Wahrheit»:

> *Könnten wir, ohne ängstlich zu werden, auf uns acht geben, was in unserem komplizierten bürgerlichen und geselligen Leben auf uns günstig oder ungünstig wirkt, und möchten wir das, was uns als Genuß freilich behaglich ist, um der übeln Folgen willen unterlassen, so würden wir gar manche Unbequemlichkeit, die uns bei sonst gesunden Konstitutionen oft mehr als eine Krankheit selbst quält, leicht zu entfernen wissen. Leider ist es im Diätetischen wie im Moralischen [...]*[10]

Was den «diätetischen» Bereich anbelangt, lag Goethes empfindlichste Schwachstelle – abgesehen von seinem Hang zur Gourmanderie – in seiner starken Vorliebe für den Wein. In der Theorie war seine Einstellung zum Alkohol zwiespältig; in der Praxis, in seinem «komplizierten bürgerlichen und geselligen Leben» fehlte ihm oft das rechte Maß, was und wieviel «günstig oder ungünstig» auf ihn wirkte.

Bier erachtete er seit der Leipziger Studentenzeit als ein gesundheitsschädigendes Gift, nicht zuletzt aus der eigenen Erfahrung, daß ihm das schwere Merseburger Bier «das Gehirn verdüsterte». Nach seiner Auffassung macht «Bier das Blut dick und verstärkt zugleich die Berauschung durch den narkotischen Tabakdampf». «Bierbäuche» sind ihm ein Greuel.

Wie gesagt, den Wein hingegen liebte Goethe. Besonders in seinem sechsten und siebenten Lebensjahrzehnt war er ihm übermäßig zugetan. Es gehört zu den tragischen Aspekten der Familie Goethe, daß die Lebensgefährtin und spätere Gattin, Christiane Vulpius – aus welchen tieferen Gründen? aus mangelnder Eigenentfaltung neben dem dominanten Patriarchen? –, und daß sein Sohn August, erdrückt von der monumentalen Größe, gelähmt durch die Erwartungshaltung des übermächtigen Vaters, eindeutige Alkoholiker waren. Sehr wahrscheinlich ist August auf seiner Italienreise 1830, die ihm, wie früher dem Vater, Genesung bringen sollte, an einer alkoholischen Gehirnschädigung gestorben. Das Autopsieprotokoll beschreibt eine typische Komplikation der Alkoholkrankheit, nämlich ein chronisches Subduralhämatom, eine Blutung zwischen dem Schädelknochen und der äußeren Hirnhaut.

Doch zurück zum berühmten Stoßseufzer, daß es «im Diätetischen wie im Moralischen» leider widersprüchlich zugeht. Was Essen und was vor allem Trinken anbelangt, hat Goethe den inneren Konflikt zur Genüge ausgefochten. Seines übermäßigen Hanges zum Alkohol war er sich bewußt, und meist kämpfte er dagegen an. Dies gilt besonders für die Weimarer Jahre vor der Italienreise. Bei der enthaltsamen Charlotte von Stein, die in ihm so sehr den Sinn für das «Reine» – auch im Diätetischen – fördert, treffen immer wieder Siegesmeldungen der Selbstüberwindung oder aber Bekenntnisse der Schwachheit ein: «Drei Tage ohne Wein» oder «wenn ich den Wein abschaffen könnte, wäre ich sehr glücklich» und «Man könnte noch mehr, ja das Unglaubliche tun, wenn man mäßiger wäre». Auch lyrisch schlägt sich das Dilemma nieder: «Ach, man sparte viel [...] Ich könnte viel glücklicher sein / Gäb's nur keinen Wein / Und keine Weibertränen!»[11]

Wer neigt – auch bei selbstkritischer Begabung – nicht dazu, seine Süchte zu bagatellisieren, zu verniedlichen, zu verteidigen! Gehören Verleugnungstendenzen oder zumindest Rechtfertigungsversuche nicht wesensgemäß zu jeder Sucht? In seiner Abhängigkeit vom Alkohol war auch Goethe nicht frei von Anwandlungen zur Beschönigung. Gerne beglaubigt er – vielleicht nicht ganz zu Unrecht? – die im Wein liegenden produktiv machenden Kräfte:

> *Ich war in meinem Leben sehr oft in einem Fall, bei gewissen komplizierten Zuständen zu keinem rechten Entschluß kommen zu können. Trank ich aber in solchen Fällen einige Gläser Wein, so war es mir klar, was zu tun sein, und ich war auf der Stelle entschieden. Das Fassen eines Entschlusses ist aber doch auch eine Art Produktivität und wenn nun einige Gläser diese Tugend bewirken, so dürfte ein solches Mittel doch nicht ganz zu verwerfen sein.*[12]

Offenbar nützte ihm der Wein in gewissen Verfassungen und Stunden, indem er ihn entspannte, seine Entschlußkraft förderte und ihn in jenes «abaissement du niveau mental» versenkte, dem kreative Kräfte und gewisse «aperçus» entstammen mögen. Seine Apologie der Droge Alkohol geht aber recht weit, wenn er uns folgendes weismachen möchte: «Wenn man getrunken hat, weiß man das Rechte [...] Es liegen im Wein allerdings produktiv machende Kräfte sehr bedeutender Art; aber es kommt dabei alles auf Zustände und Zeit und Stunde an, und was dem einen nützet, schadet dem andern.»[13]

Wie stand Goethe zur andern, nach heutigem Wissen erstrangig zerstörerischen Droge, zum Tabak? Dieser Mann war ein strikter, ja intoleranter, geradezu fanatischer Antiraucher. Wenn man als Spitalarzt die Entwicklung unserer Tage und die schlechthin katastrophalen Folgen des Rauchens qualitativ und quantitativ täglich hautnah miterlebt, muß man ihm beistimmen und auch seine, bei ihm sonst so ungewohnte, Unduldsamkeit verstehen. Auch muß man staunen über die intuitiv-prophetische, ja apokalyptische Weitsicht dieses Mannes, wenn er feststellt:

> *Das Rauchen [...] macht dumm; es macht unfähig zum Denken und Dichten. Es ist auch nur für Müßiggänger, für Menschen, die Langeweile haben, die ein Dritteil des Lebens verschlafen, ein Dritteil mit Essen, Trinken und anderen notwendigen oder überflüssigen Dingen hindudeln, und alsdann nicht wissen, obgleich sie immer vita brevis sagen, was sie mit dem letzten Dritteil anfangen sollen. Für solche faule Türken ist der liebevolle Verkehr mit den Pfeifen und der behagliche Anblick der Dampfwolke, die sie in die Luft blasen, eine geistvolle Unterhaltung, weil sie ihnen über die Stunden hinweghilft. Zum Rauchen gehört auch das Biertrinken, damit der erhitzte Gaumen wieder abgekühlt werde. [...] so werden die Nerven abgestumpft und das Blut bis zur Stockung verdickt. Wenn es so fortgehen sollte, wie es den Anschein hat, so wird man nach zwei oder drei Menschenaltern schon sehen, was diese Bierbäuche und Schmauchlümmel aus Deutschland gemacht haben [...]. Und was kostet der Greuel! Schon jetzt gehen fünfundzwanzig Millionen Taler in Deutschland in Tabaksrauch auf, die Summe kann auf vierzig, fünfzig, sechzig Millionen steigen. Und kein Hungriger wird gesättigt und kein Nackter gekleidet. Was könnte*

mit dem Gelde geschehen! Aber es liegt auch im Rauchen eine arge Unhöflichkeit, eine impertinente Ungeselligkeit. Die Raucher verpesten die Luft weit und breit und ersticken jeden honetten Menschen, der nicht zu seiner Verteidigung zu rauchen vermag. Wer ist denn imstande, in das Zimmer eines Rauchers zu treten, ohne Übelkeit zu empfinden? Wer kann darin verweilen, ohne umzukommen?[14]

Die Berechtigung, ja die brisante Aktualität solcher für Goethe ungewöhnlich schonungslosen Intoleranz wird einfühlbar, wenn wir die aktuellen Auswirkungen der Raucherkrankheiten auf die Morbidität und Invalidität der Bevölkerung und damit auf die Kostenentwicklung unseres Gesundheitswesens betrachten, wenn wir berücksichtigen, daß die «fünfundzwanzig Millionen Taler in Deutschland», die um 1800 «in Tabakrauch aufgegangen» sind, 1974 in der Bundesrepublik Deutschland (aufgrund tabakbedingter Krankheiten) etwa 27 Milliarden DM betragen, wenn wir wissen, daß etwa 20 % aller Patienten in medizinischen Kliniken wegen Raucherkrankheiten eingewiesen werden, daß 1988 allein in der Schweiz 5234 Menschen an tabakbedingten Schädigungen gestorben sind, und wenn wir uns vor Augen halten, welch bunte Palette internmedizinischer Erkrankungen durch das Rauchen gefördert wird.

Besonders treffend ist die von Goethe angeprangerte «impertinente Ungeselligkeit» des Rauchers; hat die Wissenschaft doch gezeigt, daß der Raucher die Innenluft im wahrsten Sinne des Wortes verpestet, eine gigantische «indoor pollution» verursacht, «jeden honetten Menschen» dem Passivrauchen aussetzt, ihn dadurch nicht nur unhöflich belästigt, in «Gestank ersticken» läßt, sondern ihn potentiellen Gesundheitsschädigungen aussetzt. «Does smoking other peoples tobacco cause lung cancer»? Diese 1986 im «British Medical Journal» gestellte Frage muß heute eindeutig bejaht werden.

Es gehört zu den Ungereimtheiten unseres modernen Gesundheitswesens, daß die verheerenden Auswirkungen dieser weltweit erstrangigen «Killerdroge», die schon der intuitive Goethe schlechterdings verabscheute, nicht angemessen zur Kenntnis genommen und ungenügend bekämpft werden.

Als naturwidrigen und krankmachenden Faktor apostrophiert Goethe die *körperliche Trägheit, Bewegungsmangel.* Er selber war ein ausgesprochener Bewegungsmensch. Schon früh hatte er den Beinamen «der Wanderer» erhalten. Hufeland hatte ihm geraten, daß «Bewegung die beste Arznei» sei. Dieser leidenschaftliche Wanderer, der verwegene Besteiger des eingeschneiten Brocken während seiner Harz-Reise im Winter, war ein Feind körperlichen Müßiggangs. Im Bewegungsmangel erkannte er eine verbreitete Ursache von Krankheit und Gebresten. Wie er in «Dichtung und Wahrheit» berichtet, glaubte er die krankmachende Wirkung körperlicher Trägheit schon früh, während des Leipziger Studiums, an sich selbst erfahren zu haben, als das «neue sitzende und schleichende Leben» als Student entschieden zum Ausbruch der ersten lebensbedrohlichen Krankheit beigetragen haben soll. Das Übel des «bequemen Müßiggangs» kritisiert er später immer wieder, vor allem auch an den unsportlichen Akademikern und Staatsangestellten: «Der dritte Teil der an den Schreibtisch gefesselten Gelehrten und Staatsdiener ist körperlich anbrüchig und dem Dämon der Hypochondrie verfallen» [15] – jenem Dämon, der ihn bisweilen selber bedrängte und dem er durch eiserne körperliche Abhärtung die Stirne bot (vgl. S. 107f).

Auch im Alter blieb Goethe – trotz seiner vielzitierten und kritisierten Steifheit der Haltung und des Auftretens, die besonders dann auffiel, wenn er sich abschirmen und distanzieren wollte – ein ausgesprochener Bewegungsmensch, sportlich, würde man sagen. Sportlich war und blieb er im ursprünglich echten und edeln Sinn zuchtvoll-beherrschter und vernünftiger Leibeserziehung. Seine Auffassung von Sport ist durch eine Welt getrennt von jener degenerierten, durch Merkantilismus und Profitgier krebsartig durchwucherten «Sportlichkeit», wie sie die Massen heute fordern, vorgesetzt bekommen und in süchtigem Übermaß «dumpf sich treibend» konsumieren.

Diese drei schon für Goethe bedeutungsvollen «diätetischen» krankheitsfördernden Schädlichkeiten: *Alkohol, Tabakrauch und Bewegungsmangel,* sind heute, zweihundert Jahre später, die ausschlaggebenden Hauptursachen für unsere modernen selbstgestrickten «Seuchen», für die eigentlichen Epidemien unserer westlichen Zivilisation geworden. Jene früheren infektiösen Seuchen, im engeren und ursprünglichen Wortsinn, die Goethe noch fürchten mußte, sind dank des bewunderns-würdigen Fortschritts moderner Medizin heute ganz oder zumindest weitgehend ausgerottet. Für Goethe aber bedeuteten vier damals verbreitete infektiöse Seuchen seiner Zeit eine echte Bedrohung und Besorgnis, nämlich die *Pocken*, die *Ruhr*, die *Cholera* und vor allem die *Syphilis*.

Die Pocken hatte er als Kind selber durchgemacht. In «Dichtung und Wahrheit» schildert er seinen erbärmlichen Zustand, und er bedauert, daß er von der soeben durch englische Ärzte eingeführten, aber noch heftig umstrittenen Pockenimpfung nicht profitieren konnte. Die Ruhr ist Gegenstand seiner Befürchtung und seiner Schilderung während der «Campagne in Frankreich».

Die Cholera, dieses «asiatische Ungeheuer», weckte in seinem letzten Lebensjahr fast panikartige Ängste. Davon zeugt ein farbenprächtiger Brief an Marianne von Willemer, die noch immer seelenverwandte Suleika des Divan:

> *Das asiatische Ungeheuer [Cholera] entfaltete immer mehr Hälse, Köpfe und Rachen, je näher es heranrückte, man machte, was ich sehr billige, fürchterliche Anstalten dagegen, um die Furcht zu balancieren [...]. Jetzt, da alles leidlich ablief, triumphieren die Ärzte, welche es für nicht ansteckend erklärten, obgleich es durch Ansteckung verbreitet worden war. Wir wollen den freundlichen Wesen, die in der Luft herrschen zutrauen, daß sie im Frühling die Wiederkehr des Ungeheuers abhalten, damit nicht der Spektakel, von vorn angehend, die Menschen in Furcht setze, welcher niemand entgeht und die größer ist als das Übel, dem doch nur ein Teil unterliegt.*[16]

Diese Briefstelle ist insofern zeitgemäß, als auch heute – im Zeitalter von AIDS – ein infektiöses, allerdings nicht ein asiatisches, sondern ein ursprünglich wohl okzidentales «Ungeheuer die Menschen in Furcht setzt, welcher niemand entgeht und die größer ist als das Übel, dem doch nur ein Teil unterliegt». Auch heute trifft man, was wir «sehr billigen, fürchterliche Anstalten dagegen, um die Furcht zu balancieren»! Allerdings läuft es diesmal, im Gegensatz zur deutschen Cholera-Epidemie von 1831, nicht leidlich ab!

Die venerische Bedrohung seiner Zeit, von Goethe gefürchtet und apotropäisch beschworen, war die Syphilis, jenes «französische Ungeheuer», welches das 18./19. Jahrhundert (und frühere) ähnlich bedrohte und verängstigte, wie das uns derzeit mit AIDS widerfährt. Heutzutage aber fehlen offenbar begnadete Dichter, unsere Ängste durch Poesie zu «balancieren», etwa wie dies Goethe mit der Lues in den «Römischen Elegien» gelungen ist. Zudem reicht die heutige Bedrohung in eine weit schreckensvollere Dimension, die lyrischer «Veredelung» trotzt und poetischer Verniedlichung hohnlacht.

Schon Briefzeugen aus Goethes Studentenzeit berichten von seinen Syphilis-Ängsten. Dunkel verhüllende, gleichzeitig sehr anspielungsreiche Äußerungen über «Don Sassafraß» und den «Fuchs, der seinen Schwanz verlor», haben sogar einige Mediziner zur gewagten und kaum haltbaren Spekulation hingerissen, die Leipziger Erkrankung sei luetischer Natur gewesen.

Der Weimarer Regent und Brotherr Goethes, Großherzog Carl August, hatte eine unwiderstehliche Neigung zu erotischen Eskapaden und mußte eine «Franzosenkrankheit» mit Quecksilber behandeln lassen. Dem in Sachen Venerea wissensbegierigen Regenten berichtete Goethe von seiner Italienischen Reise nicht allein über seine Kunsteindrücke, sondern auch über erotische Erfahrungen und Besorgnisse:

> *Mit dem schönen Geschlecht kann man sich hier wie überall nicht ohne Zeitverlust einlassen. Die Mädchen, oder vielmehr die jungen Frauen, die als Modelle bei den Malern sich einfinden, sind allerliebst mitunter und gefällig, sich beschauen und genießen zu lassen. Es wäre auf diese Weise eine sehr bequeme Lust, wenn die französischen Einflüsse nicht auch dies Paradies unsicher machten.*[17]

Später meldet er, die öffentlichen Mädchen in Italien seien unsicher wie überall. Wenn wir den «Römischen Elegien» glauben wollen, verhält er sich entsprechend vorsichtig:

> *Jetzt, wer hütet sich nicht, langweilige Treue zu brechen!*
> *Wen die Liebe nicht hält, hält die Besorglichkeit auf.*

Und auch da, wer weiß! gewagt ist jegliche Freude,
Nirgend legt man das Haupt ruhig dem Weib in den Schoß.
Sicher ist nicht das Ehebett mehr, nicht sicher der Ehebruch;
Gatte, Gattin und Freund, eins ist im andern verletzt.[18]

In diesen ebenso bezaubernden wie oft frivolen Versen taucht die Angst vor Syphilis-Ansteckung immer wieder auf, und – fast unglaublich! – der Dichter nimmt, lange vor der Entwicklung leistungsfähiger Mikroskope, die Wurm- oder Schlangengestalt des Erregers, der Spirochaete, vorweg:

[...] überall schleicht er sich ein, und in den lieblichsten Gärtchen
Lauert tückisch der Wurm, packt den Genießenden an.

[...] Gar verdrießlich ist mir einsam das Lager zur Nacht
Aber ganz abscheulich ist's, auf dem Wege der Liebe
Schlangen zu fürchten und Gift unter den Rosen der Lust,
Wenn im schönsten Moment der hin sich gebenden Freude
Deinem sinkenden Haupt lispelnde Sorge sich naht.[19]

Aber mit Faustine, der Geliebten dieser Elegien, bei ihrer «buschigen Myrthe» fühlt er sich sicher, denn sie «bewahrt Treue dem Treuen genau»; deshalb: «Welche Seligkeit ist's! Wir wechseln sichere Küsse, / Atem und Leben getrost, saugen und flößen wir ein.»

Im Zeitalter von AIDS gewinnen solche Verse neue Aktualität, denn auch heute hält «wen die Liebe nicht hält, die Besorglichkeit auf». Auch heute gilt als vorrangiges Vorbeuge-Motto, als sicherster Weg von «lispelnder Sorge» frei zu sein und «sichere Küsse zu wechseln», der Entschluß, «Treue dem Treuen» bewahren.

DAS GANZHEITSKONZEPT IN GOETHES KRANKHEITSLEHRE

> *Wie können wir die Teile eines organisierten Wesens und ihre Wirkungen entwickeln und begreifen, wenn wir es nicht als ein [...] Ganzes beobachten?*[20]

Die moderne Medizin hat vorzüglich die äußeren Krankheitserreger und exogene Noxen im Visier. In dieser somatisch-pathophysiologischen Domäne hat die Wissenschaft bewundernswürdige Erkenntnisse gewonnen; atemberaubende Fortschritte überschlagen sich. Vor allem im molekularbiologischen, im gentechnologischen Sektor stößt die Forschung in ungeahnte Bereiche vor. In der Sichtung tieferer, seelischer Krankheitsursprünge ist dieselbe Medizin vergleichsweise bedenklich zurückgeblieben, meilenweit auch hinter Goethe.

Heute besteht ein gigantisches Mißverhältnis zwischen einer kaum mehr überschaubaren Wissensfülle im Bereich somatischer Ätiologien und einem kläglichen Defizit im statistisch-mathematisch unzugänglichen Bezirk der Psychopathogenese, also seelischer Krankheitsursachen.

Medizinstudenten unserer Zeit lernen in ihrem Studium zu Recht sehr viel über Hunderte von pathogenen Mikroorganismen: ihren Nachweis, ihre Kultivierung, ihre antibiotische Resistenz und Empfindlichkeit; zu Recht müssen sie in anspruchsvollen Examina Rechenschaft ablegen über die Kenntnis Dutzender – bewiesener oder hypothetischer – äußerer Risikofaktoren, etwa der Arteriosklerose, oder über die mannigfachen Karzinogene in Genußmitteln und in der Umwelt. Das Innere des Menschen aber, die schwierigen und oft abgründigen Bereiche seiner Seele, werden im Medizinstudium dürftig behandelt, geistlos betrachtet, am liebsten ausgeklammert.

Moderne Ärzte wissen immer mehr über die somatischen Aspekte der Krankheiten, über ihre Epidemiologie, Ätiologie, Pathogenese, Pathophysiologie, Pathologie, über ihre klinische Symptomatologie sowie über ihre chirurgische und medizinisch-pharmakologische Behandlung.

Die Flut neuer, rasch überholter Einzelkenntnisse fordert von zeitgenössischen Medizinern viel Einsatz und Kraft. Diese Wissensaufblähung kann den Überblick gefährden und den Sinn für das Wesentliche, für das, worauf es eigentlich ankommt, zunehmend trüben. In einer Ära kaum mehr überschaubarer Wissensinflation auf dem biologisch-somatischen Sektor und im Zeitalter einer immer aufwendigeren Technologie wird das Ungleichgewicht zwischen superspezialisierten Kenntnissen über das Somatische und mangelndem Grundwissen mit entsprechender Ratlosigkeit im Bereich des Psychischen immer bedenklicher.

Moderne Ärzte, manche Psychiater nicht ausgenommen, verstehen von der menschlichen Seele, ihren Ausdrucksformen, ihren potentiell pathogenen Abgründen wenig. Ein eklatanter Bildungsmangel, schon in der Mittelschule, erst recht im zunehmend spezialisierten Hochschulstudium, bewirkt, daß manche Mediziner heute weniger von der Psyche verstehen als die Gebildeten der Goethe-Zeit – in der provokativen Auffassung eines C. G. Jung sogar weniger als kultivierte Menschen des Mittelalters.[21]

In dieser Situation ist es nicht verwunderlich, daß sich Mediziner in Studium und Praxis um die tieferen Gründe von Kranksein, um ihren seelischen und lebensgeschichtlichen Hintergrund, sowie auch um ihren verborgenen Sinn, ihren teleologischen Aspekt wenig kümmern. Dieser schwierige und irrationale Bereich scheint der vielgerühmten Askese des naturwissenschaftlich erzogenen Mediziners zunehmend fremd, ja verdächtig zu sein.

Geisteswissenschaftliche Quellen, zum Beispiel Mythen und Märchen, aber auch die Medizingeschichte sowie grundsätzlich jede Rückbesinnung der Heilkunde auf ihre uralten geistigen Wurzeln geben Kunde von den tieferen inneren Ursachen des Krankseins. Sie entstammen jener rätselhaften Wirklichkeit der Seele, welcher der naturwissenschaftlich-technisch geprägte Mensch verlegen gegenübersteht und um die er – auch in der Medizin – meist einen großen Bogen macht oder aber absurderweise versucht, sich ihrer statistisch-rechnerisch zu bemächtigen.

Sollten wir nicht bei Denkern und Dichtern ein wenig in die Schule gehen? Könnten wir uns vom heilkundigen Goethe an alte Wahrheiten, vergessene Zusammenhänge erinnern lassen? Sein Wissen um Krankheitsursachen hat sich nicht auf die spärlichen damals bekannten äußeren Schädlichkeiten beschränkt. Vielmehr beruht sein Krankheitsverständnis auf seiner Begabung, auch in diesem Lebensbereich «in des Ursprungs Tiefe [zu] dringen», zu den Quellen vorzustoßen. Als hellsichtiger Seelenkenner, aber auch aus eigener Erfahrung weiß er um die tieferen Ursachen von Kranksein.

Jegliche Erkrankung betrachtet er ganzheitlich. Jene Trennung in somatische und psychische Aspekte, der moderne Ärzte gerne anheimfallen, ist ihm fremd. In seinem eigenen Kranksein hat er psychosomatische Wechselwirkungen fast gesetzmäßig erlebt. Seelische Erschütterungen, vor allem Todesfälle und Liebesenttäuschungen, aber auch Abweichungen vom eigenen inneren Lebensplan haben in ihm oft körperliche Krisen ausgelöst.

Goethe hat sich expressis verbis nicht darüber geäußert, ob es nach seiner Auffassung überhaupt Krankheiten gibt, bei welchen – wie es einer heute verbreiteten Lehrmeinung entspricht – lediglich der körperliche Organismus beschädigt, ein bestimmtes Organ gewissermaßen zufällig erkrankt ist, und damit rein äußerlich, so rasch und elegant als möglich, repariert werden kann. Aus seinen Äußerungen über Krankheit, aus der Schilderung eigenen Krankseins sowie aus seiner dichterischen Darstellung kranker Menschen scheint es aber offensichtlich, daß für ihn meist nicht nur ein Organ, sondern der *Mensch in seiner Ganzheit* krankt, daß ihm grundsätzlich etwas fehlt und daß er deshalb nicht nur äußerlich, gewissermaßen dekorativ «reparabel», sondern vielmehr heilungsbedürftig ist, einer grundsätzlichen und tiefgreifenden Wandlung und Ergänzung bedarf. Seine Krankheitslehre fordert deshalb nicht nur *restitutio ad integrum*, sondern *restitutio ad integritatem*; sie fordert, was er selber so oft gelebt und erlitten hat: Häutung, Wandlung, Metamorphose.

Im Studium von Goethes eigener Pathographie wird ersichtlich, daß er dieses umfassende Krankheitsverständnis nicht allein auf seine depressiven Leidensphasen bezieht, sondern auch auf seine schweren, lebensbedrohlichen Körperkrankheiten, sicher auf die Blutstürze von 1768 und 1830 sowie auf seine Herzprobleme im Marienbader Jahr 1823.

Solche «Tiefenaspekte» des Krankseins stehen nicht im Widerspruch zu den naturwissenschaftlich faßbaren, unmittelbar krankheitsauslösenden Wirkungen all der bekannten äußeren Ursachen und Erreger. Lebensgeschichtliche Hinter-Gründe, seelische Krisen, Verletzungen und Erschütterungen wirken vielmehr komplementär; sie kommen in Goethes Auffassung als Katalysatoren organischer Krankheit in Frage. Solche seelische Wegbereitung einer Krankheit kann man modern, wissenschaftlich verbrämt als «psychische Resistenz- und Immunschwäche des Makroorganismus» bezeichnen.

Wir müssen annehmen, daß Goethes Vorliebe für eine psychogenetische Betrachtungsweise fast allen Krankseins nicht allein empirisch, durch selbsterlittene Erfahrung geprägt oder intuitiv entstanden ist. Zusätzlich sind seine Auffassungen unter dem geistigen Einfluß eines führenden Psychiaters seiner Zeit, nämlich Johann Christian August Heinroth, Professor der Psychischen Heilkunde an der Universität Leipzig, zustande gekommen. Dieser weitblickende, anthropologisch orientierte Arzt war Hauptverfechter einer «psychischen Richtung» in der Entstehung von Geisteskrankheiten. Er stand in Widerstreit mit einer somatisch-mechanistischen Betrachtungsweise. Dies ist eine offenbar zeitlose Kontroverse, die auch heute heftig fortwirkt und die Geister scheidet. Heinroth glaubte in den «Psychosen» Erkrankungen zu erkennen, die nicht – wie es seine Kontrahenten verfochten – somatisch (zum Beispiel durch Stoffwechselstörungen) bedingt sind. Vielmehr stammen sie aus einer kranken und fehlgeleiteten Seele selber, ausgelöst durch unvernünftige und sinnwidrige Lebensweise, angebahnt durch unlösbare Konflikte oder durch überbordende Leidenschaften.

Gleichzeitig mit der «Psychose» auftretende körperliche Störungen und Krankheitserscheinungen sind nach Heinroths Meinung sekundär; auch ihre Quelle sei die verwundete, die kranke Seele. Goethe scheint Heinroths «Lehrbuch der Anthropologie» eingehend studiert zu haben, und er war seinem Verfasser in Sympathie zugetan. Von Heinroth hatte Goethe «bedeutende Fördernis durch ein einziges geistreiches Wort» erfahren.[22] Das «geistreiche Wort» war Heinroths tiefschürfende Analyse von Goethes Wesen, vor allem die prägnant-treffende Kennzeichnung von Goethes grundsätzlicher Denkungsart: sein Anschauen sei ein Denken, sein Denken ein Anschauen.

Dem «anschauend denkenden» und «denkend anschauenden» Goethe haben sich, wie er mit Hinweis auf Heinroths einfühlsame Wesensanalyse schreibt, «gewisse große Motive, Legenden, urgeschichtlich Überliefertes so tief in den Sinn» eingeprägt, daß er «sie vierzig bis fünfzig Jahre lebendig und wirksam im Innersten erhielt». Solch unauslöschliches Einprägen muß auch jene uralten archetypischen Motive des Krankseins betreffen, die uns durch Märchen, Mythen und Legenden in unerschöpflichen Varianten überliefert sind. Diese Quellen künden seit Jahrtausenden von den tieferen Gründen und geheimnisvollen Sinngehalten seelischen und körperlichen Krankseins, die unserem forschenden Intellekt heute mehr und mehr verlorengegangen sind. Unser einseitig biologisch geschultes Auge, das, ausgerüstet mit immer leistungsfähigeren Elektronenmikroskopen, die Struktur der Viren aufschlüsselt, das, bewaffnet mit immer biegsameren Endoskopen, alle Hohlräume sichtbar macht, ihm will der tiefere Einblick in die krankmachenden Abgründe des menschlichen Herzens nicht mehr gelingen. Goethes Krankheitslehre könnte unser einäugiges Anvisieren zu zweiäugiger Übersicht erweitern. Jenen tieferen Leidensgründen, die sich diesem Dichter in «urgeschichtlich Überliefertem» eingeprägt hatten, ist er in seiner eigenen Umwelt immer wieder begegnet. Hautnah hat er sie auch erlitten – als die inneren Wegbereiter körperlichen und seelischen Krankseins.

> *«Was wir in uns nähren, das wächst, das ist ein ewiges Naturgesetz.»*[23]

Fragen wir nun nach Goethes verschlüsseltem Vermächtnis über die inneren Ursachen, die tieferen Gründe von Krankheit. Sieben Aspekte «psychischer Resistenz- und Immunschwäche» glaube ich als Elemente seiner eigentümlichen Krankheitslehre herausschälen zu können:

- den Geist der Unordnung,
- inneren Stillstand und Sinnentfremdung, dem inneren Wachstumsgesetz feindliche Lebensweise,
- schwere seelische Verluste, verdrängte Trauer,
- die Erschütterung durch heftige Leidenschaften,
- eine negative, menschenfeindliche Gesinnung,
- sterile narzißtische Selbstbespiegelung und Autismus,
- die lebensfeindliche Ausstrahlung morbider Naturen und ihrer pathologischen Charaktere.

Den *Geist der Unordnung* hat Goethe als innern Nährboden für Krankheitsentwicklung erkannt. Seine pathogene Potenz hat er in sich selbst erfahren, in sich selbst auch immer wieder überwunden. Im kritischen Rückblick von «Dichtung und Wahrheit» macht er den eigenen Geist der Unordnung, ein inneres und äußeres Chaos, für seine Jugendkrankheit in Leipzig verantwortlich; einerseits innere Disharmonie: Trauer um Winckelmann, hypochondrische Verarbeitung von Brustschmerzen nach einem Sturz vom Pferde, grundsätzliches Unbehagen im «sitzenden und schleichenden Leben» als Student; andererseits äußere Unordnung: «eine unglückliche Diät», die ihm die «Kräfte der Verdauung» verdarb, einen Hang zum «schweren Merseburger Bier», das sein «Gehirn verdüsterte», und ein Übermaß an Kaffee, der ihm eine «ganz eigene triste Stimmung gab». Dieses komplexe Zusammenspiel von inneren und äußeren Faktoren, wie so häufig bei Krankheit, dazu sein chaotisches Schwanken «zwischen den Extremen von ausgelassener Lustigkeit und melancholischem Unbehagen» veranlaßten schließlich seinen

Körper in eine Verschwörung und Revolution auszubrechen, «um das Ganze zu retten». Diese heilsame Verschwörung kulminierte in einem lebensbedrohlichen Blutsturz.

Es gehört zu den ermutigenden Entwicklungen eines neuen Denkens in der Medizin, daß manche Ärzte, ähnlich wie hier Goethe in seiner Jugendkrankheit, den *lebensgeschichtlichen Hintergrund einer Erkrankung* aufsuchen. Damit helfen sie ihren Patienten, mehr Bewußtsein über sich selbst zu gewinnen, sich über die Gründe jener Krankheitsverschwörung zur Rettung des Ganzen klarzuwerden. Viele depressive, neurotische, süchtige, psychosomatisch, aber auch organisch Kranke haben keine Ahnung davon, daß – als tiefere Krankheitsursache – in ihrem Unbewußten ein Bürgerkrieg tobt, eine innere Revolution, die durch den Verlust von Lebensordnung oder Lebenssinn ausgelöst wurde.

Eine *Sinnentfremdung im Leben* durch geistige Einseitigkeit und Enge, durch inneren Stillstand und eine seiner Entelechie (vgl. S. 165 ff.), seinem inneren Wachstumsgesetz feindliche Lebensweise galt Goethe als schlechthin krankmachend. Diesen Aspekt hat er mehrfach an sich selbst erfahren müssen, vor allem während seiner frühen Weimarer Jahre. Sinnwidrigkeit der Lebensweise diagnostizierte er selbst als die eigentliche Ursache seiner Depression als Weimarer Minister und Hofmann. In seinen besten Jahren hatte ihn eine tiefe Identitätskrise erfaßt. Er wurde aufgefressen von den Äußerlichkeiten der Ministerrolle, unerfüllt in einer hohlen Hofwelt, angegriffen unter der Last ihm wesensfremder Staatsgeschäfte und Repräsentationspflichten. Die seelische Selbstentfremdung griff ihn auch körperlich an und prägte das erschöpfte, betrübte und gealterte Gesicht des Sechsunddreißigjährigen. All das sinnwidrige äußerliche Zerstreuen hätte wohl bald auch zu ernster Körperkrankheit geführt, wenn er nicht instinktsicher die bewährte Kriegslist der Flucht gewählt hätte. Auf der Flucht nach Italien sollte er eine wahre Wiedergeburt erfahren, sich «nach und nach» selber wiederfinden. Sein unerbittliches inneres Wachstumsgesetz hat – durch den «Bürgerkrieg» der Depression – Wandlung und Weitung verlangt und für seine hochgespitzte Lebenspyramide ein tragfähigeres geistiges und kulturelles Fundament gefordert.

> *Ich bin wie ein Baumeister der einen Turm aufführen wollte und ein schlechtes Fundament gelegt hatte; er wird es noch beizeiten gewahr und bricht gerne wieder ab, was er schon aus der Erde gebracht hat, um sich seines Grundes mehr zu versichern und freut sich schon im voraus der gewissern Festigkeit seines Baues.*[24]

Seelische Verletzungen durch den Verlust geliebter Menschen und Beziehungen durch Tod, durch Scheidung und Trennung werden heutzutage von der Medizin als krankmachende Stressoren allerersten Ranges erkannt. In Goethes Leben ist der innere Zusammenhang zwischen dem Tod nahestehender Menschen und seinen körperlichen Erkrankungen offensichtlich. Sein Körper «rächt sich» an seiner seltsamen Tendenz, den Abschiedsschmerz zu unterdrücken, Trauer gewaltsam zu verdrängen, *Trauerarbeit zu verweigern*. Der Dichter ist sich dieser grundsätzlichen Problematik bewußt, wenn er 1795 nach dem Tod seines neugeborenen Kindes an Schiller schreibt:

> *Man weiß in solchen Fällen nicht, ob man besser tut, sich dem Schmerz natürlich zu überlassen, oder sich durch die Beihülfen, die uns die Kultur anbietet, zusammen zu nehmen. Entschließt man sich zu dem letzten, wie ich es immer tue, so ist man dadurch nur für einen Augenblick gebessert, und ich habe bemerkt, daß die Natur durch andere Krisen immer wieder ihr Recht behauptet.*[25]

Diese anderen Krisen – stellvertretend für verweigerte Trauerarbeit, angebahnt durch die Ablenkungsversuche mittels «Beihülfen» der Kultur und «gewaltsame Geistesanstrengung» – waren lebensbedrohliche Körpererkrankungen: handfeste Signale unterschlagener innerer Not! Das Paradebeispiel ist der Blutsturz nach dem äußerlich allzugefaßt, ja unnatürlich beherrscht zur Kenntnis genommenen Tod seines Sohnes im November 1830, den Goethe, allen Kummer in sich verschließend und verdrängend, mit verbissener Arbeit an «Dichtung und Wahrheit» auf seine bekannte Weise «verarbeiten» wollte. Dieses Zusammenhanges ist sich der unerbittliche Seelenkenner – auch seiner eigenen Herzensabgründe! – voll bewußt, wenn er schreibt:

Soweit nun bracht ich's in vierzehn Tagen und es möchte wohl kein Zweifel sein, daß der unterdrückte Schmerz und eine so gewaltsame Geistesanstrengung jene Explosion, wozu sich der Körper disponiert finden mochte, dürften verursacht haben. Plötzlich, nachdem keine entschiedene Andeutung noch irgend ein drohendes Symptom vorausging, riss ein Gefäß in der Lunge und der Blutauswurf war so stark, daß das Schlimmste zu erwarten war, daß, wäre nicht gleich und kunstgemäße Hülfe zu erhalten gewesen, hier wohl die ultima linea rerum sich würde hingezogen haben.[26]

Schon vorher, sieben Jahre früher, hatte sich nach einer schmerzlichen Trennung die ultima linea rerum bedrohlich nah an Goethes Lebenshorizont hingezogen. Nach dem Marienbader Sommer des 74jährigen mit Ulrike von Levetzow und dem schmerzvollen Liebesverlust ist der psychosomatische Zusammenhang zwischen herzenskrank an Liebesschmerz und herzkrank an Angina pectoris naheliegend. «Und meine Herzenstränen grau»: Dem gebrochenen Herzen und den grauen Herzenstränen entsprechen Herzinsuffizienz und im Lehnstuhl mit beengender Atemnot durchwachte Nächte.

Jede *Erschütterung durch heftige Leidenschaften* galt diesem Dichter als pathogen, auch unabhängig vom Trauma einer schmerzlichen Trennung. Aus ureigener Erfahrung wußte er, daß «große Leidenschaften Krankheiten ohne Hoffnung» sein können; denn «was sie heilen könnte, macht sie erst recht gefährlich».[27]

Daß «Leidenschaften Leiden bringen» und neben seelischer Qual auch körperliche Erkrankungen auslösen können, hat Goethe nicht erst nach der Trennung von Suleika (Marianne von Willemer) oder im schmerzensreichen Marienbader Sommer erfahren. Aufschlußreiches über die krankmachende Potenz leidenschaftlicher Liebschaften hat er seinem Reisebegleiter Boisserée gestanden: «Die Verhältnisse mit Frauen allein können doch das Leben nicht ausfüllen und führen zu gar zu vielen Verwicklungen, Qualen und Leiden, die uns aufreiben, oder zur vollkommenen Leere.»[28]

Die Möglichkeit einer Psychogenese auch handfest-organischer

Krankheiten, zum Beispiel eines Herzinfarktes, einer Diskushernie, sogar einer tödlich verlaufenden Krebserkrankung, wird heute auch von der klassischen Medizin trotz ihrer kritisch-skeptischen Zurückhaltung gegenüber allen methodisch schwer meß- und beweisbaren Fragen nicht mehr verworfen, sondern im letzten Jahrzehnt sogar wissenschaftlich intensiv geprüft.

So weiß man heute, daß «anankastische», ehrgeizig-verkrampfte, feindselig-rivalisierende, übergewissenhafte, sich zwanghaft in Zeit- und Pendenzendruck manövrierende, sogenannte A-Typen, vor allem im Zusammenspiel mit zusätzlichen äußeren Risikofaktoren, vorzüglich Tabakrauchen, zu Herzinfarkten prädisponiert sind. Dies sind empirisch eindeutige psychosomatische Zusammenhänge, die in der Schulmedizin höchstens noch von jenen ganz hartgesottenen «hard-facts»-Technokraten abgelehnt werden, die ohne randomisierte Doppelblindstudien in allen Fragen von Gesundheit und Krankheit einfach nicht auskommen.

Die Psychorheumatologie erforscht die Verzahnung rheumatologischer Erkrankungen, vor allem der Wirbelsäule, mit bestimmten psychischen Konstellationen, Überbelastungen und Fehleinstellungen. Die Psychoonkologie glaubt Kausalzusammenhänge zwischen schweren psychischen Traumata oder chronischem Fehlverhalten und Erkrankungen an bösartigen Tumoren zu erkennen.

Bereits der intuitive Beobachter und praktische Psychologe Goethe hat auf derartige psychosomatische Zusammenhänge hingewiesen. Vor allem die *destruktive Kraft chronisch-negativer und feindselig-opponierender Gedanken* und «Schwingungen» hat er ahnungsvoll vorweggenommen. Eindrücklich, ja prophetisch ist seine Äußerung zu Kanzler v. Müller:

> *Zu was das ewige Opponieren und übellaunige Kritisieren und Negieren führt, sehen wir an Knebeln [einem gemeinsamen Freund]; es hat ihn zum unzufriedensten, unglücklichsten Menschen gemacht, sein Inneres, gleich einem Krebs, ganz unterfressen; nicht zwei Tage kann man mit ihm in Frieden leben, weil er alles angreift, was einem lieb ist [...] Was wir in uns nähren, das wächst; das ist ein ewiges Naturge-*

setz. Es gibt ein Organ des Mißwollens, der Unzufriedenheit in uns, wie es eines der Opposition, der Zweifelsucht gibt. Je mehr wir ihm Nahrung zuführen, es üben, je mächtiger wird es, bis es sich zuletzt aus einem Organ in ein krankhaftes Geschwür umwandelt und verderblich um sich frißt, alle guten Säfte aufzehrend und ansteckend [...] aus Verzweiflung suchen wir zuletzt den Grund alles Uebels außer uns, statt es in unserer Verkehrtheit zu finden.[29]

Diese tiefschürfende Äußerung Goethes über ein psychosomatisches Grundgesetz bekundet seine Überzeugung von der unheimlich energiegeladenen Gestaltungskraft der Gedanken – im heilenden wie im krankmachenden Sinn: «Was wir in uns nähren, das wächst; das ist ein ewiges Naturgesetz!» Diese von der klassischen Medizin weitgehend ausgeklammerte Urwahrheit können wir alle – Gesunde, Kranke und ihre Ärzte – nicht ernsthaft genug in unser Verständnis von Gesundheit und Krankheit miteinbeziehen. Dasselbe gilt für die psychologisch tiefsinnige «Vorwegnahme» Goethes, daß chronisch-feindselige, negativ-destruktive Gedanken vor allem dann pathogen und selbstzerstörerisch sind, wenn sie mit mangelnder Selbsterkenntnis und Selbstkritik sowie mit schrankenloser Projektion des eigenen, unbewußten seelischen Chaos in die Umwelt gepaart sind. Mit C. G. Jung, diesem geistesverwandten Nachfahren des Dichters und Übersetzer Goethescher Weisheit in die Situation unseres technisch-wissenschaftlichen Zeitalters, könnte man auch sagen: Wenn wir unseren *Schatten* unentwegt außen bekämpfen, statt ihn endlich in uns selber bewußt zu machen, werden wir krankheitsanfällig. Solches Fehlverhalten: Schattenverleugnung und Projektion, führt bekanntlich im großen, im kollektiven Maßstab zum Krieg, im kleinen individuellen Rahmen zu jenem seelischen Bürgerkrieg, den wir Krankheit nennen. Krieg und Krankheit scheinen wesensverwandt zu sein.

Einen weiteren Krankheit erzeugenden Faktor erkennt Goethes «Pathosophie» in *Beziehungsunfähigkeit, im narzißtischen Verlust der lebendigen Wechselbeziehung mit der Umwelt.* In diesem morbiden Wesenszug sah er den springenden Punkt im Seelenelend jenes Professor

Plessing, den er während seiner Harzreise im Winter 1784 psychotherapeutisch zu betreuen versuchte (vgl. S. 129ff.). In der Auffassung Goethes machten zwei Charakterzüge und Fehlhaltungen seinen Patienten krank, nämlich einerseits dessen «Mangel an Herzensscharfsinn», seine einseitig intellektuelle Verkopfung, andererseits dessen «beschränkte Selbstigkeit», sein ungeheurer Autismus und Narzißmus. Plessing «hatte nämlich von der Außenwelt niemals Kenntnis genommen, dagegen sich durch Lektüre mannigfaltig ausgebildet, alle seine Kraft und Neigung aber nach innen gewendet und sich auf diese Weise, da er auf der Tiefe seines Lebens kein produktives Talent fand, so gut als zugrunde gerichtet».[30] Krankmachende, schließlich in Wahnsinn ausartende schizoide Isolierung und narzißtische Selbstbespiegelung hat der Dichter in der Gestalt des Tasso und im «Wilhelm Meister» in der tragischen Figur des irrsinnigen Harfners dargestellt.

Die *lebensfeindliche Ausstrahlung und kontagiöse Wirkung* solcher angekränkelter Plessing- und Tasso-Gestalten hat Goethe dichterisch meisterhaft dargestellt, in seinem Leben hat er sie meist ängstlich gemieden. Derart bedrohlichen Abbildern eigener psychopathologischer Möglichkeiten war er nicht gewachsen. Sein ausgeprägt prophylaktischer, abwehrender Instinkt gegenüber allzu angefochtenen und disharmonischen Zeitgenossen konnte grausame Ausmaße annehmen. So hat er gegenüber Lenz, gegenüber Hölderlin menschlich versagt, vor allem aber gegenüber Kleist, den er überschießend ablehnte als einen «von der Natur schön intentionierten Körper, der von einer unheilbaren Krankheit ergriffen» ist. Trotz seines «reinsten Vorsatzes [und] einer aufrichtigen Teilnahme» erregte dieser Dichter in ihm «immer Schauder und Abscheu»; dies war im Grunde Selbstschutz, instinktives Erahnen der eigenen Gefährdung.

«Eine gütig-sorgende Natur fiel ihren Liebling mit Krankheit an, um ihm von der andern Seite Luft zu machen.»[31]

Für manche Patienten und Ärzte unserer Tage ist Krankheit etwas Zufälliges und Sinnloses, der unerklärliche, perfide Angriff eines «Fremdlings aus dem Hinterhalt». Sie stellen die Frage nach dem tieferen Sinn des Krankseins selten. Unser oft nur einseitig reflektiertes, am biomedizinischen Maschinenmodell orientiertes Krankheitskonzept fordert nichts anderes als die rasche, möglichst elegante und schmerzlose Korrektur von außen durch die modernen technischen Errungenschaften der Medizin.

Ernsthafte Ausschau nach dem Sinn von Kranksein und Leiden scheint zum Wesen der Dichter und der Künstler zu gehören. Diese Tiefenschau entstammt ihrer genuinen Begabung, Krankheit nicht nur als zufälliges, fremdes, hinterhältig einbrechendes Übel über sich ergehen zu lassen, sondern es als «Mitspieler» kreativ zu gestalten, vielleicht sogar ein Kunstwerk daraus zu machen. In dieser Fähigkeit war Goethe vorbildlich.

Nicht allein bei ihm, sondern bei manchen seiner dichterischen Nachfahren, nennen wir beispielsweise Novalis, Friedrich Nietzsche, Rainer Maria Rilke, Franz Kafka, Hermann Hesse, Thomas Mann, Thomas Bernhard, Adolf Muschg, stoßen wir immer wieder auf die Frage nach dem tieferen Sinn von Krankheit und Leiden. Auch für richtungsweisende Philosophen und Psychologen, wie etwa Sigmund Freud, Carl Gustav Jung, Karl Jaspers, Viktor v. Weizsäcker, Heinrich Schipperges, Detlev von Uslar, Verena Kast, aber auch für fortschrittliche Schulpsychiater, wie – um einige herausragende Schweizer Vertreter zu nennen – Dieter Beck, Christian Scharfetter, Helmut Barz, Edgar Heim, Jürg Willi, Walter Pöldinger, Boris Luban-Plozza, ist die Sinnfrage nicht müßig. Einige von ihnen haben jenes «alte Wahre», das wir in unerreichter Fülle und Schönheit in Goethes dichterischer «Krankheitstheorie» vorfinden, zeitgemäß formuliert und überzeugend weiterentwickelt.[32]

In diesem sinnerfüllten, damit tröstlichen Bezirk des Krankseins ist Goethe ein heilkundiger Dichter schlechthin, Hoffnung und Zuversicht vermittelnd. In manchen Briefzeugnissen, Tagebuchbekenntnissen und Gesprächen läßt sich aufzeigen, daß er seine eigenen Erkrankungen, vor allem jene der ersten Lebenshälfte, teleologisch betrachtet, sie als sinnträchtig erlebt. Für ihn ist Krankheit nicht ein zufälliger und unerklärlicher Überfall aus dem Hinterhalt, sondern eine Schickung mit kreativer Potenz. Bei allem ungeduldigen Sich-Aufbäumen und trotz zeitweilig erbittertem Hadern in der Krankheit erkennt er immer wieder ihre heilsamen Absichten. Ihr eigentliches Ziel ist für Goethe Entwicklung, Erweiterung, inneres Erneuen. Als strenge, aber weitsichtige «Zuchtmeisterin» will Krankheit einen «geistigeren Menschen» hervorbringen; sie ist für ihn immer wieder entscheidende Etappe im Werden der Persönlichkeit. Irgendwie nimmt er Friedrich Nietzsche vorweg, diesen Leidenden par excellence, der uns bei aller Qual seines Daseins fast eine Apotheose der Krankheit hinterlassen hat, der sie als «unschätzbare Auszeichnung» verherrlicht, als eine Schickung, die uns «beschenkt mit der Nötigung zum Stilliegen [...] zum Warten und Geduldigsein [...] aber das heißt ja Denken».[33]

In der Auseinandersetzung mit seinen Krankheiten hat sich Goethe nicht als passives, unschuldiges Opfer eines absurden sinnlosen Geschehens oder dunkler Einwirkungen erlebt. Vielmehr hat er immer gewußt, daß Krankheiten den Rhythmus seiner unablässigen Metamorphose markieren: *Kranksein als Systole*, als zwar schmerzlicher, aber heilsamer Rückzug, als «Zusammenziehung in sich selbst», gewissermaßen ein «reculer pour mieux sauter». Diese Systole der Krankheit wird aber gesetzmäßig abgelöst von der *Diastole der Genesung*, einer Steigerung zu «höherer Gesundheit» und auch Erweiterung zu einer innerlicheren Persönlichkeit.

Unermüdlich preist die heilkundige Krankheitstheorie dieses Dichters den kreativen und sinntragenden Aspekt des Krankseins. Schon Käthchen Schönkopf erfährt es vom 20jährigen, der Todesnähe kaum Entronnenen und langsam Genesenden: «Unglück ist auch gut. Ich habe viel in der Krankheit gelernt, das ich nirgends in meinem Leben hätte lernen können»[34] – eine frühe Aussage, deren Wahrheit sich in seinem Leben immer neu wiederholen sollte.

Freund Jacobi hört vom 33jährigen, daß ihm die Krankheit und ihr Leiden als der «gewaltige Hammer» gilt, dessen es immer wieder bedarf, «um seine Natur von den vielen Schlacken zu befreien» und sein Herz «gediegen zu machen».[35]

Wie sein Konterfei Wilhelm Meister scheint auch Goethe selbst ein «Liebling der gütig-sorgenden Natur» gewesen zu sein, die ihn – gewissermaßen aus Liebe – «immer wieder mit Krankheit anfiel», um ihm «Luft zu machen».

Die höhere Instanz, jenes geheimnisvolle «obere Leitende», das uns Krankheit schickt, vergleicht er im «Götz von Berlichingen» mit einem «erfahrenen Landman, der den Busen seines Ackers, mit der schärfsten Pflugschaar zerreißt, um es Himmlischem Saamen und Einflüssen zu öffnen».[36]

Krankheit als sinnvoll Gesandtes, weise angeordnet als Chance zur Lebensbewältigung, immer wieder in das Leben eingestreut als Ferment zur Bewußtseinserweiterung und als Medium zur Metamorphose! Dieses Grundmotiv Goethescher Krankheitsbetrachtung steht in schroffem Gegensatz zum verbreiteten medizintechnischen Konzept der Krankheit als einer zufälligen und lästigen Betriebsstörung eines Organismus, der seit dem 19. Jahrhundert einseitig als eine raffinierte Maschine begriffen wird. Je mehr sich die herrschende Medizin spezialistisch und einseitig organorientiert entwickelt, je mehr sie sich ausschließlich für den handfesten Befund interessiert, nicht aber für den Signalcharakter, den verschlüsselten «Notruf» der vordergründigen Symptome, je weniger sie den ganzen Menschen anschaut, um so fremder, abwegiger und spekulativer wird ihr solches Fragen nach dem Krankheitssinn vorkommen.

Der modernen Medizin mit ihren phänomenalen technischen Errungenschaften und uns zeitgenössischen Ärzten, bis an die Zähne bewaffnet mit raffinierten Apparaten und einer überquellenden Medikamentenfülle, stünde es gut an, uns um die Erweiterung unseres heiltechnischen Horizontes zu bemühen.

Allerdings – eine schwierige Herausforderung an die «vollorchestrierten» Ärzte einer kommenden Generation: Einerseits müssen sie weiterhin ihre bewundernswürdigen Reparaturfertigkeiten pflegen und ausbauen, andererseits aber sollten sie seelisches und körperliches Kranksein umfassender, ganzheitlicher betrachten. Bei manchen Krankheiten sollten sie – behutsam und in selbstkritischer Vorsicht gegenüber spekulativen Entgleisungen – auch die Frage nach Ursprung, Sinn und Signal stellen und so versuchen, einem in sich verstrickten Menschen zur Sinnerkenntnis seines Leidens, damit zu mehr Selbstverantwortung und Mitgestaltung an seiner Krankheit, zu *Heilung und Wandlung* zu verhelfen.

THERAPIE UND HEILUNG BEI GOETHE

«Ich hatte jung genug gar oft erfahren, daß in den hülfsbedürftigsten Momenten uns zugerufen wird: Arzt, hilf dir selber!»[1]

Heilen hat im Therapieverständnis dieses heilkundigen Dichters mit *Heil*, mit *Heilem*, ja mit *Heiligem* zu tun. Diese Auffassung entspricht der etymologischen Herkunft des Wortes: Im Heilen soll das ursprüngliche Heile, das harmonische Ganze, dem in der Krankheit «etwas fehlt», das gestört oder zerstört wurde, wiederhergestellt werden. Diese «altertümliche», bei Goethe noch selbstverständliche und wesenhafte Verwandtschaft von Heilen und Heil ist der modernen Heilkunde mit ihrer zunehmenden Entwicklung zur Heiltechnik verlorengegangen. Im Strudel eines gewaltigen Fortschritts mit seinen verblüffenden Möglichkeiten herrscht die Tendenz, die Heilung einer Reparatur gleichzusetzen.

WAS HEISST HEILEN?

Die übliche Strategie modernen therapeutischen Verstehens und Vorgehens konzentriert sich – oft mit phänomenalem Erfolg – darauf, gefährliche Störfaktoren, zum Beispiel infektiöse Erreger, auszutilgen, defekte Funktionen, zum Beispiel durch Prothesen, wiederherzustellen und ausfallende Wirkstoffe, zum Beispiel durch Hormone, künstlich zuzuführen. Dank dieser Konzepte wurden vor allem in der Chirurgie stupende Erfolge erzielt und auch die Innere Medizin muß, ganz im Gegensatz zur Goethe-Zeit, nicht mehr als eine Medizin der unheilbaren Krankheiten bezeichnet werden. Die entsprechenden Fortschritte bewundern wir alle, brauchen wir alle. Dennoch dürfen wir uns durch diese grandiosen Entwicklungen und ihre stets wachsenden Machbarkeiten nicht blenden lassen und dabei vergessen, daß trotz allen Fortschritts noch immer *die Na-*

tur heilt, der Arzt lediglich behandelt: natura sanat, medicus curat. Für moderne Heiltechniker tönt diese alte Wahrheit fremd. Vor allem Spitalärzte, verführerisch nah an den apparativ-technischen Quellen universitärer Spitzenmedizin, sind in Gefahr, den nach wie vor entscheidenden Heilfaktor auszuklammern, die heilende Natur des Patienten selber ungenügend zu berücksichtigen. Diese ausschlaggebende *vis medicatrix naturae* hat im Leben und im heilkundigen Konzept Goethes die ihr zukommende zentrale Rolle gespielt. Die fast jedem Kranken innewohnende Heilkraft zu fördern, zu beleben, diesen «inwendig Artzt», um mit Paracelsus zu sprechen, «ins Werck zu setzen» – dies sollte auch im technischen Zeitalter eine der edelsten ärztlichen Aufgaben bleiben.

Wenn Ärzte und andere Therapeuten erkennen, daß bei vielen Krankheiten und Befindensstörungen – vor allem in der allgemeinen, der inneren, der psychosomatischen Medizin und der Psychiatrie – letztlich nur der Patient selber sich heilen kann, wird ihr Beitrag zu diesem «Werck» der Heilung nicht geringer sein, aber manchmal anders, als sie es im Medizinstudium gelernt haben. Manchmal werden sie dabei auf therapeutische Hyperaktivität und Grandiosität verzichten. Sie werden weniger, wie es Goethe nennt, «direkt aufs Symptom loskurieren»: Sie werden zum Nutzen des Patienten und im Dienst seiner Selbstheilung auf voreilige, rein äußerliche, gewissermaßen dekorative Beseitigung eines Symptoms verzichten, zum Beispiel auf die voreilige und zweischneidige Amputation oder «Sequestration» neurotischer und depressiver Störungen durch Psychopharmaka und Antidepressiva.

Um den geheimnisvollen Bezirk der Selbstheilungskraft und seiner Belebung macht die universitäre Medizin in ihrer Ausbildung der Studenten einen großen Bogen, wie grundsätzlich um all die «verschwommenen» Bereiche, deren sich die Wissenschaft rechnend und messend nicht bemächtigen kann. Hier ist eine Bildungslücke, ein Erziehungsdefizit zu ergänzen.

VIS MEDICATRIX NATURAE – KERNSTÜCK GOETHESCHER HEILKUNDE

> *«Großen Dank verdient die Natur daß sie in die Existenz eines jeden lebendigen Wesens auch so viel Heilungskraft gelegt hat, daß es sich, wenn es an dem einen oder dem andern Ende zerrissen wird, selbst wieder zusammenflicken kann.»*[2]

Inspiriert durch die Schriften des Hippokrates, des Paracelsus und des Boerhaave, beeinflußt durch das präventive Denken seines Leibarztes Hufeland, vor allem aber bekräftigt durch eigene Erfahrung im unnachgiebigen Ringen mit dem Engel der Krankheit erkennt Goethe die vis medicatrix naturae als einen ausschlaggebenden Heilfaktor. In diesem «inwendig Artzt» sieht er die conditio sine qua non für jede Gesundung aus körperlichem oder seelischem Kranksein. Zu dieser stets obsiegenden, in ihm selber so starken «Gegenwirkung des gesunden Ganzen» hat er unverbrüchliches Vertrauen. Immer wieder preist er den «natürlichen Entwicklungsgang der Dinge, der in sich selbst Heilmittel mit sich führt».

Dieser unverwüstlichen Heilkraft ist das «Wunder» zu verdanken, daß sich «das menschliche Geschlecht [...] bei der wunderlichen Idiosynkrasie der menschlichen Natur [...] nicht schon lange aufgerieben hat».[3] Diese immanente wunderbare Genesungskraft der Natur ist gemeint, wenn er in «Dichtung und Wahrheit» feststellt, daß «die menschliche Natur eine eigene Art von Zähigkeit und Vielseitigkeit» besitzt, «da sie alles, was an sie herankommt oder was sie in sich aufnimmt, überwindet und, wenn sie sich es nicht assimilieren kann, wenigstens gleichgültig macht».[4]

Diese «eigene Art von Zähigkeit» ist auch ein auffallendes Wesensmerkmal Goethes selber. Dank seiner eigenen zähen Selbstheilungskraft hat er sich, wie die Pathographie seines Lebens zeigt, immer wieder selber fast senkrecht aus der Tiefe in die Höhe gezogen; wenn auch oft der kluge Beistand liebevoller Freunde sowie fach- und seelenkundiger, «denkender und fühlender Aerzte», wie er sie gerne nannte, mitgeholfen hat. Zuvorderst war Goethe sein eigener Doktor und Therapeut. Die Paracelsische Forderung, daß der Mensch sein eigener Arzt sein soll, hat er früh geübt. Solche kraftvolle Selbstwiederherstellung begegnet uns in seinem Werk auf Schritt und Tritt.

Eine besonders ergreifende Stelle, fast eine Hymne an diese geheimnisvolle heilende Potenz der Natur, findet sich in einem Brief an Lavater vom Herbst 1782:

> *Großen Dank verdient die Natur, daß sie in die Existenz eines jeden lebendigen Wesens auch so viel Heilungskraft gelegt hat, daß es sich, wenn es an dem einen oder dem andern Ende zerrissen wird, selbst wieder zusammenflicken kann. Und was sind die tausendfältigen Religionen anderes, als tausendfache Äußerungen dieser Heilungskraft! Mein Pflaster schlägt bei dir nicht an, deins nicht bei mir: In unseres Vaters Apotheke sind viele Rezepte.*

Sorgfältig hat Goethe diese dem Menschen innewohnenden Heilungskräfte, ihre Pflaster und all die Rezepte zu ihrer Förderung und Belebung beherzigt. Wer die Arzneien dieser göttlichen Apotheke im Leben und Denken dieses heilkundigen Dichters aufsucht, findet eine Schatzkammer. Allerdings ist seine Rezeptur oft unbequem; sie fordert aktive kreative Mitgestaltung, oft gar «eherne Geduld, ein steinern Aushalten». Aus den Regalen dieser Apotheke ließen sich die einseitigen, zu sehr von außen wirkenden und manipulierenden Rezepte unserer modernen Medizin heilsam ergänzen.

> *«Das beste ist die tiefe Stille, in der ich gegen die Welt lebe und wachse und gewinne, was sie mir mit Feuer und Schwert nicht nehmen können.»*[5]

Ein erstes, für Goethe selbst zentrales Zauberrezept zur Belebung eigener Genesungskraft fordert mit Nachdruck den Rückzug in Einsamkeit und Stille. Für uns Söhne und Töchter eines betriebsam-hektischen Jahrhunderts ist dies ein strenges Gebot, erbaulich zwar, doch schwierig zu gestalten. Für Goethe war regelmäßige Zurückgezogenheit lebensnotwendig.

Ein zielsicherer prophylaktischer Instinkt hat von diesem rastlos Tätigen rhythmisch den «systolischen» Rückzug ins Eigene verlangt. Hier hat sich in Stille und Einsamkeit, oft in fast mönchischer Klausur, jeweils Genesung vollzogen – und sich dazu die schöpferische Diastole vorbereitet.

Besonders in Phasen körperlichen oder seelischen Krankbefindens hat er sich oft fluchtartig aus dem politischen, gesellschaftlichen, auch familiären Leben in die Abgeschiedenheit der Natur zurückgezogen. «Mit leichtem Rebenmost und überdies frugaler Kost» hat er sich «ins Häuschen» eingeschlossen. Ein derartiges Häuschen war das Weimarer Gartenhäuschen. Als junger Minister, vom politischen Getriebe aufgerieben und seinem Wesen entfremdet, ist er, um sich überhaupt über Wasser zu halten, regelmäßig in dieses Refugium geflüchtet. Hier konnte er sich nach innen wenden, in heilsame Selbstreflexion:

> *Die menschlichen Gebrechen sind rechte Bandwürmer. Man reißt wohl einmal ein Stück los, und der Stock bleibt immer sitzen. Ich will doch Herr werden. Niemand, als wer sich ganz verleugnet, ist wert zu herrschen und kann herrschen [...] was ich trage an mir und anderen, sieht kein Mensch. Das beste ist die tiefe Stille, in der ich gegen die Welt lebe und wachse und gewinne, was sie mir mit Feuer und Schwert nicht nehmen können.*

Im Alter wurden diese heilsamen Klausuren immer lebensnotwendiger, immer konsequenter und häufiger gepflegt. Seinem Freund Alexander von Humboldt versicherte der 72jährige, daß er sich «diesen Winter [1821] durch entschiedenste Einsamkeit und durch diäteste Schonung besser befunden als seit vielen Jahren».[6]

Das Motiv der Sammlung und der Besinnung, die Melodie der Genesung durch Einsamkeit und die Botschaft einer Heilung durch Stille und «fruchtbare Öde» finden wir nicht nur in Goethes Tagebucheinträgen und Briefen. Auch in seiner Lyrik sind sie ein immer wiederkehrendes Thema:

Nur wo du klar ins holde Klare schaust,
Dir angehörst und dir allein vertraust,
Dorthin, wo Schönes, Gutes nur gefällt,
Zur Einsamkeit! Da schaffe deine Welt![7]

Dieses weise und zarte Wört des Faust «erstarrt im harten Ohr» Mephistos. Er hat Mühe, langweilige Einsamkeit mit der heilsamen Trias von Klarem, Schönem, Gutem zu verknüpfen; auch nach dem krankmachenden Hexensabbat der nordischen Walpurgisnacht versteht er Faust nicht mehr, begreift nicht, «was für neue Lebenskraft [ihm] dieser Wandel in der Öde schafft».[8]

Wandel in der Öde ist für Goethe der fruchtbare Mutterboden für Wandlung in der Öde. Wandlung ist für diesen Dichter ein wesentlicher Aspekt von Heilung. Wir wissen es längst: in seiner Heilkunde ist Genesung aus körperlicher und seelischer Krankheit eng mit Entwicklung, mit Neueinstellung und Erweiterung verbunden. Für Goethe bedeutet Heilung auch Wandlung.

Dieser kreative Prozeß innerer Entwicklung und Weitung, der körperliche und seelische Gesundung begleitet, vollzieht sich in der Auffassung dieses heilkundigen Dichters am ungehindertsten in Stille und Einsamkeit. Diese Retraite in die Öde, in die Abgeschiedenheit der Natur ist für Goethe nicht träger Selbstzweck, sondern ein schöpferischer Rückzug, eine «produktive Re-Signation».[9] In dieser therapeutischen Regression findet der Kranke und Angefochtene den schöpferischen Mutterboden für jene entscheidende geistige Anstrengung, Überwindung, Mäßigung, oft auch Entsagung, die den Heilungsprozeß in Gang setzt und einen veränderten Menschen hervorbringt.

HEILKRÄFTE DER NATUR

«Wie es dampft und braust und sprühet
Aus der unbekannten Gruft!
Von geheimem Feuer glühet
Heilsam Wasser, Erd' und Luft.»[10]

Der besinnliche Rückzug in die Einsamkeit ist bei Goethe fast immer eine Flucht in die Stille der freien Natur. Zeitlebens ist sie seine Zufluchtstätte aus den moralischen, psychischen und körperlichen Übeln seiner Umwelt und seiner selbst. Immer wieder hat er erprobt, «daß eine rasche, gläubige Wendung gegen die Natur und ihre grenzenlose Mannigfaltigkeit das beste Heilmittel» sei. Besonders wer bedrängt ist durch die leidenschaftlichen «Bewegungen des menschlichen Herzens», dieses «jüngsten, mannigfaltigsten, beweglichsten, veränderlichsten, erschütterlichsten Teiles der Schöpfung» kann nirgends heilsamere Beruhigung finden als im Rückzug in «die erhabene Ruhe, die [. . .] einsame stumme Nähe der großen, leise sprechenden Natur».[11]

Ihm offenbaren sich, wie dem frühen Vorbild Paracelsus, «alle Wiesen, Matten, alle Berge und Hügel als Apotheken Gottes»; auch für ihn ist die Natur voller Heilmittel, voller Rezepte – «eine einzige Apotheke».

Rückzug in sich selbst bedeutet ihm gleichzeitig Öffnung für die numinosen Heilkräfte der Natur. In ihr liegen «produktiv machende Kräfte», vor allem «liegen solche Kräfte im Wasser und ganz besonders in der Atmosphäre. Die frische Luft des freien Feldes ist der eigentliche Ort, wo wir hingehören; es ist, als ob der Geist Gottes dort den Menschen unmittelbar anwehte und eine Göttliche Kraft ihren Einfluß ausübte».[12]

Goethe hat dem *Wasser* geradezu eine numinose Heilwirkung zugeschrieben. Seit seiner Lebensmitte haben Heilbäder und Heilquellen eine wichtige Rolle in seinem Leben gespielt. Vorher war er der Bäderheilwirkung gegenüber eher skeptisch eingestellt. Aber spätestens als 57jähriger hat er, wie wir einem Brief an Zelter entnehmen, seine Meinung geändert:

> *«Der Gebrauch des Trinkens und Badens ist mir sehr wohl bekommen, und da ich sehr auf mich acht gebe, so ist wirklich etwas Wunderbares in alle diesem und ich freue mich, daß ich meinen Unglauben aufgeben kann.»*[13]

Vor allem die purgative Wirkung des Heilwassers schätzt und preist er. Christiane läßt er wissen, daß der «Brunnen» alles Böse wegfege, und er hofft, «recht ausgespült» zu ihr zurückzukommen. Seit den Jahren der Midlife-Krise hat er, geplagt von rheumatischen Übeln, wahrscheinlich Gicht, die Bäder Böhmens regelmäßig, ja übermäßig aufgesucht, vorzüglich Karlsbad, dessen Heilwirkung «er eine ganz andere Existenz schuldig sei». Ein dutzendmal ist er, teils wegen Magen-Darm-Beschwerden, wahrscheinlich Verstopfung, teils wegen Gicht und wegen seiner Nierensteine dort gewesen, seltener auch in Pyrmont, Franzensbad, Teplitz, Tennstedt, Wiesbaden und Marienbad.

Im Alter wird seine Abhängigkeit von Bädern fast zur Leidenschaft. Geplagt von Gelenkbeschwerden und einem Hautausschlag schreibt er an Freund Zelter, daß er sich «unsäglich ins Wasser und zwar diesmal ins Schwefelwasser» sehne, «denn weder Gelenke noch Haut wollen mehr dem Willen gehorchen und spielen ihr eigenes unbequemes Spiel».[14]

Während dieser Bäderkuren ist er meist als Naturforscher sehr aktiv, vorzüglich «in herbis et lapidibus», manchmal aber gilt ihm, wenn wir Eckermann glauben wollen, «eine kleine Liebschaft [als] das einzige, was uns einen Badeaufenthalt erträglich machen kann; sonst stirbt man vor langer Weile».[15]

Vor allem den Trinkkuren hat er eine heilsame Wirkung auf seine Gesundheit zugeschrieben, und der Kreuzbrunnen ist ihm so «vortrefflich bekommen, daß er im Alter Jahr aus, Jahr ein und Tag für Tag [...] und zwar jedes Jahr über 400 Flaschen» getrunken haben soll.[16]

Für Goethe liegen produktiv machende und heilende Kräfte im Schlaf, in der Bewegung, im Wasser und ganz besonders in der *Atmosphäre*. In einem Atemzug das ganze Credo – zuvörderst aber die Heilkräfte der Atmosphäre, ihrer Luft, ihrer Strahlung, ihres Lichts, ihrer Wärme. Für diesen Augenmenschen waren, wie sein letzter Leibarzt Dr. Vogel schreibt, «Licht und Wärme die unentbehrlichsten Lebensreize; bei hohem Barometerstande befand er sich am wohlsten. Den Winter detestierte er und behauptete oft scherzend, man würde sich im Spätsommer aufhängen, wenn man sich da von der Abscheulichkeit des Winters eine rechte Vorstellung zu machen im Stande wäre.»[17]

Dieser Naturheilkundige verstand es noch, was wir heute meist verlernt haben, die «Atmosphäre», ihre Luft und ihre Schwingungen, bewußt zu atmen, den *Heilwert der Atmung* zu schätzen. Als Achtzigjähriger gibt uns der alte Weise zu bedenken, «daß mit jedem Atemzug ein ätherischer Lethe-Strom unser ganzes Wesen durchdringt [...] so daß wir uns der Leiden kaum erinnern»; die hohe Gottesgabe der Atmung habe er von jeher zu schätzen, zu nutzen und zu steigern gewußt.[18]

Es ist zu befürchten, daß derartig «naive» heilkundliche Alternativrezepte für moderne Medizintechniker und Naturwissenschaftler harter Provenienz schwer annehmbar sind. In unserer modernen pragmatischen Zielstrebigkeit sind wir meist auf andere Konzepte eingeschworen. Und außerdem, in einer Zeit, da ganze Wälder sterben und die «frische Luft des freien Feldes» rar wird, könnte eine solche Rezeptur ohnehin bald nur noch Erbaulichkeitswert haben. «Jeder Atemzug ein ätherischer Lethe-Strom» – dies tönt heutzutage, zumindest in gewissen Städten, ohnehin wie ein Hohn.

Im Atemholen sind zweierlei Gnaden:
Die Luft einziehen, sich ihrer entladen;
Jenes bedrängt, dieses erfrischt;
So wunderbar ist das Leben gemischt.
Du danke Gott, wenn er dich preßt,
Und dank ihm, wenn er dich wieder entläßt.[19]

Atemtherapeutinnen und aufgeschlossene Physiotherapeuten werden Goethe zustimmen; sie verstehen die Weisheit seiner berühmten Apotheose des Atemholens.

FÜR PFLANZENHEILKRÄFTE, ABER AUCH PLACEBO SEHR EMPFÄNGLICH

«Die größten Geheimnisse, Kräfte und Wirkungen liegen verborgen in verbis, herbis et lapidibus.»[20]

Neben der Heilkraft von Wasser und Atmosphäre vertraute Goethe unverbrüchlich, ja beinahe abergläubisch, auf die Heilkräfte der Kräuter und anderer Naturheilmittel. Der begeisterte Botaniker und Erkunder der Pflanzenmetamorphose ließ sich von seinen Ärzten gerne eingehend über die Wirkungsweise von Heilpflanzen orientieren. Wenn er überzeugt war, daß ihm ein Medikament – ähnlich wie die Heilquellen – bekommen sei, ihm geholfen habe, neigte er ausgesprochen zu eigenmächtigem Medizinieren, sehr zum Unmut seiner Ärzte.

Schon früh will er, wie er in «Dichtung und Wahrheit» berichtet, durch eine alchemistisch zubereitete Universalmedizin geheilt worden sein; durch drastisches Glaubersalz, vermuten die Skeptiker. Damals, nach der Leipziger Studentenzeit, während der mühseligen Erholung von seinem Blutsturz, wurde die fast als magisch empfundene Heilwirkung dieser Wunderarznei für ihn zum Anstoß, selber eifrig alchemistische Studien zu betreiben und die Werke von Paracelsus, Helmont, Valentinus, Boerhaave und die «Aurea Catena Homeri» zu lesen. Sogar einen Windofen legte er sich zu und chemische Apparate, mit denen er alchemistisch experimentierte, «mit offenem Flammenfeuer nach unendlichen Rezepten» suchend.

Jenes Wundersalz des Dr. Metz, aber auch später erprobte geheimnisvolle Universalarzneien wirkten bei ihm oft in kleinster Dosis so eindeutig und so unmittelbar rasch, daß man sich fragt, wie stark wohl bei diesem sensiblen Patienten der berühmte *Placebo-Effekt* zum Tragen gekommen sei: jenes zeitlose «ich werde (garantiert!) gefallen», das auch in unseren rationalen Zeiten eine gewaltige Rolle spielt; das neben den «echten», den kontrollier- und reproduzierbar wirksamen Medikamenten auch abertausend unnötigen, «nur» als Placebo effektiven Pharmaka zu zähem Überleben, ja zu erstaunlichem Florieren verhilft.

Schon damals – gleich wie heute, in skeptischen Zeiten – hat sich die Wirkung geheimnisumwitterter Universalmedizinen bei empfänglichen Patienten durch verblüffende Eindeutigkeit und Raschheit ausgezeichnet: «Das Salz war kaum genommen, also zeigte sich eine Erleichterung des Zustandes, und von dem Augenblicke an nahm die Krankheit eine Wendung, die stufenweise zur Besserung führte.»[21]

Zur kräftigen Entfaltung von Placebo-Wirkungen, diesem nach wie vor wichtigen und erwünschten Aspekt der Arzneimittelbehandlung, gehört auch heute die Mitwirkung jener «Arznei», die in der medizinischen Praxis am häufigsten verschrieben wird und auch verschrieben werden soll: nämlich die *Droge Arzt* (vgl. S. 197). Bei der frappanten Wirkung jenes Wundersalzes des Dr. Metz ist es bezeichnend, daß sich dieser Hausarzt selber als «Arztney» zu verkaufen wußte. Mit pathetischer Gebärde und erst nach hinhaltendem Zögern ist er unter dem Druck der «mit dem größten Ungestüm» Hilfe fordernden Goethe-Mutter mit seiner Universalmedizin hervorgerückt. Als Arztpersönlichkeit muß Dr. Metz ebenso überzeugend wie geheimnisvoll gewirkt haben. Er war in der Tat einer jener Ärzte, die sich selber als die entscheidende Droge «pfiffig» in ihre therapeutischen Handlungen mithineinnehmen. Auch den jungen Goethe mußte der «Titel erst vertraulich machen», das Ansehen, die seriöse fachliche Ausbildung; außerdem aber scheint vor allem der jüngere Goethe von seinen Hausärzten jenes magisch-suggestive Element gefordert zu haben, das in sich selbst schon kräftige Placebo-Wirkung trägt. In der Gestalt des «denkenden und fühlenden» Arztes Verazio in seinem Singspiel «Lila», aber auch im Doktor der Medizin Heinrich Faust, hat er diesen Magus-Aspekt gewürdigt.

Von charismatischen Ärzten überreichte «Universalmittel» wirkten auch beim älteren, skeptischeren Goethe oft auffallend gut und rasch. Die Verabreichung von Kampfer, während der Kampagne in Frankreich (1792), als ihn ein «gewaltiges rheumatisches Übel», wahrscheinlich eine Lumbago, «beinahe unbeweglich festhielt», befreite ihn fast augenblicklich von Schmerz und Immobilität. Auch die «Tag- und Jahreshefte» (1801) bezeugen anläßlich einer hartnäckigen Erkältung eine, zumindest partielle, Placebo-Wirkung einer Hustenmischung, denn die Linderung erfolgte durchschlagend, augenblicklich:

> *Damals hatte das Brownische Dogma ältere und jüngere Mediziner ergriffen; ein junger Freund, demselben ergeben, wußte von der Erfahrung, daß Peruvianischer Balsam, verbunden mit Opium und Myrrhen, in den höchsten Brustübeln einen augenblicklichen Stillstand verursache und dem gefährlichen Verlauf sich entgegensetze. Er riet mir zu diesem Mittel, und in dem Augenblick war Husten, Auswurf und alles verschwunden.*[22]

Anläßlich seines ersten Herzinfarktes (1823) war Goethe überzeugt, daß «dieser unbesiegbare Schmerz», der ihn «an die Schwelle seines Lebens zu bringen» schien, sich dank einer Heilpflanze, nämlich seiner geliebten Arnika, zum Guten wandte. Überschwenglich dankbar lobte er die Heilpflanze, weniger seine Ärzte, die er kurz vorher auf der Klimax der Krise noch unwirsch angepfiffen hatte.

Bei seinem zweiten, dem tödlichen Herzinfarkt (1832) wurden Meerrettichauszüge auf Goethes Brust in die Herzgegend gelegt. Seine Ärzte müssen geahnt haben, daß diese gezielt herznahe Plazierung eine Placebo-Wirkung haben und schon dadurch Brustschmerzen lindern könnte. Dieser zusätzliche Placebo-Effekt wird auch heute wieder vermehrt genutzt, indem perkutane (über die Haut eindringende), gefäßerweiternde Nitroglyzerin-Präparate – als Salben oder Pflaster – vorzüglich direkt über dem Herzen eingerieben oder aufgeklebt werden.

Mit Vorliebe hat Goethe seine Weisheiten in Mephistos Spöttermund gelegt, so auch in der nordischen Walpurgisnacht:

Sei nur nicht so ein strenger Mann,
Als Arzt muß sie ein Hokuspokus machen,
Damit der Saft dir wohl gedeihen kann.[23]

Offenbar war sich der Dichter aus eigener Erfahrung bewußt, daß es nicht allein auf die pharmakologische Wirkung eines Heilmittels ankommt, sondern daß der «Saft» auch dank irrationaler Wirkungen «wohl gedeihen kann». Das muß nicht unbedingt Scharlatanerei, das kann vielmehr ein heilsamer «Hokuspokus» sein.

Hahnemann-Jünger mag es freuen und ermutigen, daß der alte Goethe ein entschiedener Anhänger der Homöopathie war. «Klassische» Schulmediziner werden es seiner Placebo-Empfänglichkeit anlasten, wenn er im September 1820 seinen Willemer-Freunden begeistert schreibt:

Dieser [Dr. Hahnemann] lehret nämlich: daß der millionste Teil einer angedeuteten, kräftigen Arzenei gerade die vollkommenste Wirkung hervorbringe und jeden Menschen zur höchsten Gesundheit sogleich wiederherstelle [...] Ich glaube jetzt eifriger als je an die Lehre des wundersamen Arztes, seitdem ich die Wirkung einer allerkleinsten Gabe so lebhaft gefühlt und immer wieder empfinde [...] Möge dem Fürsten Schwarzenberg [...] es eben so gedeihen als mir, so wird es jenem Arzt an Ruhm und Lohn keineswegs gebrechen.[24]

Nicht nur über Placebo und Homöopathie können wir bei diesem «Heilmittelexperten» lernen. Sein prophetischer Weitblick hat auch das grundsätzliche Schicksal fast aller neuen Pharmakotherapien vorweggenommen und jenen allgemeinen Entwicklungsprozeß beschrieben, den auch heutige Ärzte und ihre Patienten bei neuen Behandlungsmethoden ständig miterleben. In «Wilhelm Meisters Wanderjahren» können wir folgenden erstaunlichen und zeitgemäßen Abschnitt nachlesen:

Es bedarf keiner weit umsichtigen und durchdringenden Seelenkenntnis, um zu wissen, daß, wenn man den hilfsbedürftigen Menschen irgend eine neue Arznei oder sonstiges Heilmittel anbietet, solche so-

gleich als universell und in allen Fällen erprobt angesprochen werden, daß aber sodann, wenn sich einige Ausnahmen hervortun, Unglaube und Widerspruchsgeist alsobald Platz gewinnen und das, was bisher als zuverlässig und unzweifelhaft angesehen wurde, als ungewiß und bedenklich vorgestellt wird. So ging es früher mit Einimpfung der natürlichen Blattern; jetzt sehen wir die Vaccination mit gleichem Schicksale bedroht. Und höchst verdienstlich ist die Bemühung des Arztes zu nennen, welcher die Sicherheit von folgerechten Beobachtungen gegen einzelne, nicht genügsam geprüfte Beispiele zu festigen trachtet.[25]

Der Dichter zeichnet hier den wohlbekannten, fast gesetzmäßigen Ablauf nach Einführung neuer operativer oder medikamentöser Behandlungsmethoden: Initial die *Phase der Überschätzung*, eine oft groteske Überbewertung als bahnbrechenden universellen Fortschritt, eine Fehleinschätzung, die durch maßlose Werbung der Pharmaindustrie gerne gefördert wird; anschließend und kompensatorisch eine *Phase oft überkritischer, überschießender Ablehnung* – beim Auftauchen von Versagern und Nebeneffekten; schließlich nach langjähriger gründlicher Erfahrung an vielen Patienten und als Ergebnis unermüdlicher klinischer Forschung das angemessene, *realistische Einpendeln, die definitive Etablierung*, die klare Abgrenzung von Indikationen, Möglichkeiten, Grenzen und Risiken.

Eine besondere Vorliebe hatte der zu Obstipation neigende Goethe für abführende Arzneien: «Solange sie [die Arznei] als Schlotfeger zu wirken hat, habe ich immer Vertrauen auf sie.» Meist genügte als Schlotfeger Rhabarber-Tinktur. Im Alter mußte ihm Dr. Vogel oft Bilsenkraut-Extrakt verschreiben, «ein Mittel, dem Goethe sehr zugethan war, weil es ihm [zusätzlich] jedesmal erquicklichen Schlaf mit ergötzlichen, im Gedächtnis auch noch nach dem Erwachen zurückbleibenden Träumen verschaffte».[26]

«Hier erhol' ich mich von allen Fehlern, die mich die Gesellschaft begehen läßt, hier bring ich meine Diätfehler wieder ins Gleichgewicht.»[27]

Schlaf und Träume sind für Goethe mehr als nur «erquicklich» und «ergötzlich». Sie werden ihm in körperlichen und seelischen Krisenzeiten zu einer wunderbaren Quelle der Heilkraft, deren Erwähnung in diesem Streifzug durch Goethes Heillandschaften nicht fehlen darf.

«Ich habe nur zwey Götter dich und den Schlaf. Ihr heilet alles an mir was zu heilen ist und seyd die wechselsweisen Mittel gegen die bösen Geister.»[28] Dieses Briefbekenntnis an Charlotte ist repräsentativ für die vielen Äußerungen, mit welchen Goethe den Heilwert des Dunkeln, der Nachtseite der Natur hervorhebt. Jene «produktiv machenden Kräfte», die er «in der Ruhe und im Schlaf» findet, lassen ihn auch in krisenreichen Jahren nicht im Stich. Auch im Alter bleibt er befähigt, im Schlaf aufzutanken; wenn immer das am Tage so wache «Auge sich schließt und das Gehirn seine Herrschaft aufgibt», wird es ihm geschenkt, «höchst erquickt, in einen natürlichen Schlaf zu fallen».[29]

Oft ist heilend die Nacht auch mit kompensatorischen, mit *tröstlichen Träumen* über ihm gewesen, wenn er abends krank oder nach einem gequälten Tag einschläft: «Aber in meinen Träumen kamen nun die lieblichsten Gestalten, mich zu trösten und zu beglücken, und ich stand am andern Morgen wieder frisch und froh auf den Füßen.»[30]

Wahrscheinlich liegt das Geheimnis von Goethes zäher Regenerationskraft und Selbstheilungspotenz, aber auch seiner einmaligen Produktivität und Kreativität zum Teil in seiner ausgesprochenen Fähigkeit, sich entspannt der Heilquelle des Schlafs anzuvertrauen. Es scheint bei ihm nur selten schlaflose, unerquickliche Nächte gegeben zu haben. Vielmehr brachte ihm die Nacht und ihr Dunkel, in das er sich vertrauensvoll und geborgen fallen ließ, manchen *Heilschlaf*, seines «Herzens grimmen Strauß» besänftigend und «sein Inneres von erlebtem Graus» reinigend. Solche selbst erfahrene Heilwirkung des Schlafes hat sich auch dichterisch niedergeschlagen. Egmont, Orest und Faust dürfen gewandelt und erquickt aus einem gnadenhaften Heilschlaf erwachen.

DIE HEILKRAFT VON KÖRPERBEWEGUNG UND SPORT

> *«O daß doch mein Beruf wäre immer in Bewegung und freyer Luft zu seyn [...] Die Menschen sind vom Fluch gedrückt der auf die Schlange fallen sollte, sie kriechen auf dem Bauche und fressen Staub.»*[31]

Schon lange, bevor der Leibarzt Hufeland dem Weimarer Minister «Bewegung als die beste Arznei angeraten» hatte, war Goethe ein sportlicher Bewegungsmensch. Er bemühte sich ausgiebig um sportliche Fitneß, einerseits aus genuinem Bedürfnis, andererseits aufgrund seiner Erfahrung, daß «mäßige Bewegung das Gemüt erfrischt und den Körper in ein köstliches Gleichgewicht bringt».

So denkt nicht nur der ausdauernde «Wanderer» der frühen Jahre und der junge drahtige Weimarer Minister. Das bleibt auch die Maxime des bald 60jährigen, korpulent Gewordenen und die Böhmischen Bäder Frequentierenden, wenn er in einem Brief an Christiane die körperliche Ertüchtigung in seine berühmte heilbringende Quaternio miteinbezieht: «Produktiv machende Kräfte liegen [...] im Schlaf [...] in der Bewegung [...] im Wasser und [...] in der Atmosphäre.»[32] Immer wieder läßt er uns wissen, daß «die frische Luft des freien Feldes [...] der eigentliche Ort [ist], wo wir hingehören». Auch als 70jähriger macht er täglich Spaziergänge von mindestens einer, häufig einigen Stunden – und dies bei einem gigantischen, zuchtvoll bewältigten Arbeitspensum.

Der junge Goethe war vielseitig sportlich; nach Hufeland, der es wissen mußte, war er «in allen körperlichen Übungen: Reiten, Fechten, Voltigieren, Tanzen [...] der erste».[33]

Das *Reiten* war jahrzehntelang seine erste sportliche Leidenschaft. Schon als Straßburger Student hatte er einen 400 km langen Distanzritt durch das Elsaß und Lothringen unternommen, dann als Minister zusammen mit dem Freund und Herzog Carl August einen strapaziösen Ritt durch Thüringen, später in den Harz, durch die Schweiz und auf der italienischen Reise, wiederum über 400 km, durch Sizilien. Die Kampagne in Frankreich erfolgte zu Roß, ebenso die Jenaer Besuche bei Schiller, morgens hin, oft am selben Tage abends zurück. Erst der 60jährige scheint meist die Kutsche vorzuziehen; aber auch mit 65 Jahren reitet er mit seinem Herzog noch stundenlang durchs Gebirge. Wanderer, Reiter – aber auch Eisläufer, Schwimmer und Bergsteiger!

Der *Eisläufer* Klopstock hatte die «Schrittschuhe» aus Dänemark nach Deutschland eingeführt. Unter seinem Einfluß wurde Goethe zu einem der ersten und geschicktesten Schlittschuhläufer in Frankfurt. Hier, auf dem zugefrorenen Main und den überschwemmten Feldern, schrieb der 25jährige eines der ersten deutschen Sportgedichte, das «Eislebenslied»:

Sorglos über die Fläche weg,
Wo vom kühnsten Wager die Bahn
Dir nicht vorgegraben du siehst,
Mache dir selber Bahn! –
Stille, Liebchen, mein Herz!
Kracht's gleich, bricht's doch nicht!
Bricht's gleich, bricht's nicht mit dir.[34]

Der *Schwimmer*! Kaltbaden galt damals als gefährlich, Nacktbaden als anstößig. Beides liebte der junge Goethe, zum Beispiel während der Schweizer Reise in Reuß und Sihl – ganz zum Ärger der tüchtig-braven Einwohner, die sich über ein so «wildes, unbändiges, unchristliches, ja heidnisches Naturell in einer gesitteten, wohlgeregelten Gegend» empörten. Später hat Goethe oft im Ilmfluß gebadet.

Über den *Bergsteiger* Goethe könnte man ein Kapitel für sich schreiben. Gipfelbesteigungen waren Höhepunkte in seinem Leben. Bekannt sind die abenteuerliche Besteigung des tiefverschneiten Brocken sowie auch die Bergbesteigungen auf seinen Reisen in die Schweiz. In diesem privilegierten «Land der großen Natur» erfolgte zum Beispiel im Frühsommer 1775 die Besteigung der Rigi, dieser Königin der Berge, wo die Wanderer allerdings «rings die Herrlichkeit der Welt» nur erahnen konnten vor lauter «Wolcken und Nebel». Auf der zweiten Schweizer Reise wurde zum zweitenmal, aber viel anstrengender als zuvor, weil im Spätherbst, der St. Gotthard gemeistert. Diese Strapaze vollbrachte Goethe mit seinem Herzog, jenem Haudegen, der verbissen bemüht war, seine verweichlichende Jugenderziehung zu kompensieren und sich durch harte Körperkultur aus den «wohlthätig affenmütterlichen Armen» der Hofärzte zu befreien.

Für Goethe waren Bewegung und Sport einerseits eine Quelle der Vitalität und Lebensfreude, andererseits ging es ihm um bewußte Körpererziehung, um Abhärtung und um Pflege der körperlichen und seelischen Gesundheit[35]. Sportliche Ertüchtigung galt ihm als heilkräftig. Seine Auffassung von Sport steht in schroffem Gegensatz zu jenem dekadenten, velozivorischen und durch Profitgier entarteten Sport, der heute im Gewühl der Stadien, am Rande der Rennbahnen und Pisten, vor allem aber am Fernsehen dumpf-passive Konsumenten einlullt.

PSYCHOTHERAPEUTISCHES VERMÄCHTNIS EINES SEELENHEILKUNDIGEN

«Seelenleiden, in die wir durch Unglück oder eigene Fehler geraten, sie zu heilen vermag der Verstand nichts, die Vernunft wenig, die Zeit viel, entschlossene Tätigkeit hingegen alles.»[1]

Psychotherapeutische Schulen verlieren und bekämpfen sich gerne in fanatischer Überschätzung dogmatischer Konzepte und einseitiger Methoden. Je monomaner und unduldsamer gegenüber anderen Strömungen sie auf beschränkten Hypothesen und Methoden beharren, um so mehr sind sie in Gefahr, die tragfähige Basis und den weiten Horizont einfacher, elementarer psychotherapeutischer Grundgesetze aus den Augen zu verlieren.

Manchen modernen Psychotherapeuten und Psychiatern, die sich, ohne eigene Verankerung in einem fruchtbaren humanistischen und geisteswissenschaftlichen Mutterboden, so ganz in ihre stolzen Methoden verstiegen haben, täte es gut, nicht nur an ihrer Schule zu kleben. Sie wären gut beraten, bescheidener zu jenen Quellen hinabzusteigen, aus welchen uralte, aber vergessene seelenheilkundliche Wahrheiten sprudeln. Eine solche Quelle heißt Goethe. Seine ursprünglichen, zeitlosgrundsätzlichen und unübertrefflich formulierten Weisheiten zur Seelenheilkunde könnten unsere immer zahlreicheren, oft unerträglich aufgeblähten Methoden einerseits relativieren, andererseits sie auf ein tragfähiges Fundament stellen. Eine Rückbesinnung auf alte Weisheiten der Seelenheilkunst könnte uns auch befähigen, unsere fatale Vorliebe für eine übereilte Therapie mit Psychopharmaka zu zügeln, ihren Stellenwert zurückhaltender einzustufen.

Unseren seelenkranken Patienten, vielleicht auch der eigenen Seele, könnte es zugute kommen, wenn sich unser Augenmerk im Medizinstudium und in der Weiterbildung nicht mehr so einseitig auf den Umgang mit Methoden sowie auf die Kenntnis einer unüberschaubaren Fülle anxiolytischer und antidepressiver Pharmaka konzentrieren würde. Hingegen sollten Valenzen frei werden für eine Besinnung auf jene tieferen Aspekte der Seelenheilkunde, die moderne Hirnpsychologen und biochemisch eingeschworene Psychiater belächeln mögen, die aber – anders als unsere oft ephemeren Theorien und Methoden – seit Jahrhunderten gültig sind.

Im Gegensatz zu den modernen Strömungen der Psychotherapie spielen ausgeklügelte Methoden und Arzneien in der Seelenheilkunde Goethes keine Rolle. Bei ihm geht es desto mehr um weise, unvergängliche und wesentliche Grundsätze der Seelenheilkunde: zuvorderst um die selbstheilende Kraft und *aktive Bemühung des Kranken selber*, aber auch um den therapeutischen Eros, die *liebevoll zugewandte Haltung des Therapeuten.*

Sind es unvereinbare Welten? Hier das moderne methodenbezogene und pharmakologisch orientierte Vokabular: Psychoanalyse, Gestalttherapie, Logotherapie, kognitive Verhaltenstherapie, Transaktionsanalyse, Individualpsychologie, Familientherapie, analytische Psychologie, Psychodrama, Schicksalsanalyse, Daseinsanalyse, Anxiolytika, Tranquilizer, trizyklische Antidepressiva, Neuroleptika – man könnte die Liste der Stichworte beliebig fortsetzen. Dort, bei Goethe, ursprüngliche, demütig-einfache, gleichzeitig aber mühsam-schwierige «Heilmethoden» und anspruchsvolle Rezepte, wie: Mäßigung, Selbstbeherrschung, Entsagung, rastlose Tätigkeit nach innen und nach außen, tätige Hinwendung zur Natur, kreative Gestaltung der Krise, Hinhören auf die Herzensstimme des «oberen Leitenden», Gehorsam gegenüber dem inneren Lebensplan und Wachstumsgesetz, liebevolle Gegenwart, sühnende «reine Menschlichkeit», behutsames und heilkräftiges Wort, heilsame Musik und Kunst, «liebevolle, treue Herzen».

Modernen Seelenheiltechnikern und Experimentalpsychologen mögen solche Stichworte ewig gestrig vorkommen und rasch «im kalten Ohr erstarren». Wir aber wollen versuchen, uns am Leitbild Goethes diesen ursprünglichen, durch Methode und Medikament verschütteten «Rettungsmitteln» zuzuwenden. Auch hier hat der Dichter sein heilkundliches Konzept nicht in einer klar gegliederten Systematik leicht zugänglich gemacht. Vielmehr müssen wir uns durch Briefe, Gespräche, Tagebucheinträge, Maximen und Reflexionen, Einzelschriften und Dichtungen hindurchtasten und so sein «heilkundliches Lehrgebäude» abschreiten.

Meines Erachtens lassen sich sieben psychotherapeutische Grundelemente Goethescher Seelenheilkunde aufspüren:

- Seelenheilung als unvermitteltes Gnadengeschenk;
- Selbstbefreiung durch Selbstbeherrschung und Entsagung;
- Gehorsam gegenüber dem inneren Lebensplan;
- die Heilkraft «liebevoller, treuer Herzen»;
- das therapeutische Gespräch, das heilsame Wort;
- die Heilwirkung der Kunst;
- die dichterische Gestaltung der Krise.

SEELENHEILUNG ALS UNVERMITTELTES GNADENGESCHENK

«Erzeigt euch hier nach edler Elfen Weise:
Besänftiget des Herzens grimmen Strauß!
Entfernt des Vorwurfs glühend-bittre Pfeile,
Sein Innres reinigt von erlebtem Graus!»[2]

In Goethes Dichtung vollzieht sich seelische Genesung oft eigenartig unvermittelt, seltsam unerwartet. Auf dem Höhepunkt der Krise, wenn sich die Qual zur äußersten Grenze des Tragbaren steigert, wenn sich die Not «dem Wahnsinn nahe» zuspitzt, schlägt das Elend abrupt, enantiotropisch um in sein Gegenteil. Man weiß nicht recht, ob und wie die kranke Seele sich selbst gereinigt und geheilt hat oder ob geheime Mächte, wie die mildtätigen Elfen in Fausts Heilschlaf, «des Herzens grimmen Strauß» besänftigt und «sein Innres von erlebtem Graus» gereinigt haben. Auf ebenso geheimnisvolle wie unverdiente Weise scheint Gnade, scheint «die Liebe gar von oben» teilzunehmen.

So unverhofft und gnadenhaft beginnt und endet zum Beispiel der Zweite Teil des «Faust». Zu Beginn der Tragödie entfernen barmherzige Naturgeister in anmutiger Gegend «des Vorwurfs glühend-bittre Pfeile» aus der Seele des Unholds – völlig unverdient. Am Ende erfährt der rücksichtslose, machtberauschte Tatenmensch Erlösung und Gnade durch die Fürbitte Gretchens und die Vermittlung der Mater dolorosa – wiederum, im Urteil kleinbürgerlichen Denkens zumindest, äußerst unverdient.

In Goethes Leben vollzieht sich die seelische Heilung aus qualvoller Leidenschaft und depressiver Verfassung meist nicht allein als Gnadengeschenk von oben, sondern die «Arme der Götter» müssen kräftig herbeigerufen werden, Heilung muß ausdauernd und ernsthaft errungen werden – durch Mäßigung, Selbstbeherrschung und Entsagung.

SEELENHEILUNG DURCH SELBSTBEHERRSCHUNG UND ENTSAGUNG

> *«Die Hauptsache ist, daß man lerne, sich selbst zu beherrschen. Wollte ich mich ungehindert gehenlassen, so läge es wohl in mir, mich selbst und meine Umgebung zugrunde zu richten.»*[3]

Von solch erschütterndem Bekenntnis eines Angefochtenen bleibe unberührt, wer es kann! Diese entscheidende «Hauptsache – sich selbst zu beherrschen», um bei dämonisch-zwiespältiger, zum Zerreißen polarer Anlage nicht sich selbst und seine Umgebung zugrunde zu richten – dieses wahrlich mühsame «Hauptgeschäft» vollzieht sich in Goethes Leben in zweifacher Weise: einerseits durch das mehr passive Element des *Ausharrens, der Mäßigung, des Verzichts, der Entsagung,* andererseits durch den mehr aktiven Aspekt zäher, beharrlicher, zuchtvoller *Tätigkeit und Kreativität* – um jeden Preis, auch im lähmenden Seelentief.

Diese zwei komplementären Aspekte der Selbstbeherrschung sind die Grundpfeiler seiner beispielhaften Kraft zu Selbstheilung in körperlichen und seelischen Krisen. Fast unablässig ist sein Leben ein zäher, erbitterter Zweikampf mit dem Dämon der Krankheit, des Leidens, der Zerrissenheit. Mäßigung ist das geheimnisvolle Elixier, Entsagung das alchimistische Rezept, das den Stein der Depression und der Trauer in das Gold der Heiterkeit und «höherer Gesundheit» verwandelt.

Dem Motiv des Ringens und Ausharrens, aber auch der Mäßigung und des Entsagens als erstrangigen Katalysatoren einer Genesung begegnen wir bei Goethe immer wieder.

Maß und Ordnung in der Lebensführung, um sich psychisch und physisch im Gleichgewicht zu bewegen – dies ist ein beliebtes Thema schon der frühern Weimarer Jahre: «Man könnte noch mehr, ja das Unglaubliche tun, wenn man mäßiger wäre [...] Wenn nur jeder den Stein hübe, der vor ihm liegt [...] Alles muß zuletzt auf einen Punkt [...] Eherne Geduld, ein steinern Aushalten.»[4]

Auch im späteren Leben geht es unentwegt darum, von «allen Lebensproben die sauerste bestehen, sich selbst bezwingen».[5] In diesen «sauersten Lebensproben» erfährt Goethe immer wieder eine intensive psychosomatische Wechselwirkung: Wenn man durch Mäßigung und Verzicht, durch «eherne Geduld, ein steinern Aushalten» dem Gemüte nach «schon fast ganz geheilt» sei, werde die körperliche Genesung bald nachfolgen.[6]

Ihm ist klar, wie innig Geist und Körper verwandt sind und einander bedingen, «ist jener froh, gleich fühlt sich dieser frei und wohl»[7]; und auch der alte Goethe, zwei Jahre vor seinem Tod, hat eine psychosomatische Lektion für uns bereit:

> *Es ist unglaublich, wie viel der Geist zur Erhaltung des Körpers vermag. Ich leide oft an Beschwerden des Unterleibes, allein der geistige Wille und die Kräfte des oberen Teiles halten mich im Gange. Der Geist muß nur dem Körper nicht nachgeben!*[8]

Selbstbeherrschung, hartes Ringen in der seelischen Krise bedeutet für Goethe aber auch kreative Tätigkeit um jeden Preis: «Stürzen wir uns in das Rauschen der Zeit, ins Rollen der Begebenheit.» Nicht hektisch-extravertierte, ablenkende und ruhelose Betriebsamkeit ist gemeint; vielmehr versteht er sein therapeutisches «Rollen der Begebenheit» als ausgewogenes Gleichgewicht sinnvoller Aktivität «nach außen und nach innen». Nach außen: Als tätige und wohltätige Auseinandersetzung mit der Umwelt sowie aufmerksame Beobachtung und Forschung in der Natur. Nach innen: Als Rückzug in sich selbst, in die eigene Sphäre, als Besinnung auf den Reichtum der eigenen Tiefe sowie als schöpferische, dichterische Gestaltung der Krise.

In Zeiten der Dürre, wenn seelische Lähmung den Dichter zum Schweigen bringt, rettet er sich durch angespannte Tätigkeit und Forschung in die Natur. Seine naturwissenschaftlichen Werke, vor allem die «Farbenlehre», entstehen teilweise in den Jahren einer paralysierenden midlife crisis.

Tätige Hinwendung zur Natur versuchte Goethe als Kernstück eines eigenen psychotherapeutischen Heilplans seinem Patienten, dem neurotischen Professor Plessing, einem einseitigen Kopfmenschen mit «Mangel an Herzensscharfsinn» angedeihen zu lassen (vgl. S. 129ff.). In der «Harzreise im Winter» schildert er seine, leider gescheiterten, seelenärztlichen Bemühungen. Was er an sich selbst «als das beste Heilmittel» erprobt hatte, nämlich «eine rasche gläubige Wendung gegen die Natur und ihre grenzenlose Mannigfaltigkeit», das wollte er auch seinem schwierigen Patienten beliebt machen:

> *[...] man werde sich aus einem schmerzlichen, selbstquälerischen, düsteren Seelenzustande nur durch Naturbeschauung und herzliche Teilnahme an der äußeren Welt retten und befreien. Schon die allgemeinste Bekanntschaft mit der Natur, gleichviel von welcher Seite, ein tätiges Eingreifen, sei es als Gärtner oder Landbebauer, als Jäger oder Bergmann, ziehe uns von uns selbst ab.*[9]

Solche Überlegungen sind heute zu einem wichtigen Aspekt der Ergotherapie ausgereift; entsprechende Bemühungen und Methoden werden vor allem in der Psychiatrie nutzbar gemacht. Ergotherapie – eine weitere intuitive therapeutische Vorwegnahme dieses heilkundigen Dichters!

Im «Vorspiel zur Eröffnung des Weimarer Theaters» läßt Goethe die Majestät mit gebieterischen Worten auftreten:

Aber Hülfe schafft euch tätig wirkend,
Selber, und vertilget alle Spuren
meines Fußes, der gewaltig auftrat.[10]

Gewaltig ist der Fuß des Seelenleidens, der Depression und der Leidenschaft in Goethes Leben aufgetreten. Durch eigene Übung und Erprobung hat er gelernt, wie ihre schmerzlichen Spuren auszutilgen sind. Sein Spezialrezept hat er uns im «Wilhelm Meister» anvertraut: «Seelenleiden, in die wir durch Unglück oder eigene Fehler geraten, sie zu heilen vermag der Verstand nichts, die Vernunft wenig, die Zeit viel, *entschlossene Tätigkeit* hingegen alles.»

So zentral ist diese Aussage für Goethe, daß wir sie als Leitmotiv für dieses Kapitel gewählt haben. Allerdings ist solche Losung schwer verständlich für eine Gesellschaft, die es verlernt hat, in Zeiten seelischen Leidens das «seltsame» Gebot der Kreativität, die Forderung nach eigenem entschlossenem Beitrag zu Wandlung und Weitung wahrzunehmen; befremdlich für eine Konsumgesellschaft, die sich ganz auf therapeutische Manipulation von außen einstellt und der die produktive Eigenleistung zur Genesung so schwerfällt.

Im heutigen, so einseitigen und oft fehlgeleiteten Psychotherapiekonzept herrscht vielmehr verbreitet der Wahn, man könne eine kranke Seele – ähnlich wie den Körper – durch Methoden beschwichtigen und «in Senkel stellen» oder neurotische und depressive Symptome durch Psychopharmaka, etwa wie ein Raucherbein, gewissermaßen «amputieren» oder wenigstens sequestrieren. Zugegeben: Goethes psychotherapeutische Botschaft ist eine sehr unbequeme und unpopuläre Herausforderung an eine Gesellschaft, die das uralte Hippokratische Grundgesetz echter Heilung nicht mehr zu beherzigen weiß: «Wenn du nicht bereit bist, dein Leben zu ändern, kann dir nicht geholfen werden.»

GEHORSAM GEGENÜBER DEM INNEREN LEBENSPLAN

«[...] daß der Mensch abschüttelt, was ihm nicht gemäß ist, ist mir ein Beweis, daß so etwas [wie die Entelechie] existiere»[11]

Ein wichtiges seelenheilkundliches Postulat für Goethe ist der Gehorsam gegenüber dem «inneren Lebensplan». Dieses individuelle, ureigene Wachstumsgesetz bezeichnet er in Anlehnung an Leibniz als *Entelechie* oder als das *obere Leitende*. Es hat in seinem Leben Ganzheit, Vollorchestrierung der Persönlichkeit gefordert und hat ihn manchmal zu Entschlüssen gezwungen, die seine Umwelt nicht verstanden, die sie ihm vielmehr als Rücksichtslosigkeit übelgenommen hat. Dies gilt besonders für die «Notfalltherapie» seiner Fluchten, wie die erste Reise in die Schweiz sowie die Reise nach Italien, jene ebenso abrupte wie notwendige Trennung vom Weimarer Hof und Charlotte von Stein. Diese heilsamen Fluchten auf die Reise haben nichts gemein mit der unruhevollen, raum- und zeitfressenden Reisebetriebsamkeit unserer Tage. Sie sind vielmehr ein disziplinierter Rückzug nicht nur in eine andere Umgebung, sondern vor allem in sich selbst. Oft hatten sie für ihn eine tiefgreifende psychotherapeutische und persönlichkeitserweiternde Wirkung. So hat ihn die italienische Reise aus verzweifelter Seelenlage gerettet und ihn bis «ins innerste Knochenmark verändert»: Eine wahre Wiedergeburt.

Jedes anhaltende Widerstreben gegen seine innere Bestimmung, jedes hartnäckige Ausweichen gegenüber seinem gebieterischen Lebensgesetz zu Introversion, Ganzheit, Wandlung und Erweiterung machte ihn seelisch krank. Die «religiöse», das heißt die zutiefst sorgfältige Berücksichtigung und Beherzigung seiner «entelechischen Monade» (vgl. S. 165) und ihrer Forderungen brachte ihm Genesung.

«Volentem ducunt fata, nolentem trahunt» (Den Willigen führt das Schicksal, den Unwilligen schleppt es herbei). Unablässig hat er diesen unnachgiebigen Imperativ seiner Entelechie erfahren. Ein heiliger Egoismus hat ihn jeweils gezwungen, jene Wege einzuschlagen, die Ausgleich schufen, die ihn «ganz» machten, dadurch heil. Ganzheit ist nicht nur ein Lieblingswort der italienischen Genesungsreise, sondern es ist ein heilkräftiges Leitmotiv seines ganzen Lebens, ja eine entscheidende Prämisse für seine höhere Gesundheit: «Übrigens habe ich», so schreibt er in einem Brief, «glückliche Menschen kennenlernen, die es nur sind, weil sie ganz sind [...] das will und muß ich nun auch erlangen [...].»[12]

DIE HEILKRAFT «LIEBEVOLLER, TREUER HERZEN»

«Woher sind wir geboren? Aus Lieb'.
Wie wären wir verloren? Ohn' Lieb'.
Was hilft uns überwinden? Die Lieb'.
Kann man auch Liebe finden? Durch Lieb'.
Was läßt nicht lange weinen? Die Lieb'.
Was soll uns stets vereinen? Die Lieb'.»[13]

Zwischen den zarten Zeilen dieser Goetheschen Abwandlung eines Verses von Andreae («Chymische Hochzeit des Christian Rosenkreuz anno 1549») schwingt eine weitere Zeile mit: Wie kann uns Heilung werden? Durch Lieb'!

Seelische Heilung vollzieht sich auch bei einem Goethe nicht immer allein aus eigener Kraft, sondern mit Hilfe des *therapeutischen Eros* eines liebevollen Mitmenschen. Vor allem in scheinbar hoffnungsloser Situation geschieht das Wunder der Gesundung durch den Beitrag «liebevoller, treuer Herzen». Die geheimnisvolle Heilkraft mitschwingender Barmherzigkeit hat nichts, aber auch gar nichts zu tun mit ehrenvollen akademischen Titeln und Diplomen, nichts mit raffinierten Methoden oder potenten Pharmaka; vielmehr ist sie allein an liebevolle, engagierte Präsenz und Beziehung, an dienende Fürsorge und Empathie gebunden. Wenn die Liebe mitschwingt, kann «eine Seele auf die andere durch bloße stille Gegenwart entschieden einwirken».[14]

In psychotherapeutischer Hinsicht scheint es Goethe ganz mit Paracelsus zu halten, dem als «tiefster Grund der Artzeney die Liebe» gilt. Diese «altehrwürdige», diese «abgedroschene» Binsenwahrheit ist modernen Ärzten und Therapeuten bisweilen entglitten. Die «naive» Heilkraft der Liebe wird oft geringgeschätzt in einer medizintechnischen Epoche, deren *loss of charity* sogar in Leitartikeln renommierter medizinischer Fachzeitschriften und in standespolitischen Blättern mit dem besorgten Ruf nach mehr *care als cure* beklagt wird.[15]

Compassio und hingebungsvoller therapeutischer Eros war offenbar schon zu Goethes Zeit vorzüglich eine Fähigkeit hochstehender und gefühlvoller Frauen. Vorzüglich bei ihnen «wächst unter anderen schönen Kräutlein das Stäudlein Mitleiden» und «trägt die schönsten Blüten der Liebe [...] in vollem Flor».[16]

Nicht nur aufgrund dieser genuinen empathischen Überlegenheit des weiblichen Geistes, sondern wohl auch wegen Goethes äußerst intensiver «Wahlverwandtschaft» zu Frauen, bewirkte vorzüglich das weibliche Lebenselement in ihm Wandlung und Heilung. Demselben widersprüchlichen Mann, der ein Leben lang qualvolle, krankmachende, ja aufreibende Liebesverstrickungen erlitten hat, ihm wurde in allen seinen Lebensphasen auch die heilsame Vitalkraft edler und liebender Frauen zuteil: sei es durch den Heilquell der anmutigen Gefährtin, die «froh und lebenslustig quillt» wie Faustina in Rom oder Christiane, oder sei es durch die Sanftmut der edlen Priesterfrau wie Charlotte von Stein, die ihn als Seelenärztin (ohne Doktortitel!) «wie ein Korkwams über Wasser hält», so tragfähig, daß er sich «auch mit Willen nicht ersäufen könnte», die immerfort «Mäßigung dem heißen Blute tropfte» und die den «wilden, irren Lauf» auf den Weg von Maß und Ordnung zu richten wußte.

Goethe wird nicht müde, die «schöne Seele» und die Anmut der sittlich hochstehenden Frau als Urquell der Gesundung fast überschwenglich zu verherrlichen, ja das «Ewig-Weibliche» als das «Hinanziehende», als das Erlösende schlechthin zu preisen – nicht nur in den berühmten, heute durch Mißbrauch strapazierten Schlußworten des «Faust», sondern immer wieder und besonders innig in jenem Hymnus an Suleika, deren Verehrung ihm Gesundung bringt:

Uns erquickend, heilend, segnend,
Daß wir uns gesundet fühlen,
Wieder gern erkranken möchten.
Da erblicktest du Suleika
Und gesundetest erkrankend
Und erkranketest gesundend.[17]

Daß sich Gesunden und Erkranken hier so untrennbar verschlingen, offenbart allerdings die grundsätzliche Zweischneidigkeit jeder therapeutischen Beziehung, in welcher die Elemente der «Projektion», der «Übertragung» nicht gemeistert sind.

Gelten die bezaubernden Strophen der Marienbader Elegie allein dem neunzehnjährigen Mädchen, dieser idealen «Projektions-Empfängerin», die seine Enkelin sein könnte? Oder ist insgeheim das innere weibliche Seelenbild angesprochen, die eigene *heilkundige Anima* – she that must be obeied! –, wenn er einmal mehr einen Heilungs- und Entsagungsvorgang dichtet:

Von ihrem Blick, wie vor der Sonne Walten,
Vor ihrem Atem, wie vor Frühlingslüften,
Zerschmilzt, so längst sich eisig starr gehalten,
Der Selbstsinn tief in winterlichen Grüften;
Kein Eigennutz, kein Eigenwille dauert,
Von ihrem Kommen sind sie weggeschauert.[18]

Die Frage bleibe offen; auch sei dahingestellt, ob Goethe in seinem lebenslangen «Erblicken Suleikas», in seinem sehnsüchtigen Suchen «Helenas in jedem Weibe» im Grunde genommen unermüdlich sein eigenes weibliches Urbild sucht, seine nicht nur äußerst schöpferische, sondern auch psychotherapeutisch hochbegabte Anima in edle Frauen «projiziert» und durch solche Übertragung – neben all den Verstrickungen – heilsame Impulse zu seelischer Genesung und Entwicklung erfährt; nicht allein in der Liebeserfüllung, mehr noch im Verzicht, in der Entsagung und vor allem durch die dichterische Gestaltung des aufwühlenden Vorganges. C. G. Jung würde dieser Interpretation wohl zustimmen.

DAS THERAPEUTISCHE GESPRÄCH, DAS HEILSAME WORT

Was ist herrlicher als Gold? fragte der König.
Das Licht, antwortete die Schlange.
Was ist erquicklicher als Licht? fragte jener.
Das Gespräch, antwortete diese.[19]

Von diesem wort- und heilkundigen Dichter dürfen wir annehmen, daß er dem therapeutischen Gespräch eine bedeutende Gesundungspotenz zumißt. Das einfühlsame, das heilkräftige Wort ist für ihn eine besonders edle Blüte am «Stäudlein Mitleiden»; ja, das Wort nennt er an erster Stelle, wenn er seine drei ebenso elementaren, wie grundverschiedenen Heilrezepte lapidar in einem Atemzug vereint: «Die größten Geheimnisse, Kräfte und Wirkungen liegen verborgen in verbis, herbis et lapidibus.»[20]

Prinzessin Eleonore, die dem verdüsterten und wahnbeladenen Tasso mitfühlend zugewandte Seelenheilerin, spricht eine psychotherapeutische Urwahrheit aus: «Die Krankheit des Gemütes löst sich / Im Klagen und Vertraun am leicht'sten auf.»[21] Möge diese Maxime in der Seele moderner Psychotherapeuten mahnend anpochen, bevor sie die wunden Herzen ihrer betrübten Patienten zu rasch mit Seresta oder Tofranil besänftigen und ihre mühsamen Klagen pharmakotherapeutisch abblocken; mögen sie empathisch mitschwingen und ihnen genügend Zeit zum Klagen einräumen; mögen sie durch spürbare Fürsorge Vertrauen einflößen – anstelle voreiliger Ludiomil-Tropfen.

Auch der «West-östliche Divan», diese Hymne an das Mysterium heilender Liebe, kündet von der lindernden Kraft des einfühlsamen Wortes:

Wenn der schwer Gedrückte klagt:
Hülfe, Hoffnung sei versagt,
Bleibet heilsam fort und fort
Immer noch ein freundlich Wort.[22]

Solche Weisheit lebt auch in jenen modernen Ärzten und Therapeuten, die trotz aller Belastung durch heiltechnische Erfordernisse die *Kultur ihrer ärztlichen Sprache* pflegen. Sie haben die emotionale Sensibilität und das Ethos, sich auch dann zu bewähren, wenn das wahre, das schwierigste Arztsein auf dem Prüfstein steht, nämlich wenn die Krankheit unheilbar geworden ist und dem Tode zueilt.

HEILENDE MÄCHTE IN DER KUNST

> *«Hier nun konnte die edle Dichtkunst abermals ihre heilenden Kräfte erweisen. Innig verschmolzen mit Musik heilt sie alle Seelenleiden aus dem Grunde.»*[23]

Große Kunstwerke sind für Goethe erstrangige Psychotherapeutika, ein Quellgrund heilender Mächte. Für ihn ist wahre Dichtkunst auch Heilkunst. Sie vermag «Seelenleiden aus dem Grunde» zu heilen, die Bedrückten und Beladenen «aus sich selbst zu heben»; sie läßt ihr «Ohr viel feiner hören» und ihre betrübten «Herzen freier schlagen».[24] Wenn der «Poet» in sein Gedicht viel Herzblut transfundiert, wenn er «sein eigenes Gut verschwendet», wird unvergängliche Heilkraft in seine Poesie einfließen; die Nachwelt wird für immer an ihr zehren – soweit Goethe.

Auch heutzutage, in einer eher unpoetischen Epoche, wird die *Heilwirkung und Tröstkraft der Dichterwerke* neu entdeckt; die Frage nach dem therapeutischen Potential von Dichtung und Literatur wird eingehend gestellt. Anthroposophische Ärzte und manche Psychotherapeuten kümmern sich nicht allein um Psychopharmaka, sondern interessieren sich auch, um ein modisches Wort zu gebrauchen, für die «Bibliotherapie» und ihre «medizinische» Verordnung.[25] Denen, die darüber lächeln, sei gesagt: Diesen «kleinen» Aspekt im gigantischen heiltechnischen Kontext zu verachten wäre meines Erachtens eine verstiegene Überheblichkeit.

Für mich als Spitalarzt ist es beeindruckend – häufiger als noch vor

Jahren –, auf dem Nachttisch meiner Patienten etwa einen trostreichen Gedichtband zu finden, den «Demian» oder sogar Goethes Weimarer Dramen. Heilsame Lektüre ist nicht der schlechteste Eigenbeitrag, um selber die Genesung mit «ins Werck zu setzen»; sie ist zumindest ein edles Steinchen im vielfältigen Mosaik therapeutischer Ansätze. Leider aber: Viele Patienten freilich bleiben – auch in der Krankheit «dumpf sich treibend» – ausschließlich auf Edelweiß-Heftchen und auf die Elaborate der Boulevard-Presse eingeschworen.

Auch die *Heilkraft der Musik*, der tröstende und Genesung fördernde «Götterwert der Töne», klingt bei Goethe als wiederkehrendes Motiv während seines ganzen Lebens an. Schon der junge Minister lobt gegenüber Charlotte die Kraft der Musik, «die Seele zu lindern und die Geister zu entbinden». Der 50jährige Patient, kaum aus dem Koma erwacht, verlangt als erstes nach Musik. In der Liebesenttäuschung mit Ulrike ist es die «ungeheure Gewalt der Musik», die zur Heilung der Seelenwunde beiträgt; sie befreit den Alternden von seiner «krankhaften Reizbarkeit» und faltet ihn in niedergeschlagener Stimmung auseinander, «wie man eine geballte Faust freundlich flach läßt».[26]

Es sind «kräftige, frische Töne», die den hochbetagten Dichter anspornen, sich aus desperater Verfassung aufzuraffen, während ihn «sentimentale Melodien deprimieren».[27] Es liegt auch für ihn, was fortwirkend Millionen noch heute erfahren dürfen, vor allem in der Musik Mozarts «eine zeugende Kraft».

Vor allem die anthroposophische Heilkunde Rudolf Steiners beherzigt die wundersame Heilkraft von Musik und Tanz. Aber auch die moderne Medizin hat begonnen, wenn auch noch zaghaft und unsystematisch, das unermeßliche therapeutische Potential der Kunst nutzbar zu machen, vor allem in der Musiktherapie. Diese «alternative», dennoch fortschrittliche und gegenüber unserer heiltechnischen Verbissenheit wohltuend komplementäre Entwicklung wird vor allem in ganzheitlich orientierten psychotherapeutischen Institutionen gepflegt. Leider hat sie noch keinen Eingang in die somatischen Sparten der Medizin gefunden; diese bleiben zu ausschließlich auf ihr gewohntes Fortschrittsdenken und Therapieverständnis ausgerichtet.

Musische Menschen, erfahrene und weise Hausärzte, sensible Spitalärzte wissen um die statistisch-rechnerisch zwar nicht faßbare, dennoch tiefe und tröstende Wirkung der Musik; um ihre geheimnisvolle Macht, heilkräftige Energien zu beleben und dadurch, zumindest bei musisch ansprechbaren Patienten, zum Genesungsprozeß beizutragen.

Integrative Ärzte wissen Musik einzusetzen, indem sie ihren Patienten (und wohl auch sich selber) diese wundersame Arznei verschreiben; nicht die (meist) chaotisch-laute, kakophon-zerrüttete Musik unserer Tage, nicht «weichliche, sentimentale Melodien», sondern Klänge, die sich, wie Gnadengeschenke, aus anderen Welten zu uns verirrt haben – von höherer Instanz geschickt, um unsere betrübte «Seele zu lindern und die Geister zu entbinden».

Das wundersame *Elixier der Kunst*, vor allem die Kraft jener Schöpferwerke, deren numinoses Fluidum ergriffene Ehrfurcht weckt und göttliche Inspiration erahnen läßt, ist für ansprechbare Menschen ein Heilmittel ersten Ranges.

DICHTERISCHE GESTALTUNG DER KRISE

«Verstrickt in solche Qualen, halb verschuldet
Gab ihm ein Gott zu sagen, was er duldet.»[28]

Die wirksamste Quelle Goethescher Selbstheilungspotenz ist seine *kreative Gestaltungskraft* – als Naturforscher, als Zeichner, vorzüglich als Dichter. Gestalt- und Kunsttherapeuten könnten ihn als Kronzeugen anführen.

Ein Leben lang macht seines «Geistes tapfere Gegenwehr» die seelischen Krisen kreativ nutzbar. Fruchtbares «seelisches Mittelelend» zwingt ihm die schöpferische Leistung geradezu ab. Goethes bedeutendste Werke tragen den Stempel der Selbstwiederherstellung und des Bekenntnisses; immer wieder vollzieht sich Selbstheilung durch die dichterische unentwegte «große Konfession». Er selber bezeichnet sein Werk als «Spuren meines Lebens» und als «abgeworfene Schlangenhäute».

Schon als Student, zu der Zeit, «als der Schmerz über Friederikens Lage» ihn beängstigte, suchte er nach seiner «alten Art abermals Hilfe bei der Dichtkunst». Auch nach der Niederschrift des «Werther» fühlte er sich «wie nach einer Generalbeichte, wieder froh und frei und zu einem neuen Leben berechtigt». In den «Tasso» hat er «des Herzblutes vielleicht mehr, als billig ist, transfundiert», aber diese «Bluttransfusion» hat beigetragen, eine Herzenswunde zu heilen.

Weitere typische Werke der Selbstbefreiung sind – neben zahlreichen seiner Gedichte – die «Iphigenie», die «Pandora», die «Wahlverwandtschaften», «Wilhelm Meisters Lehrjahre» und nicht zuletzt «Wilhelm Meisters Wanderjahre», jener Bildungsroman, dessen Untertitel anspielungsreich «Die Entsagenden» lautet. In der Entsagung und in ihrer poetischen «Verdichtung» findet Goethe sein heilkräftigstes Elixier, seinen wesentlichen Genesungsimpuls. Goethes seelenheilende Werke wandeln ihn oft grundlegend, sie verjüngen ihn auch. Nach der Vollendung der «Wahlverwandtschaften», dieser Sühneleistung an die Heiligkeit der Ehe, wirkt er auch in seiner äußeren Gestalt geläutert, besonders physiognomisch veredelt. Wenn wir in den Verstrickungen seines Liebeslebens Seelenkrankheiten diagnostizieren, dann erkennen wir in ihrer dichterischen Gestaltung die Rettungsmittel, seinen selbstgebrauten Seelenbalsam. So wurden der «West-östliche Divan» sowie die «Marienbader Elegie» zum kreativ gestalteten Verzicht.

Ist diese Begabung zur kreativen Gestaltung der Krise das seltene Privileg der Künstler, seien sie Maler, Musiker oder Dichter? Oder sind wir alle durch Goethes Rat an seinen Freund Jacobi angesprochen:

> *Dringend forderte ich ihn auf, alles was in ihm sich rege und bewege, in irgendeiner Form kräftig darzustellen. Es war das Mittel, wodurch ich mich aus so viel Verwirrungen herausgerissen hatte.*[29]

Diese Maxime kann auch uns, die Alltäglichen, erreichen. Auch uns fordert der Dichter «dringend» auf, unsere Krisen und Irrungen «in irgendeiner Form kräftig darzustellen»: als Gedicht, als Brief, als Zeichnung, als Töpferwerk, als Tagebucheintrag, als Tanz, als Lied – wie auch immer! In unser kleines Werk sollen wir «des Herzblutes mehr als billig transfundieren»! Völlig unbeholfen mag solche «autotherapeutische Darstellung» sein, belanglos für die Umwelt, dilettantisch. Aber hat «dilettare» nicht mit herzlichem Liebhaben zu tun? Im Grunde genommen muß kein Mensch in seiner Qual verstummen; jedem gab ein Gott zu sagen, was er «halbverschuldet [...] duldet»; zwar nur selten künstlerisch vollkommen, aber trotzdem heilsam!

GOETHE ALS PSYCHOTHERAPEUT

> *«Auch muß ich selbst sagen halt ich es für wahr daß die Humanität endlich siegen wird, nur fürcht ich daß zu gleicher Zeit die Welt ein großes Hospital und einer des andren humaner Krankenwärter werden wird.»*[30]

Als Goethe in einem Brief an Charlotte von Stein diese – angesichts unseres modernen Schreckgespenstes AIDS! – prophetische Aussage machte, fand sich sein Gemüt unter dem Einfluß dieser charismatischen Frau in einem besonders «liebevollen Zustand»; er war «zu allem und jedem liebevoll hingewendet». In solcher Geistesverfassung war es ihm ein Bedürfnis, neben all den anspruchsvollen Staatsgeschäften auch noch ein «humaner Krankenwärter» zu sein und im Dienste einiger besonders angefochtener Menschen seiner eigenen psychotherapeutischen Ader zu leben.

Vor allem zur Zeit der Harzreise und während der Arbeit an «Iphigenie» hat er sich, offenbar selber inspiriert vom Iphigenien-Geist, als «moralischer Leibarzt» eingesetzt und einigen herzenswunden Brüdern des Orest seinen eigenen therapeutischen Eros zugewandt.

Derselbe Goethe, der angekränkelten Gestalten in seinem späteren Leben sorgfältig auswich, anstatt ihnen Hilfe zu bieten, fühlte sich in der früheren Weimarer Lebensphase von seelisch kranken, tragischen Gestalten angesprochen und zu selbstlosen seelenärztlichen Bemühungen verpflichtet. Damals schien für ihn zu gelten, was ein Jahrhundert später C. F. Meyer so innig auszudrücken wußte: «Je schwerer sich ein Menschensohn befreit, je mächt'ger rührt er unsere Menschlichkeit.» Seinem ambivalenten Wesen entsprechend haben ihn ungeheilte Partner nicht nur abgestoßen, sondern – zumindest in dieser empathischen Lebensepoche – auch stark angezogen. Consolandi consolamur! Vielleicht mag unbewußt auch dieses Motiv mitgespielt haben; waren es doch Jahre eigener Herzensverwundung (vgl. S. 50f.).

Während seiner Harzreise im Winter hat Goethe Wind und Schnee nicht gescheut, um den melancholischen, narzißtisch «immer nur mit sich selbst beschäftigten» und misanthropischen Predigersohn (und späteren Philosophieprofessor) Viktor Leberecht Plessing in Wernigerode mit psychotherapeutischem Auftrag aufzusuchen. Vergeblich allerdings und zu wenig ausdauernd waren seine Bemühungen, um den «in ungnügender Selbstsucht» sich aufzehrenden Menschenverächter zu wandeln, ihm fehlende «Herzenssagazität» und als «bestes Heilmittel [eine] rasche gläubige Wendung gegen die Natur und ihre grenzenlose Mannigfaltigkeit»[31] beizubringen.

Folgender Brief Goethes an Plessing ist psychotherapeutisch aufschlußreich und beeindruckend:

> *[...] doch der Mensch hat viele Häute abzuwerfen bis er seiner selbst und der weltlichen Dinge nur einigermaßen sicher wird. Sie haben mehr erfahren, mehr gedacht, mögten sie einen Ruhepunckt treffen und einen Würckungskreis finden.*
>
> *Soviel kann ich Sie versichern daß ich mitten im Glück in einem anhaltenden Entsagen lebe, und täglich bey aller Mühe und Arbeit sehe daß nicht mein Wille, sondern der Wille einer höhern Macht geschieht, deren Gedancken nicht meine Gedancken sind.*
>
> *Leben Sie wohl. Wenn Sie sich mit mir unterhalten mögen, sollen mir Ihre Briefe iederzeit willkommen seyn.*[32]

Dieser Brief, so spontan aus liebvollem Herzen quellend, enthält Worte höheren Ursprungs und verdichtet in wenigen Zeilen die Quintessenz von Goethes Psychotherapieverständnis: Seelische Selbstheilung, Selbstfindung und innere Erweiterung werden uns nur durch immerwährende *Metamorphose* zuteil, unentwegt sind «Häute abzuwerfen». Stille, «Ruhepunckte» sind gefordert, aber auch der richtige fordernde und fördernde «Würckungskreis» muß gefunden werden. Immer wieder gilt es zu entsagen, sich dem Willen der höheren Macht anheimzustellen, ihr Geheimnis auszuhalten – religio, Frömmigkeit im tiefsten Wortsinn also. Notwendig ist auch das Wissen um einen hilfreichen Menschen, der zu liebevollem Hinhören und zum Gespräch jederzeit verfügbar ist!

Der seelenkranke Plessing – aber auch die eigene Amfortas-Wunde? – sind angesprochen in den ergreifenden, von Barmherzigkeit erfüllten Versen der «Harzreise im Winter»:

Ach, wer heilet die Schmerzen
Des, dem Balsam zu Gift ward?
Der sich Menschenhaß
Aus der Fülle der Liebe trank?
Erst verachtet, nun ein Verächter,
Zehrt er heimlich auf
Seinen eignen Wert
In ungnügender Selbstsucht.

Ist auf deinem Psalter,
Vater der Liebe, ein Ton
Seinem Ohr vernehmlich,
So erquicke sein Herz!
Öffne den umwölkten Blick
Über die tausend Quellen
Neben dem Durstenden
In der Wüste.[33]

Wieder einmal eine seiner meisterhaften Schilderungen des depressiven Seelenzustandes! Allzufrüh hat Goethe seine seelenärztliche Bemühung aufgegeben und sich von Plessing zurückgezogen. Bald einmal ist ihm klargeworden, daß sein Patient hartnäckig «den Wert einer klaren Wirklichkeit gegenüber einem trüben Phantom seiner düstern Einbildungskraft von sich ablehnt». Angesichts dieser enttäuschenden Erkenntnis glaubte sich sein therapeutisches Gewissen bald einmal «von jeder weiteren Pflicht entbunden», und er fand es ganz in Ordnung, «daß sein Innerstes sich zuschloß» – nicht gerade das Merkmal eines geduldigen Seelenarztes!

Ausdauernder und überzeugender ist Goethes psychotherapeutisches Engagement gegenüber einem anderen Angefochtenen, nämlich Johann Friedrich Krafft. Diesen Lebensuntüchtigen unterstützte der wohltätige Dichter finanziell über viele Jahre. Zudem betreute er ihn psychotherapeutisch, vornehmlich in eindringlich beratenden, ja beschwörenden Briefen – mit einer meisterhaften Mischung von Mitgefühl, Herzlichkeit, Strenge und Geduld. Nicht nur die finanzielle Notlage, sondern auch die seelischen Gebrechen dieses Seelenkranken versuchte er zu lindern – wahrhaft als ein echt «humaner Krankenwärter». Diesen Einsamen hat er, einmal intensiver, einmal lockerer, bis zu seinem Tod begleitet, «ihm Unterhalt verschafft und zuletzt sein Begräbnis besorgen lassen».

Die Briefe Goethes an Krafft enhalten psychotherapeutische Weisheiten, deren Wiedergabe manche Psychiatriebücher etwas aus ihrer knöchernen Trockenheit befreien könnte, zum Beispiel ein Schreiben an ihn vom Dezember 1778:

> *[...]ich weiß, daß dem Menschen seine Vorstellungen Würcklichkeiten sind, und obgleich das Bild, das sie sich von Jena machen, falsch ist, so weiß ich doch, daß sich nichts weniger als solch eine hypochondrische Ängstlichkeit wegraisonnieren läßt [...] Die Akademie und Stadt hat lang ihre alte Herrlichkeit und Wildheit verloren, die Studenten sind nicht schlimmer wie überall und viele darunter recht hübsche Leute. [...] Handeln Sie aber ganz nach Ihrem Herzen und wenn meine Gründe nicht in Ihr Herz übergehen, Ihnen mit der Überzeugung nicht auch Ruhe und getrosten Muth in Jena versprechen, so bleiben Sie in Ihrer jetzigen Stille. Fangen Sie bald an, Ihr Leben zu beschreiben und schicken mir's stückweise und seyn Sie überzeugt, daß mir alles recht ist, was Sie beruhigen und zufriedenstellen kann.*[34]

In diesem Brief treffen wir einmal mehr die Goethesche Losung an, daß sich «Hypochondrie», also Depression, neurotische Tendenzen und wahnhafte Ängste nicht rational, gewissermaßen durch schulterklopfende Beschwichtigung oder Überredung, «wegraisonnieren» lassen. Hier begegnen wir auch seiner Überzeugung, daß nicht der Kopf, daß vielmehr das Herz die strenge Weisung gibt, was «zu lassen ist und was zu thun». Auch stoßen wir in diesem Brief – nicht zum erstenmal! – auf die beschwörende Aufforderung zu kreativer Mitarbeit am Genesungsprozeß; wir finden den dringenden Rat, das «Leben», seine Irrungen und Verstrickungen zu *beschreiben*, sie dadurch bewußter, sie – als ersten Schritt zur Bewältigung – transparenter zu machen.

Auch am Weimarer Hof hat Goethe als «moralischer Leibarzt» psychotherapeutisch gewirkt. 1785 rühmt er sich bei der Beichtmutter Charlotte, daß auch er seelsorgerisches Talent besitzt und die Heilungskraft des Beichtens zugunsten eines eigenen Beichtlings geschickt zu nutzen weiß:

> *Gestern abend habe ich ein recht Psychologisches Kunststück gemacht. Die Herder war immer noch auf das hypochondrischste gespannt über alles, was ihr in Karlsbad Unangenemes begegnet war. Besonders von ihrer Hausgenossin. Ich ließ mir alles erzählen und beichten, fremde Unarten und eigne Fehler, mit den kleinsten Umständen und Folgen und zuletzt absolvierte ich sie und machte ihr scherzhafft unter dieser Formel begreiflich, daß diese Dinge nun abgethan und in die Tiefe des Meeres geworfen seyen. Sie ward selbst lustig drüber und ist würcklich kurirt.*[35]

Aus dieser Zeit stammt Goethes für die Weimarer Herzogin gedichtetes Singspiel «Lila». Es ist nach seiner eigenen Auffassung nichts anderes als «die psychische Cur eines durch Liebesverlust zerrütteten Gemüthes», ein psychotherapeutisches Kunststück, «wo man den Wahnsinn eintreten läßt, um den Wahnsinn zu heilen».

Dem Helden dieses Singspiels, dem Arzt Verazio, mit dem sich Goethe offensichtlich identifiziert und den er bei der ersten Aufführung des Stückes am Weimarer Hof wahrscheinlich selber gespielt hat, wollte er so recht die Eigenschaften jenes Arzttypus einhauchen, der ihm in dieser Zeit als Idealbild vorschwebt. Verazio ist ein «denkender und fühlender» Arzt! Er ist ein «Magus», der sich ebenso in der Menschenseele wie in den Kräutern auskennt. Erst nach vergeblichen Versuchen einer Reihe früherer Ärzte und nach der «unmenschlichen Behandlung eines Marktschreiers» tritt er heilend und rettend auf.

In der Schilderung Goethes ist Verazio «subtil», im guten Sinn des Wortes «eloquent», ein profunder Kenner der Pflanzenheilkräfte, zudem ein «Physiognomist»: die Sprache der menschlichen Physiognomie ergründend; aber auch das abgründige Seelenantlitz des Menschen ist ihm zugänglich. Dieser überaus phantasievolle Arzt nimmt das psychotherapeutische Prinzip des Psychodramas vorweg – 150 Jahre vor Moreno! Vor allem aber kennt Verazio jene ausschlaggebenden Grundprinzipien psychotherapeutischer Heilung, die Goethe ein Leben lang abwandelt: den «ehernen Willen, das steinern Aushalten», das entschlossene «Ermanne dich und es wird gelingen» sowie das «Auf zur Thätigkeit».

Die Essenz dieser psychotherapeutischen Botschaft leuchtet im beschwörenden Lied heilkräftiger Feen auf. Zusammen mit Musik und Tanz sowie mit «Zaubertropfen» (auch dies gehört bei Goethe dazu!) unterstützen diese barmherzigen Naturgeister Verazio in seiner ärztlichen Heilkunst:

Feiger Gedanken
Bängliches Schwanken,
Weibisches Zagen,
Ängstliches Klagen
Wendet kein Elend,
Macht dich nicht frei.

Allen Gewalten
Zum Trutz sich erhalten,
Nimmer sich beugen,
Kräftig sich zeigen
Rufet die Arme
Der Götter herbei.[36]

Wenn wir die Weisheit Goethescher Seelenheilkunde bedenken und dazu seine psychotherapeutischen «Gehversuche» in Weimar betrachten, dürfte uns seine eigene, kräftig pulsierende ärztliche Ader spürbar werden.

DICHTERISCHE DARSTELLUNG VON KRANKHEIT UND HEILUNG

«[...] das ich gleich dem Pelikan mit dem Blute meines eigenen Herzens gefüttert habe»[1]

Historiam morbi schreiben» [2] – diesen Sturm und Drang-Vorsatz hat Goethe systematisch nie verwirklicht. Dennoch verbirgt sein Dichterwerk, gleich wie sein Leben und Denken, eine *verschlüsselte Krankheits- und Gesundungslehre.*

Wen wundert es, daß der Dichter, dessen persönliches Leben so schicksalshaft mit Krankheit und Heilung verknüpft ist, dies auch dichterisch gestalten muß! In einer Fülle, die nicht ausgelotet werden kann und hier nur einige Streiflichter zuläßt.

Plastisch ist die autobiographische Schilderung eigener körperlicher und seelischer Erkrankungen, vor allem in «Dichtung und Wahrheit».

Die Furcht vor Infektionskrankheiten, vor allen vor Syphilis, wird nicht nur in seinen Briefen oft erwähnt, sondern ist auch reichlich, für damalige und heutige Prüde sogar mehr als billig, in seine «Erotica romana» («Römische Elegien») eingeflossen.

Goethes Helden in Drama und Roman tragen häufig psychopathologische Züge: Abbild eigener, durch Selbstbeherrschung gemeisterter und durch dichterische Bewältigung in lebensdienliche Bahnen gezwungener Anlagen. Obschon bei diesem Bekenner-Verhüller das unmittelbare Bekenntnis aussteht, ist es in vielen Werken offensichtlich, daß ihre Hauptcharaktere Ausdruck eigener widersprüchlicher und komplementärer Möglichkeiten sind: *Faust–Mephisto, Antonio–Tasso, Prometheus–Epimetheus.* Auch im *Wilhelm Meister,* vor allem in jenem der «Lehrjahre», hat er einen Helden geschaffen, der, Gesundes und Krankes vereinigend, er selber ist.

Mit seinen *dichterischen Darstellungen einer kranken Psyche* könnte man manches Hauptkapitel psychiatrischer Lehrbücher illustrieren. Denken wir an *Werther,* den Selbstmörder, an *Orest,* den wahnhaften, von Furien verfolgten Muttermörder, an den paranoiden *Tasso,* an die umnachtete, psychodramatisch geheilte *Lila*, die degenerierte und hysteriforme *Mignon* und den wahnsinnigen, in düsterem Schuldkomplex befangenen *Harfner* im «Wilhelm Meister», an die anorektische *Ottilie* der «Wahlverwandtschaften» und an das irre *Gretchen* der Kerkerszene, sowie an *Faust* selber, diese zwielichtige Gestalt, die sich selbst als «Flüchtling, Unbehausten, Unmensch ohne Zweck und Ruh'» bezeichnet und die sich durch ihres «wilden Wesens irren Lauf» zu höllischen Untaten hinreißen läßt.

Richten wir nun unseren Blick besonders auf jene drei Geschöpfe, die der Dichter «gleich dem Pelikan mit dem Blute seines Herzens gefüttert hat», so inbrünstig, daß er sich von ihnen innerlich absolutieren und von ihrem Krankheitsstoff befreien konnte: auf Werther, auf Tasso und auf Faust, diese tief angefochtenen und im Gegensatz zum Dichter selber scheiternden Spiegelbilder eigener psychopathologischer Anlage.

WERTHER – DER AUSSTEIGER

«[...] meine Leidenschaften waren nie weit vom Wahnsinn»[3]

In «Werthers Leiden» hat Goethe seine erste schwere Depression und seine eigene Selbstmordgefährdung gestaltet und überwunden. Eigenes Herzblut ist eingeflossen in jene Werther-Briefe, die das «süße Gefühl der Freiheit» preisen, «daß er diesen Kerker verlassen kann, wann er will» und die unverhohlen des Dichters ureigene Problematik während seiner Rechtspraktikantenzeit in Wetzlar und dann als junger Rechtsanwalt in Frankfurt bekennen:

> *[...] In einem solchen Element, bei solcher Umgebung, bei Liebhabereien und Studien dieser Art, von unbefriedigten Leidenschaften gepeinigt, von außen zu bedeutenden Handlungen keineswegs angeregt, in*

der einzigen Aussicht, uns in einem schleppenden, geistlosen bürgerlichen Leben hinhalten zu müssen, befreundete man sich, in unmutigem Übermut, mit dem Gedanken, das Leben, wenn es einem nicht mehr anstehe, nach eigenem Belieben allenfalls verlassen zu können.[4]

Das Leiden an den fatalen bürgerlichen, spießigen Verhältnissen und die Verzweiflung an der eigenen, leidenschaftlichen und übersensiblen Seele machten Werther zum Aussteiger mit der letzten tragischen Konsequenz:

Ach, ihr vernünftigen Leute! Leidenschaft! Trunkenheit! Wahnsinn! Ihr steht so gelassen, so ohne Teilnehmung da, ihr sittlichen Menschen! Scheltet den Trinker, verabscheut den Unsinnigen, geht vorbei wie der Priester, und dankt Gott, wie der Pharisäer, daß er euch nicht gemacht hat wie einen von diesen. Ich bin mehr als einmal trunken gewesen, und meine Leidenschaften waren nie weit vom Wahnsinn, und beides reut mich nicht; denn ich habe in reichem Maße begreifen gelernt, wie man alle außerordentlichen Menschen, die etwas Großes, etwas unmöglich Scheinendes wirkten, von jeher für Trunkene und Wahnsinnige ausschreien mußte.

Goethe hat sich mit seinem Geschöpf zutiefst identifiziert. Er selber, den seine Freunde damals sorgenvoll betrachteten, war bis zu einem kritischen Punkt ganz Werther. Aber das «gesunde Ganze» hat über das kranke Wertherhafte, hat über den Kummer der unerfüllbaren Liebe zu Charlotte Buff und, später dann in Frankfurt, zur jungverheirateten Maximiliane Brentano sowie über die depressive, unruhig-suchende Grundverfassung des 24jährigen obsiegt. Die eigene suizidale Tendenz wurde durch diese «Generalbeichte» überwunden; das «alte Hausmittel»: seine heilkräftige Kreativität und seine dichterische Gestaltungskraft haben die bedrückende Realität in befreiende Poesie verwandelt, die Wunde geheilt, innere Absolution erteilt.

> *«Ich hatte das Leben Tassos, ich hatte mein eigenes Leben, und indem ich zwei so wunderliche Figuren mit ihren Eigenheiten zusammenwarf, entstand mir das Bild des Tasso.»*[5]

Auch in die Gestalt des Tasso hat Goethe «des Herzblutes vielleicht mehr, als billig ist, transfundiert». Wenn man Werther modern einen Aussteiger nennen will, dann Tasso einen *borderline case*, einen zumindest latent Paranoiden. Auch hier zeichnet der Dichter Tendenzen seines eigenen Psychopathogramms, nicht aber seine ganze Persönlichkeit, deren gesunde, realitätsgerechte und welttüchtige Seite in der Gestalt des Antonio dem tassohaft Pathologischen gegenübertritt.

In diesem Schauspiel ist der Titelheld einerseits ein Genialer, andererseits ein Geisteskranker, mit Zügen, die moderne Psychiater als eindeutige Symptome einer paranoiden Schizophrenie einstufen würden: wirklichkeitsfremde schizoide Abkapselung, Überspanntheit, grenzenloser Autismus und Unfähigkeit zu echter Teilnahme an der Umwelt:

– Bald
Versinkt er in sich selbst, als wäre ganz
Die Welt in seinem Busen, er sich ganz
'n seiner Welt genug, und alles rings
Umher verschwindet ihm. Er läßt es geh'n
Läßt's fallen, stößt's hinweg und ruht in sich –[6]

Dann steigen, typisch für manche Schizophrene, unvermittelt irre, zügellose Emotionen hoch, realitätsfremde Grillen, maßlose Phantasterei, manische Ausbrüche:

Auf einmal, wie ein unbemerkter Funke
Die Mine zündet, sei es Freude, Leid,
Zorn oder Grille, heftig bricht er aus:
Dann will er alles fassen, alles halten,
Dann soll gescheh'n, was er sich denken mag;

In einem Augenblicke soll entsteh'n,
Was jahrelang bereitet werden sollte,
In einem Augenblick gehoben sein,
Was Mühe kaum in Jahren lösen könnte.[7]

Nicht nur schmählich verkannt fühlte er sich, nicht nur krankhaft mißtrauisch ist er, sondern es brechen schließlich – als Hauptmerkmal der Paranoia – offensichtliche Verfolgungsideen ungezügelt durch: «lästiges, zweideutiges Geflügel» umflattert ihn – «und alles feindliche Gewebe [...] spinnt und webt» in seinem Kopf. Antonio bestätigt: «Wohin er tritt, glaubt er von Feinden sich umgeben.»[8]

Es gibt zahlreiche Briefe, vor allem auch glaubwürdige Äußerungen seiner behandelnden Ärzte, daß Goethe – abgesehen von seinem Lebensabend – ein schwieriger Patient gewesen ist, so richtig ein Tasso-Patient. Wohl dank eigener schonungsloser Selbsterkenntnis kann er, durch das Medium Antonio, diesen schwierigen Patron, den Horror aller Ärzte, so anschaulich umreißen:

Und läßt er nicht vielmehr sich wie ein Kind
Von allem reizen, was dem Gaumen schmeichelt?
Wann mischt er Wasser unter seinen Wein?
Gewürze, süße Sachen, stark Getränke,
Eins um das andere schlingt er hastig ein,
Und dann beklagt er seinen trüben Sinn,
Sein feurig Blut, sein allzu heftig Wesen,
Und schilt auf die Natur und das Geschick.
Wie bitter und wie töricht hab' ich ihn
Nicht oft mit seinem Arzte rechten seh'n [...][9]

Auch im «Tasso» ist Goethe ein selbsttherapeutisches Kunstwerk sondergleichen gelungen; einmal mehr hat er die eigene Krise, hier die Depression als Weimarer Minister, in ein Dichterwerk abgekapselt. Sein eigener Zwiespalt als genialer, aber seelengefährdeter Dichter, die Zerreißprobe zwischen seiner schöpferischen Individualität und den beengenden Anforderungen des Hoflebens wurde bewältigt. Die eigene krankhafte «Disproportion des Talents mit dem Leben» wurde überwunden und vorbildlich in die «Forderung des Tages» integriert, ein für allemal, trotz aller Anfechtung.

FAUST – DER DEPRESSIVE

«Unruhig wiegt sie sich und störet Lust und Ruh';
Sie deckt sich stets mit neuen Masken zu.»[10]

Die Depression ist es, die «Lust und Ruh'» stört und sich «stets mit neuen Masken» zudeckt, sich – fachmedizinisch ausgedrückt – larviert.

Den Faust hat Goethe mit so vielen «Mantelfalten umschlagen», daß er unauslotbar bleibt: für Literaturwissenschaftler, Philosophen, Theologen, Psychologen, Psychoanalytiker unergründlich, verwirrend und zwiespältig – erst recht auch für den Internisten, den das Thema Faust mächtig übersteigt.

Hier geht es lediglich um zwei Aspekte, an die sich ein Mediziner heranwagen darf, nämlich einerseits um Fausts Verschulden als Arzt (vgl. S. 212f.), andererseits – als Widerschein von Goethes eigener lebenslänglicher Begleiterin – um *Fausts Depression*, die Kehrseite seines dämonischen Tatendranges. Fausts Anfechtung durch das Leiden der Depression gehört zu jenen Aspekten, die uns diese zwielichtige und scheiternde Gestalt am ehesten liebenswert machen.

Im «Ersten Teil» der Tragödie lastet ungeheure Melancholie auf den Monologen des Faust. «Bang im Busen klemmt» das Herz des Schuldbeladenen, des in einengender Einseitigkeit – als Wissenschaftler und Arzt – Verzweifelten. Hier begegnen wir, wie schon in den Werther-Briefen, einem Kulminationspunkt depressiver Seelenlage; nämlich der *akuten Selbstmordgefährdung*. Im Monolog des Faust in seinem Studierzimmer, kurz vor dem Teufelspakt, ist äußerste Suizidalität gestaltet. Die rein wissenschaftlich-rationale Existenz hatte den angesehenen Doktor und Magister vom Leben und vom Sinn entfernt – bis zum verzweifelten Entschluß, die «einzige Phiole mit Andacht herunterzuholen», jenen «Auszug aller tödlich-feinen Kräfte». Entschlossen ist er, die «Pforten aufzureißen, vor denen jeder gern vorüberschleicht». Fromme Kindheitserinnerung allein, erweckt im Klang der Osterglocken, kann ihn im letzten Augenblick von diesem «letzten, ernsten Schritt» zurückhalten.

In der Tragödie «Zweitem Teil» hat uns der Dichter eine überwältigende Schilderung der depressiven Seelenlage geschenkt. Kurz vor Fausts Tod und Begnadigung tritt der *Dämon Sorge* an ihn heran. Er zieht ihn, den Frevelnden und Scheiternden, zur Rechenschaft. Von den «vier grauen Weibern» Mangel, Schuld, Not und Sorge kann nur sie, die grillenhafte Sorge, sprich Depression, den Zutritt erzwingen. Nur ihr gelingt es, sich in das Herz dieses erfolgreichen, dieses mächtigen und wohlhabenden Mannes einzuschleichen. So war es auch in Goethes Leben: nie Mangel, nie äußere Not, nur selten Schuldgefühle – aber innere Sorge, Depression. Die Schreckensgestalt der Sorge malt ein schauervolles Seelengemälde, nämlich die psychopathologische Verfassung des depressiven Seelenzustandes, inhaltlich jedem Psychiatriebuch ebenbürtig, jedoch in höchster Konzentration und eindringlicher Sprachgewalt:

Wen ich einmal mir besitze,
Dem ist alle Welt nichts nütze:
Ewiges Düstre steigt herunter,
Sonne geht nicht auf noch unter,
Bei vollkommnen äußern Sinnen,
Wohnen Finsternisse drinnen,
Und er weiß von allen Schätzen,
Sich nicht in Besitz zu setzen.
Glück und Unglück wird zur Grille,
Er verhungert in der Fülle,
Sei es Wonne, sei es Plage,
Schiebt er's zu dem andern Tage,
Ist der Zukunft nur gewärtig,

Und so wird er niemals fertig. [...]
Soll er gehen? Soll er kommen?
Der Entschluß ist ihm genommen;
Auf gebahnten Weges Mitte
Wankt er tastend halbe Schritte.
Er verliert sich immer tiefer,
Siehet alle Dinge schiefer,
Sich und andre lästig drückend,
Atemholend und erstickend,
Nicht erstickt und ohne Leben,
Nicht verzweifelnd, nicht ergeben.
So ein unaufhaltsam Rollen,
Schmerzlich lassen, widrig Sollen,
Bald Befreien, bald Erdrücken,
Halber Schlaf und schlecht Erquicken,
Heftet ihn an seine Stelle
Und bereitet ihn zur Hölle.[11]

Nur ein Inspirierter und ein in hohem Maß selbst durch ebendiese Seelenkrankheit Verfolgter ist zu derartiger Verdichtung fähig. Hier finden wir alle klassischen Lehrbuchsymptome, die den depressiven Seelenzustand kennzeichnen: Verdüsterung und Schwarzsehen, destruktiv-negatives Denken, Unfähigkeit, auch nur die geringste Forderung des Tages zu erfüllen, seelische Lähmung, innere und äußere Trägheit, neurotische Grillenhaftigkeit, Verlangsamung aller Funktionen, tantenhafte Umständlichkeit, paralysierende Unentschlossenheit, Halbheit aller Unternehmungen, Unfähigkeit, den Augenblick anzupacken, körperliche Begleitbeschwerden, Schlafstörungen, negative Ausstrahlung auf die Mitmenschen.

Ist diese atemberaubende Szene am Ende des «Faust II» gleichzeitig auch eine Art «Ehrenrettung» der Depression? Zwar zieht ihre Verkörperung, die Schreckensgestalt der Sorge, den rücksichtslos durchs Leben Gestürmten unerbittlich streng zur Rechenschaft und läßt den entschlossen gegen sie Ankämpfenden am Schluß durch ihren fürchterlichen Anhauch erblinden. Aber – wieder einmal unvermittelt, überraschend – die Wende: Innere Sicht leuchtet auf, tiefere Einsicht erwacht. Die Katastrophe der äußeren Blendung schlägt enantiotropisch um in eine beglükkende Zukunftsvision – in jenen Augenblick, den er endlich festhalten möchte.

LILA – EINE «PSYCHISCHE CUR»

> *«Der Mensch hilft sich selbst am besten. Er muß wandeln, sein Glück zu suchen, er muß zugreifen, es zu fassen; günstige Götter können leiten, segnen [...] gehe vorwärts und du erlangst deinen Wunsch.»*[12]

Dieses Singspiel, von Goethe als «psychische Cur eines durch Liebesverlust zerrütteten Gemüths» bezeichnet, hat sich der Dichter ausgedacht, um seine Auffassungen über Heilung und Heilkräfte darzustellen; aber auch seiner eigenen psychotherapeutischen Ader und Hilfsbereitschaft ist es entsprungen, in der Absicht, als «moralischer Leibarzt» am Weimarer Hof die eheliche Disharmonie zwischen seinem Brotherrn, dem Herzog Carl August, und dessen Gattin Luise zu mildern. Die Ehe der beiden schien ziemlich zerrüttet; die Herzogin Luise, sensibel und verletzlich, war angesichts der patriarchalen Übermacht ihres Gatten und seiner häufigen amourösen Abenteuer schwermütig geworden – genau wie die Gräfin Lila. Diese widerspiegelt offensichtlich die Seelenlage der Herzogin und soll ihr – in der therapeutischen Absicht Goethes – zeigen, wie sie *aus eigener Kraft* gesunden könnte.

Die moderne Tiefenpsychologie könnte in Goethes Dichtung eine noch ungehobene Fundgrube sondergleichen vorfinden. Wenn sie sich mit diesem Stück befassen wollte, würde sie es wohl als «animus-Erlösung» einer angefochtenen Frau interpretieren und feststellen, daß es als Vorläufer des Psychodramas gelten kann.

Verazio, dem Seelenarzt, gelingt an Lila ein therapeutisches Meisterstück. Nach erfolglosen Bemühungen vieler anderer Ärzte heilt er sie durch sein therapeutisches Engagement, durch seine Phantasie und durch seinen feinfühligen Gebrauch der ärztlichen Sprache. Als Kenner der Pflanzenheilkräfte weiß er die Heilung durch einen Zauberbalsam einzuleiten. Vor allem gelingt es ihm, die eigene Gesundungskraft der Schwermütigen zu beleben und ihr suggestiv klarzumachen, daß «der Mensch sich selbst am besten hilft». Er kann sie überzeugen: «Wer seinem Herzen folgt, dem stehen die Götter bei, den Furchtsamen verfolgt die Not.»[13]

Solche Zauberworte, aber auch seine strahlkräftige Gegenwart flößen ihr «Mut, schon Hoffnung» ein. Außerdem kommt dieser kreative Seelenarzt auf die Glanzidee: Phantasie könne man durch Phantasie kurieren. In ihrem hartnäckigen Wahn glaubt Lila, ihr Gatte sei gefangen, in der Gewalt des Zauberers Oger und seiner Dämonen. Ihre eigene Wahn- und Geisterwelt wird ihr unter der Regie Verazios von der Hofgesellschaft vorgespielt. Sie selbst wird in dieses Spiel intensiv miteinbezogen. Durch diese hoch emotionale «psychische Cur», durch die psychodramatische Darstellung ihres Wahns und ihrer Nöte wird sie aus ihren kranken Träumen und Phantasien erweckt und in die Wirklichkeit zurückgeführt.

DAS PATHOLOGISCHE IM UMFELD WILHELM MEISTERS

> *«Niemand ahnet, daß von Schmerzen*
> *Herz im Herzen*
> *Grimmig mir zerrissen ist.»*[14]

Nur durch eine Ritze können wir in das große, in seiner Fülle menschlicher Geschicke fast undurchdringliche Gebäude des «Wilhelm Meister» einblicken. Aus dem gewaltigen Panorama der Schicksale sollen hier die zwei in hohem Maße pathologischen Gestalten herausgelöst und umrissen werden: die zwei Scheiternden, die hoffnungslos Geistes- oder Seelenkranken, nämlich Mignon und der Harfner.

An *Mignon*, diesem seltsamen Zwitterwesen, haben viele herumgerätselt. Sie bleibt unergründlich. Vielleicht ist sie die poesievollste und innigste Gestalt der «Lehrjahre», und man mag sich fragen, ob dieses heimatlose Rätselwesen mit so viel Liebe, Innigkeit und Intensität gezeichnet ist, weil sie einem unbewußten Aspekt von Goethes eigenem weiblichem Seelenbild entspricht.

Aufgrund seiner eigenen Kennzeichnung verkörpert Mignon den «Wahnsinn des Mißverhältnisses». Sie ist ein Wesen, das zu ausschließlich nur mit dem Herzen lebt. Dieses Menschenkind wird von seinen maßlosen Gefühlsregungen, von heftigen Bewegungen und Nöten seines Herzens aufgezehrt, zum Beispiel von der Sehnsucht nach ihrer südlichen Heimat Italien sowie von ihrer unerfüllten Liebe zu Wilhelm Meister.

In ihr schildert Goethe eine *psychosomatisch Kranke*. Sie ist gleichzeitig herzenskrank und herzkrank. Natalie, gewissermaßen der gesunde Gegenpart der Kranken, erkennt das Leiden Mignons und schildert es gegenüber Wilhelm Meister mit treffenden Worten:

> *Sie erzählte ihm von Mignons Krankheit im allgemeinen, daß das Kind von wenig tiefen Empfindungen nach und nach aufgezehrt werde, daß es bei seiner großen Reizbarkeit, die es verberge, von einem Krampf an seinem armen Herzen oft und gefährlich leide: Sei dieser ängstliche Krampf vorüber, so äußere sich die Kraft der Natur wieder in gewaltsamen Pulsen und ängstige das Kind nunmehr durch Übermaß, wie es vorher durch Mangel gelitten habe.*[15]

Die Schilderung dieser Herzanfälle, die das Kind stets in Phasen starker Gemütserregung überfallen, gemahnt an ein heutzutage besonders aktuelles Krankheitsbild, das man als *variant angina* (die Andersgeartete) oder als *Prinzmetal-Angina* bezeichnet: eine Angina pectoris infolge einer – oft emotional bedingten – Verkrampfung gesunder Herzkranzgefäße. Also nicht die übliche Angina pectoris infolge arteriosklerotischer

Einengung der Koronararterien, sondern eine funktionelle, aber keineswegs immer ungefährliche Gefäßreaktion, die nicht zuletzt bei jungen, hypersensiblen Frauen auftreten kann.

Die Herzensverwundung Mignons durch ihre Liebesenttäuschung mit Wilhelm verursacht schließlich ihren Herztod: Während Wilhelm Meister seine künftige Lebensgefährtin in Mignons Gegenwart liebevoll umarmt, führt ein besonders heftiger und anhaltender Ansturm eines dieser Herzens- und Herzanfälle zum Tod des ungeborgenen Wesens. Gebrochenes Herz – sagt der Dichter im ergreifenden Lied «An Mignon»: «Herz im Herzen grimmig mir zerrissen ist.» Rhythmusstörungen, vorerst zu langsamer, dann zu rascher Herzschlag, schließlich Kammerflimmern im Rahmen einer heftigen vasospastischen Blutleere des Herzmuskels – weiß der moderne Kardiologe. Beide mögen auf ihre Weise recht haben. Eindrücklich, wie der Herzenskenner Goethe hier, in der Krankheit Mignons, das klassische klinische Bild einer Herzkrankheit beschrieben hat, deren Wesen und deren pathophysiologische Zusammenhänge erst vor wenigen Jahren erkannt worden sind.

Im *Harfner*, in Mignons Vater, schildert Goethe einen mit schwerem Schuldkomplex beladenen *paranoiden Schizophrenen*. Er ist von der Wahnidee besessen, daß er von einem unbekannten Racheschicksal verfolgt werde und daß er seine Umwelt, wo immer er hinkomme, unweigerlich in Unglück stürze. Wahnhafte Ängste treiben ihn zu Brandstiftung, zum Mordversuch an Wilhelms Sohn Felix und stürzen ihn schließlich in den Selbstmord.

Nur im Harfenspielen findet er Ruhe. Eine Zeitlang kann ihn auch die psychotherapeutische Betreuung durch einen barmherzigen Landgeistlichen über Wasser halten. Im Hinblick auf die somatischen Krankheitsaspekte im Leiden seines Patienten arbeitet dieser Pfarrer eng zusammen mit einem erfahrenen «denkenden Arzt». Eindrücklich schildert dieser Arzt die sterile, narzißtische Selbstbespiegelung, die schizoide Isolierung sowie die depressive Geistesverfassung seines Patienten:

Nie hab' ich ein Gemüt in einer so sonderbaren Lage gesehen. Seit vielen Jahren hat er an nichts, was außer ihm war, den mindesten An-

teil genommen, ja, fast auf nichts gemerkt; bloß in sich gekehrt, betrachtete er sein hohles, leeres Ich, das ihm als ein unermeßlicher Abgrund erschien.[16]

Man fragt sich, ob die Seelenlage des Professors Plessing, den Goethe psychotherapeutisch behandelt hatte (vgl. S. 129), in die chaotische Gestalt des Harfners eingeflossen ist. Auch Plessing «hatte nämlich von der Außenwelt niemals Kenntnis genommen», sich einseitig nur «nach innen gewendet und sich auf diese Weise, da er auf der Tiefe seines Lebens kein produktives Talent fand, so gut als zugrunde gerichtet».[17]

Es ist beeindruckend, daß Goethe ausgerechnet der zerrissenen Mignon und dem zerrütteten Harfner, diesen tief pathologischen und hoffnungslos tragischen Gestalten, die poesievollsten Gesänge in den Mund gelegt hat.

Nach der Skizze dieser zwei durch unheilbare Krankheit stigmatisierten Gestalten sei daran erinnert, daß der «Wilhelm Meister», besonders die «Theatralische Sendung», bzw. die «Lehrjahre», von den Irrungen, Wirrungen und Metamorphosen des Romanhelden, aber auch von seiner Krankheit und seiner Genesung handelt.

Wilhelm Meister, die Hauptgestalt des Romans, dieser insgeheimen Autobiographie und «Pseudokonfession», wird durch Krankheit gebeutelt und geläutert. Er ist im Griff jener weisen und verständigen «Zuchtmeisterin», die ihn unbarmherzig umzukrempeln weiß, mit der hohen Absicht, daß er schließlich «in seinen innersten Verhältnissen wiederhergestellt» werde.

Es wird zu wenig berücksichtigt, daß es in diesem Bildungsroman nicht zuletzt um die *Bildung und Läuterung durch Krankheit* geht, und zwar – wie so oft in Goethes Leben selber – durch eine Erkrankung mit psychosomatischen Wurzeln. Meisters Krankheit wurde – wie typisch für den, der sich hinter dem Romanhelden verbirgt! – durch ein Seelentrauma, durch einen Liebesverlust ausgelöst, nämlich durch die vermeintliche Untreue seiner Geliebten Mariane. In seiner unerträglichen Seelennot fiel «eine gütig-sorgende Natur [...] ihren Liebling mit Krankheit an, um ihm von der anderen Seite Luft zu machen».

Während der Harfner und Mignon ihre Krankheit nicht gestalten, nicht nutzbar machen können, sondern an ihr zugrunde gehen, gelingt es Wilhelm Meister sein Kranksein – offensichtlich seinem Namen treu – zu meistern. Der Schüler Wilhelm entwickelt sich durch all die Irrungen und wird schließlich – nicht zuletzt dank Krankheit – zum Meister. Er findet am Schluß eine liebevoll-tätige und sinnerfüllte Existenz in einem Beruf, der auch Goethes Anlage entsprochen hätte, nämlich als *Arzt*.

HEILKRÄFTIGE FRAUEN IN GOETHES DICHTUNG

> *«Meine Idee von den Frauen ist nicht von den Erscheinungen der Wirklichkeit abstrahiert, sondern sie ist mir angeboren oder in mir entstanden, Gott weiß wie. Meine dargestellten Frauen-Charaktere sind daher auch alle gut weggekommen, sie sind alle besser, als sie in der Wirklichkeit anzutreffen sind.»*[18]

In seiner Tendenz, das Schöne, Gute und Ideale vorzüglich in weiblicher Gestalt zu konzipieren, hat auch Goethe – wie vor und nach ihm manche Dichter – der «lieblichsten von allen Dichtersünden» allzugern «gepflegt», nämlich «süße Frauenbilder zu erfinden, wie die bittere Erde sie nicht hegt» (Gottfried Keller). Auch das Heilkräftige, das Heilende, hat sich Goethe allemal in weiblicher Gestalt vorgestellt. In seiner Dichtung wird Genesung vorzüglich durch «Große Mütter» vermittelt. Psychotherapeutische Heilpotenz ist bei ihm ganz ausgesprochen ein Attribut edler, geläuterter, geistig hochstehender Frauen.

Immer wieder widerfährt den unbehausten Unruhe-Gestalten – Orest, Tasso, Faust, in gewissem Sinne auch Wilhelm Meister – Genesung, Linderung oder wenigstens Trost durch solche Heilerinnen.

In seiner Dichtung, mehr als in seinem Leben, waltet das *ewig Weibliche* als eine numinose Macht, die wundersam heilt und mächtig «hinanzieht» – nicht nur als Schlußformel des «Faust II». Diesem zarten Motiv wollen wir etwas nachspüren.

Schon in den «Lehrjahren» Wilhelm Meisters klingt es an in der seltsamen Gestalt der schönen, amazonenhaften Reiterin. Sie rettet und heilt Wilhelm Meister, wie er, von Banditen verletzt, hilflos am Boden liegt. Als ein engelhaftes Wesen erscheint sie ihm, ein glänzendes Licht um sich verbreitend, ihr Haupt von einer Aura umgeben. Diese geheimnisvolle Gestalt, die später als *Natalie* der Wanderjahre wieder in Wilhelms Leben tritt, scheint die *Mater gloriosa* am Schluß des «Faust II», in der ergreifendsten Erlösungsszene deutscher Dichtung, anzukünden, die marianische Retterin, durch deren Vermittlung der machtbesessene Tatenmensch Begnadigung erfährt.

Nicht allein der Gottesmutter im Faust, vielmehr all den Heiler- und Retterfrauen in Goethes Werk – sei es die Reiterin im «Wilhelm Meister», sei es Eleonore im «Tasso», sei es Iphigenie oder die Makarie der «Wanderjahre» –, ihnen allen eignet etwas Engelhaftes; Göttliche Heilkraft scheint durch diese Heilerinnen zu wirken.

Im «Tasso» geht eine mächtige Heilwirkung von *Prinzessin Eleonore* aus. In ihrer Nähe schon legen sich die Wellen von Tassos Egozentrizität und Wahnhaftigkeit: «Wie den Bezauberten, von Rausch und Wahn der Gottheit Nähe leicht und willig heilt, so war auch ich [...] mit *einem* Blick in deinen Blick geheilt.» [19]

Ohne Zweifel sind Eleonore sowie auch Iphigenie durch Charlotte von Stein inspiriert, die «Besänftigerin» der frühen Weimarer Jahre, eine geistig hochstehende Frau, die auf den unruhevollen Goethe der Tasso- und Orest-Jahre eine psychotherapeutische, ja sogar psychoanalytische Wirkung hatte; konnte er ihr doch attestieren, daß sie ihn «wie ein Korkwams über Wasser hält», daß er sich «auch mit Willen nicht ersäufen könnte».

Die Seelenärztin schlechthin in Goethes Dichtung ist *Iphigenie*, die Priesterin. Ihre «reine Menschlichkeit» sühnt alle «menschlichen Gebrechen». Auch der schuld- und fluchbeladenen Seele ihres wahnsinnigen Bruders Orest bringt sie wunderbare Heilung. Auf dem Höhepunkt siedender Pein vermittelt sie dem hoffnungslos Wahnhaften die Befreiung von der Seelenqual. Die grundlegende Wandlung und die innere Absolution des Orest ereignet sich über die Katharsis eines leidenschaftlichen Gefühlsausbruchs: Das vorbehaltlose Bekenntnis, die Beichte in der liebevoll-barmherzigen Gegenwart dieser Leidgeläuterten und für göttliche Heilkraft transparenten Priesterfrau bringt die Erlösung. Von ihr, von ihrem Geist und ihrer Hand «berührt» ist Orest geheilt. Nach einem gnadenvollen Heilschlaf löst sich der Fluch. Die Unterwelts-Dämonen fliehen «zum Tartarus und schlagen hinter sich die ehernen Tore fernab donnernd zu»; endlich wieder dampft «die Erde erquickenden Geruch» und lädt ihn ein, «auf ihren Flächen nach Lebensfreud' und großer Tat zu jagen».[20]

Die modernen «Geistheilerinnen» unserer Tage, die – oft gutmeinend, selten heilsam – wie Pilze aus dem Boden schießen, sollten weniger auf esoterische Theorien und auf den Hokuspokus von Ritualen, Techniken und Methoden bauen, als auf den tief humanen und religiösen, von Eigennutz und Ichhaftigkeit befreiten Geist der Iphigenie. Die wachsende Zunft moderner Heiler und Heilerinnen aller Sparten muß sich bewußt sein, daß Heilung nicht schamanenhaft-magisch ins Werk gesetzt wird, sich nicht durch Auflegen von Edelsteinen und gefühlvollen Händen anbahnen läßt, sondern ausschlaggebend auf die *heilende Kraft des Iphigenien-Geistes* angewiesen ist. Iphigenien-Geist aber ist die ebenso seltene wie kostbare Frucht eines langen und beschwerlichen Entwicklungs-, Bewußtwerdungs- und Läuterungsweges, wie er nur wenigen gelingt, zu allerletzt jener bedenklichen Heerschar paramedizinischer Heiler-Scharlatane, die ihre vermeintlichen «Heilkräfte» oder «magnetopathischen» Begabungen merkantilen Absichten und andern Machtansprüchen dienstbar machen. Durch Berge sind sie getrennt von jener «reinen Menschlichkeit» und religio, die allein imstande ist, zuallererst und grundlegend die eigenen, dann erst die fremden «Gebrechen» zu sühnen und zu heilen.

Auch in «Wilhelm Meisters Wanderjahren» tritt ein merkwürdiges, ein engelhaftes Wesen auf, das dank einer geheimnisvollen Verbundenheit mit dem Weltall über besondere Heilkräfte verfügt: *Makarie.* Diese rätselhafte Frau im ersten und dritten Buch des Romans ist das Urbild einer weisen «Großen Mutter», ist auch der Archetyp der Heilerin. Diese seltsame Gestalt ist von «Mantelfalten umschlagen, damit alles zusammen ein offenbares Rätsel bleibe, die Menschen fort und fort ergötze und ihnen zu schaffen mache».[21] Diese verhüllende «Bemäntelung» gilt nicht nur für seinen «Faust II» und dessen Mütter-Szene; sie gilt vielmehr für manche seiner eindrücklichsten Gestalten, so auch für die geheimnisumwitterte Makarie. Diese alte Weise erscheint als numinoses Urbild der Frau. Hoch intuitiv, ja medial begabt, erfaßt ihre ahnende Wahrnehmung den tiefen und innigen Zusammenhang der Dinge. Sie fühlt die «Einwirkung der unterirdisch fließenden Wasser, metallischer Lager und Gänge, sowie der Steinkohlen».[22] Zu allen Elementen und Gestirnen hat sie eine tiefe innere Beziehung. Goethe schildert sie als *Schlichterin, aber auch Heilerin*: Lydie, die tieftraurig, klarer Gedanken unfähig, mit starken Kopfschmerzen Makarie aufsucht, wird schon durch ihre Berührung geheilt.

In Makariens Bezirk wirkt, gewissermaßen als ihr ergänzender männlicher Gegenpart und als geistig-intellektueller Interpret und Deuter des Mysteriums, das Makarie darstellt, *Montan,* eine jener Arztgestalten, in die Goethe eigenes «Herzblut» transfundiert hat, die aber wenig zur Kenntnis genommen wird. Montan, der frühere Jarno der «Lehrjahre», ist Arzt, Mathematiker und Astronom zugleich. Er repräsentiert das logische, das klar begriffliche Denken und die zielgerichtete Kraft des männlichen Intellekts. Seine geistige Partnerin Makarie, die Mediale, die Quellen- und Gesteinsfühlerin, verkörpert die ahnende weibliche Wahrnehmung jener tiefsten Zusammenhänge, deren Erfahrung Faust verwehrt bleibt, nämlich das tiefere Wissen «wie alles sich zum Ganzen webt / Eins in dem andern wirkt und lebt!». Diese beiden strahlkräftigen Gestalten sind aufeinander angewiesen. Sie ergänzen sich zu einer ausgewogenen Ganzheit, die man sich – übersetzt in die Verhältnisse unserer Zeit – als ganzheitliches Idealbild einer therapeutischen Gemeinschaft vorstellen könnte:

Diese beiden Welten gegen einander zu bewegen, ihre beiderseitigen Eigenschaften in der vorübergehenden Lebenserscheinung zu manifestieren, das ist die höchste Gestalt wozu sich der Mensch auszubilden hat.[23]

Dieses seltsame Paar – Makarie und Montan – könnte man sich als Leitbild einer androgynen Medizin von morgen denken (vgl. S. 267 f.).

TOD UND UNSTERBLICHKEIT BEI GOETHE

«Man mag so gern das Leben aus dem Tode betrachten, und zwar nicht von der Nachtseite, sondern von der ewigen Tagseite her, wo der Tod immer vom Leben verschlungen wird.» [1]

Von Jugend auf und ein Leben lang war Goethe der grausamen Szenerie des Todes ausgesetzt: einerseits durch die eigenen schweren Krankheiten, die ihn immer wieder an die Schwelle des Todes brachten, andererseits durch häufige Todesfälle in seinem Lebensumkreis.

Außer dem Tod seiner Eltern, dem frühen Hinschied der Schwester und mehrerer eigener Kinder, erlebte Goethe auch das schwere Sterben seiner Frau, den Verlust seiner Freunde Herder und Wieland, jenen seines Weimarer Regenten und Freundes, Großherzog Carl August, sowie den Tod seines engsten Vertrauten Schiller. Am erschütterndsten aber war für ihn «das Ausbleiben seines Sohnes» August, wie er – bei seiner merkwürdigen Vermeidung des Wortes Tod – diesen schweren Schicksalsschlag euphemistisch umschrieb.

GENIE DER ABWEHR. «VORWÄRTS ÜBER GRÄBER»

«[...] über Gräber, vorwärts!»[2] Auch diesen trotzig-desperaten Ausruf Goethes könnte man als ein Leitmotiv seines Lebens bezeichnen und dabei heraushören, wie verzweifelt dieser Dichter gegen «unbezwingliche Trauer, entkräftenden Jammer» ankämpfte.

Alles setzte er daran, sich nicht in Totentrauer zu verlieren. Um keinen Preis wollte er sich in seinem täglichen Vorwärtsschreiten beirren oder gar lähmen lassen. Besonders der jüngere Goethe war ein Genie der Abwehr, das jeden ihm unfruchtbar, nicht lebensdienlich erscheinenden Einfluß mit *sacro egoismo* von sich abhielt. Die kalten Strahlungen des Todes mit ihrer Zerstörung und Auflösung waren ihm, dem so innig dem

Leben Zugewandten, vor allem in seiner ersten Lebenshälfte entsetzlich und verhaßt.

Dem Todesproblem ist er vorerst konsequent ausgewichen. Seine entsprechend vehemente Abwehr gegenüber Sterben und Tod ist notorisch: «Entzieht euch dem verstorb'nen Zeug, Lebend'ges laßt uns lieben!» Manche Zeitgenossen haben es beklagt, daß Goethe selber diesen Zuspruch seiner «Zahmen Xenien» in fast kränkendem Übermaß beherzigte; sich mit Mephistopheles allzu eigennützig an den Grundsatz hielt: «Am meisten lieb ich mir die vollen, frischen Wangen, für einen Leichnam bin ich nicht zu Haus.» [3]

Seiner Umwelt war hinlänglich bekannt, wie sehr er sich der Kulisse des Todes zu entziehen wußte, wie er nur schon die Worte Sterben und Tod ungern aussprach und vielmehr beschönigende Umschreibungen vorzog. Die Teilnahme an Bestattungen und Abdankungen, der Besuch von Friedhöfen sowie der Anblick Sterbender und Verstorbener oder ihrer Totenmasken war ihm eine Pein. Überaus behutsam mußte man vorgehen, um ihm eine Todesnachricht beizubringen.

Dieses – scheinbar eigennützige, fast grausame – mephistophelische Prinzip des «Da dank ich euch, denn mit den Toten hab' ich mich niemals gern befangen» [4] kannte und respektierte die Freundin Charlotte v. Stein, wenn sie kurz vor dem Tod Anweisungen gab, daß ihr Leichenzug nicht vorbei an Goethes Haus, sondern über Umwege zum Friedhof geleitet werde.

Fragen wir nun nach den *tieferen Gründen seiner überschießenden Abwehr* gegenüber Sterben und Tod. Es gibt zahlreiche persönliche Bekenntnisse Goethes, die uns ahnen lassen, wie überaus erschütternd, aufwühlend, ja entsetzlich die Szenerie des Todes, vor allem beim Verlust Nahestehender, auf ihn wirkte. So bekennt er gegenüber Eckermann nach dem Tod seines Sohnes, er müsse «mit Gewalt arbeiten, um sich oben zu halten und sich in diese plötzliche Trennung zu schicken». Der Tod sei «etwas so Seltsames, daß man ihn unerachtet aller Erfahrung bei einem uns teueren Gegenstande nicht für möglich hält und er immer als etwas Unglaubliches und Unerwartetes eintritt»; er sei «gewissermaßen eine Unmöglichkeit, die plötzlich zur Wirklichkeit wird». Und dieser

Übergang aus einer uns bekannten Existenz in eine andere, von der wir auch gar nichts wissen, sei etwas so Gewaltsames, daß es für die Zurückbleibenden nicht ohne die tiefste Erschütterung abgeht.[5]

In seinen «Maximen und Reflexionen» hält er fest, daß «in jeder großen Trennung ein Keim von Wahnsinn» liege und daß man sich hüten müsse, «ihn nachdenklich auszubrüten und zu pflegen». Dieser äußerst sensible und anfechtbare Dichter hatte offenbar allen Grund um sein schwer erkämpftes und höchst labiles Seelengleichgewicht streng bedacht zu sein. Sein ausgeprägter prophylaktischer Instinkt hielt ihn gewaltsam davon ab, «an dasjenige mit Worten zu rühren, was dem Gefühl unerträglich ist». Der innere Konflikt zwischen – an sich gebotener – Trauerarbeit und hartnäckiger Verdrängung, seine Tendenz, sich nicht «dem Schmerz natürlich zu überlassen», sondern ihn zu unterschlagen, sich mit «Beihülfen der Kultur zusammenzunehmen» und sein untaugliches Abwehrmanöver einer nun erst recht intensiven, extrem angestrengten Arbeit hat in ihm häufig körperliche Erkrankungen ausgelöst (vgl. S. 81 f.).

DAS SELBSTMORDPROBLEM BEI GOETHE

Es entspricht der spannungsvollen Polarität und gehört zum zwiespältigen Wesen dieses Dichters, daß er, obwohl er Tod und Sterben perhorreszierte, wiederholt von Selbstmordgedanken verfolgt wurde.

Vor allem in seiner ersten Lebenshälfte stellte sich das Suizidproblem für ihn ernsthaft. Zur «Werther»-Zeit wurde dessen Erörterung fast zu einer zwangshaften Idee. Öfters hat Goethe bekenntnishaft zur eigenen Selbstmordgefährdung Stellung genommen. Auch mußte er dieses Problem mehrfach dichterisch gestalten, wohl um es auf diese schöpferische Weise immer wieder zu überwinden, zum Beispiel in «Werthers Leiden» (vgl. S. 137 f.) und im «Faust» (vgl. S. 141).

Aber nicht nur dichterisch verhüllt, sondern auch unmittelbar, im persönlichen Bekenntnis hat Goethe öfters seine zeitweilige Suizidgefährdung unverhohlen erwähnt.

In «Dichtung und Wahrheit» bekennt er juvenile Suizidphantasien und makabre «Spielereien» während seiner Leipziger Studentenzeit. In besonders disharmonischen Nächten hatte er damals vor dem Einschlafen versucht, ob er den Mut habe, einen Dolch langsam in seine Brust einzusenken. Ernsthafter wirkt ein Briefabschnitt des etwa Sechzigjährigen an seinen Musikerfreund Zelter:

> *Wenn das taedium vitae den Menschen ergreift, so ist er nur zu bedauern, nicht zu schelten. Daß alle Symptome dieser wunderlichen [...] Krankheit auch einmal mein Innerstes durchrast haben, daran läßt Werther wohl niemand zweifeln. Ich weiß recht gut, was es mich für [...] Anstrengungen kostete, damals den Wellen des Todes zu entkommen, so wie ich mich auch aus manchem späteren Schiffbruch nur mühsam rettete.*[6]

Die auch in höherem Alter zeitweilig latent vorhandene Suizidgefährdung wird in einem fast entsetzten Rückblick des Fünfundsiebzigjährigen auf das «Werther»-Buch spürbar: «Es sind lauter Brandraketen! Es wird mir unheimlich dabei, und ich fürchte, den pathologischen Zustand wieder durchzuempfinden, aus dem es hervorging.»[7]

BEWÄLTIGUNG DER TODESANGST

Es ist beeindruckend, wie Goethe seine zwiespältige Einstellung zu Sterben und Tod im Verlauf seines Lebens wandelt und veredelt! Das Todes-Phänomen, jenes kardinale Tabu seiner jüngern Jahre, kann er mit steigender Lebensspirale fruchtbar in die Fülle seines Lebens integrieren. Dieser bohrendsten aller Fragen weicht er nicht mehr aus. Vielmehr gelingt es ihm, soweit dies in einem Menschenleben überhaupt möglich ist, dem Tod den Stachel zu nehmen.

Die stete Entwicklung und Erweiterung, die Goethes Weltanschauung sowie sein gestaltetes Leben kennzeichnen, schlägt sich vorbildlich, für die Nachwelt ebenso herausfordernd wie hilfreich, auch in seiner Bewältigung der Todesproblematik nieder. Mehr und mehr gelingt ihm die unerhörte Lebenskunst, «das Leben aus dem Tode zu betrachten, und zwar nicht von der Nachtseite, sondern von der ewigen Tagseite her, wo der Tod immer vom Leben verschlungen wird».

«Als ob ein Lebensquell dem Tod entspränge»: Diese Erkenntnis läßt ihn nicht nur bei der Betrachtung von Schillers Totenschädel schaudern, sondern sie prägt grundsätzlich die Stimmung und besänftigt die Todesahnungen seines Lebensabends. Goethes Bewältigung der Todesangst und seiner früher übermäßigen Todesabwehr ist Ausdruck des beispielhaft gelungenen Lebens. Sie ist Frucht einer tiefen Frömmigkeit, die zwar nichts mit konfessionell-dogmatischem Glaubensbekenntnis zu tun hat, die aber *religio* im eigentlichen, ursprünglichen Wortsinn bedeutet: Die vertrauensvolle und verehrende Rückbindung an ein geheimnisvolles göttliches Walten und die sorgfältige, zutiefst ernsthafte Berücksichtigung seines eigentlichen, in unser Herz gelegten Gesetzes. So kann er 1824 zu Eckermann die ungemein trostreichen und Zuversicht vermittelnden Worte sprechen:

> *Wenn einer fünfundsiebzig Jahre alt ist [...] kann es nicht fehlen, daß er mitunter an den Tod denke. Mich läßt dieser Gedanke in völliger Ruhe, denn ich habe die feste Überzeugung, daß unser Geist ein Wesen ist ganz unzerstörbarer Natur; es ist ein fortwirkendes von Ewigkeit zu Ewigkeit. Es ist der Sonne ähnlich, die bloß unsern irdischen Augen unterzugehen scheint, die aber eigentlich nie untergeht, sondern unaufhörlich fortleuchtet.*[8]

DER UNSTERBLICHKEITSGLAUBE EINES ALTEN WEISEN

Woher schöpft und wie versteht Goethe diese feste Überzeugung von der unzerstörbaren Natur des menschlichen Geistes? Unermüdlich, in stets gesteigerten, immer eindringlicheren Varianten, hat der Dichter – vor allem in seiner Alterslyrik – die Quintessenz seiner Unsterblichkeitshoffnung dichterisch gestaltet. Besonders eindrücklich in seiner «Apotheose des Künstlers»:

Denn was ein guter Mensch erreichen kann,
Ist nicht im engen Raum des Lebens zu erreichen.
Drum lebt er auch nach seinem Tode fort
Und ist so wirksam, als er lebte;
Die gute Tat, das schöne Wort,
Es strebt unsterblich, wie er sterblich strebte.
So lebst auch du durch ungemessene Zeit.
Genieße der Unsterblichkeit!

Streben und Unsterblichkeit sind hier in jenen ebenso innigen wie geheimnisvollen Zusammenhang gesetzt, der beim alten Goethe so strahlkräftig durchleuchtet. Fortdauer, Unzerstörbarkeit ist für ihn eine Frucht des Strebens und der schöpferischen Leistung in der Gegenwart. Seine im Alter immer mehr gefestigte Überzeugung einer Unsterblichkeit der Seele beruht für ihn ganz entschieden auf rastlosem Wirken, strebendem Bemühen. So übergibt er Eckermann 1829 folgende Schlüsselbotschaft: «Die Überzeugung unserer Fortdauer entspringt mir aus dem *Begriff der Tätigkeit*; denn wenn ich bis an mein Ende rastlos wirke, so ist die Natur verpflichtet, mir eine andere Form des Daseins anzuweisen, wenn die jetzige meinen Geist nicht ferner auszuhalten vermag.»[9]

Memento mori ist für ihn ebensosehr, ja gebieterischer ein *memento vivere*. Es ist das geradezu imperative Postulat, immer an der Gegenwart festzuhalten, weil «jeder Zustand, ja jeder Augenblick von unendlichem Wert» sei, als der «Repräsentant einer ganzen Ewigkeit».

Diese innige Zuwendung zum Leben, gerade angesichts des Todes, ist in «Hermann und Dorothea» dichterisch dargestellt:

[...] Des Todes rührendes Bild steht
Nicht als Schrecken dem Weisen, und nicht als Ende dem Frommen.
Jenen drängt es ins Leben zurück und lehret ihn handeln;
Diesem stärkt es, zu künftigem Heil, im Trübsal die Hoffnung;
Beiden wird zum Leben der Tod.[10]

Für Goethe ist also entscheidend, daß gerade die Gewißheit des Todes den Menschen ins Leben zurückdränge, ihn zu handeln lehre, ihn ansporne zu rastloser «Tätigkeit nach innen wie nach außen». In solchem Bemühen liegt für ihn die unabdingbare Voraussetzung für Unsterblichkeit. Die Berechtigung «fortzudauern» ist für ihn nicht allein ein Geschenk «aus einer andern Welt», sondern ebensosehr eine Frage der schöpferischen Leistung in der Gegenwart.

Dieses eigenartige und eigenständige Unsterblichkeitskonzept, ja Postulat Goethes, nach welchem die Natur, ihren eigenen Grundgesetzen entsprechend, geradezu «verpflichtet» sei, dem rastlos tätigen und strebenden Geist Unsterblichkeit zu gewähren, ist einerseits anspornend und tröstlich. Andererseits aber kann es uns in dem Maße beunruhigen, ja schockieren, als wir an die Hoffnung gewöhnt sind, ohnehin – durch göttliche Gnade allein – zu jenem einstigen Paradies, jener «ewigen Ruhe» erlöst zu werden, die wir uns als gläubige Christen nach dem Tode versprechen.

Die in Goethes Alter immer mehr gefestigte innere Evidenz einer Fortdauer als Frucht schöpferischen, strebenden Bemühens ist wohl die wesentliche Quelle seiner eisernen Arbeitsdisziplin und seiner Lebensintensität trotz vielfältiger Altersgebresten, sowie auch der tiefere Ursprung seiner – trotz depressiver Phasen – stets obsiegenden Heiterkeit und Lebensbejahung.

So kann er 1824 zu Eckermann die unerhörten Worte sprechen: «Ich möchte keineswegs das Glück entbehren, an eine künftige Fortdauer zu glauben; ja ich möchte [...] sagen, daß alle diejenigen auch für dieses Leben tot sind, die kein anderes hoffen.»[11] Wenn irgendeiner dies sagt, könnten wir geneigt sein, es als pfäffisch-moralisierendes Kanzelwort wegzuwischen. Wenn dies Goethe sagt, halten wir den Atem an!

Jener Dichter, für den es «das schönste Glück des denkenden Menschen ist, das Erforschliche erforscht zu haben und das Unerforschliche ruhig zu verehren»[12], hat eine unüberwindliche Scheu, seinen Unsterblichkeitsglauben konkret auszumalen. Es ist dieselbe ehrfürchtige Scheu, die ihn auch abhält vom vermessenen Griff in den Schleier jenes numinosen Urgeheimnisses, jenes unergründlichen Gottes, der «so oft genannt, dem Wesen nach blieb unbekannt».

Goethe besteht darauf, daß es dem Menschen durchaus unmöglich sei, sich ein Nicht-Sein, ein Aufhören des Denkens und Lebens vorzustellen; insofern trage jeder den Beweis der Unsterblichkeit in sich selbst und ganz unwillkürlich. Aber sobald man objektiv aus sich heraustreten wolle, sobald man dogmatisch eine persönliche Fortdauer nachweisen, begreifen wolle, jene innere Wahrnehmung philisterhaft ausstaffieren, so verliere man sich in Widersprüche.[13] Ein Unsterblichkeitsglaube kann also durch andere, zum Beispiel von der Kanzel herab, nicht vermittelt werden, vielmehr muß er *aus dem eigenen Herzensgrund* hervorquellen.

Allzu bildhafte, anschauliche, von Theologen aus «einer Legende» hergenommene Unsterblichkeitsideen sind ihm fremd. Die Hoffnung auf jenes friedliche Paradies, das sich der gläubige Christ nach dem Tode erhofft, läßt ihn unberührt. Mit der christlichen Verheißung einer «ewigen Seligkeit» wüßte er nichts anzufangen, «wenn sie ihm nicht neue Aufgaben und Schwierigkeiten zu besiegen böte». Nach seiner Auffassung ist die allzu intensive und konkrete «Beschäftigung mit Unsterblichkeitsideen [...] für vornehme Stände und besonders für Frauenzimmer, die nichts zu tun haben. Ein tüchtiger Mensch aber, der schon hier etwas Ordentliches zu tun gedenkt, der daher täglich zu streben, zu kämpfen und zu wirken hat, läßt die künftige Welt auf sich beruhen und ist tätig und nützlich in dieser.»[14]

Diese Ablehnung eines fruchtlosen, ja vermessenen Schweifens in esoterischen Ewigkeitsbetrachtungen und anthropomorphen Jenseitsvorstellungen – mit entsprechender Verfehlung dessen, «was der Tag will» – spricht Faust kurz vor seinem Tod wortgewaltig aus:

Nach drüben ist die Aussicht uns verrannt;
Tor, wer dorthin die Augen blinzelnd richtet,
Sich über Wolken seinesgleichen dichtet!
Er stehe fest und sehe hier sich um:
Dem Tüchtigen ist diese Welt nicht stumm!
Was braucht er in die Ewigkeit zu schweifen?
Was er erkennt, läßt sich ergreifen.
Er wandle so den Erdentag entlang;
Wenn Geister spuken, geh' er seinen Gang.
Im Weiterschreiten find' er Qual und Glück,
Er, unbefriedigt jeden Augenblick![15]

Nicht passiv-besinnliche Todesbetrachtungen und schweifende Ewigkeitsphantasien, sondern schöpferisches Weiterschreiten, unbefriedigte, rastlose, kreative Tätigkeit, Entwicklung, Metamorphose – dies ist seine Losung.

Trotz seiner grundsätzlichen Abneigung gegenüber allzu konkreten, bildhaften Unsterblichkeitsvorstellungen stoßen wir in Goethes Dichtung sowie in seinen persönlichen Äußerungen immer wieder auf den Gedanken einer *ewigen Wiederkehr*, eines geheimnisvollen *unendlichen Kreislaufes.*

Goethes dichterische Darstellung dieser ahnungsvollen Schau und ihres unergründlichen Geheimnisses geschieht ebenso ehrfürchtig wie behutsam; zum Beispiel mit den Worten des Erdgeistes im «Faust»: «Geburt und Grab, ein ewiges Leben, ein wechselnd Weben, ein glühend Leben», sowie besonders innig im «Gesang der Geister über den Wassern»:

Des Menschen Seele
Gleicht dem Wasser:
Vom Himmel kommt es,
Zum Himmel steigt es,
Und wieder nieder
Zur Erde muß es,
Ewig wechselnd.[16]

Hat der junge Weimarer Geheimrat, zumindest in der Zeit seiner Liebe zu Charlotte v. Stein, an die *menschliche Reinkarnation* geglaubt? Einige Äußerungen in Gedicht, Gespräch und Brief scheinen dies zu bestätigen, zum Beispiel seine Bemerkung gegenüber Wieland: «Ich kann mir die Bedeutsamkeit, die Macht, die diese Frau über mich hat, anders nicht erklären als durch Seelenwanderung. Ja, wir waren einst Mann und Weib.» Auch Briefbekenntnisse an Charlotte v. Stein sprechen in dieser Richtung: «Wie gut ist's, daß der Mensch sterbe, um nur die Eindrücke auszulöschen und gebadet wiederzukommen.» Ergriffen vom Bewußtsein tiefer Seelenverwandtschaft bezeugt er der Geliebten: «Ach, du warst in abgelebten Zeiten / Meine Schwester oder meine Frau.»[17]

In der Dichtung und im persönlichen Bekenntnis des älteren Goethe sucht man derartig konkrete, anthropomorphe Vorstellungen einer Wiederkehr auf diese Welt vergeblich. Wann immer er es versucht, seinen Unsterblichkeitsglauben näher zu umschreiben, geschieht dies sehr behutsam, auf der Basis eigener Naturforschung sowie in Anlehnung an philosophisches Gedankengut. So in der «Metamorphose der Pflanzen» (1790) und der «Metamorphose der Tiere» (1806). Sein Metamorphosen-Konzept setzt er zum Aristotelischen Begriff der *Entelechie* und zur *Monaden-Lehre* von Leibniz in Beziehung. Goethes Unsterblichkeitsdenken kreist um den Begriff der *Entelechischen Monade*: In rastloser Tätigkeit und unentwegter schöpferischer Gestaltung muß sie sich erhalten, um unverwüstlich und unsterblich in alle Ewigkeit fortwirken zu können. Unter der Entelechischen Monade versteht er – auf vereinfachte Formel gebracht – den geistig-seelischen Wesenskern des Menschen. Sie verkörpert eine zielsichere innere Instanz, eine ureigene «höhere Intention», den gebieterischen Auftrag zu Entwicklung, Steigerung und Metamorphose. Sie ist das *obere Leitende*, das auf Formung, «Gestaltung, Umgestaltung» drängt und dadurch Leben mehrt und steigert. Sie ist der Impuls zu Selbstgestaltung und treibt den Menschen an, sich – individuell, seinen Anlagen, seinem Wesen entsprechend – zu entwickeln.

Was Goethe in seiner «Metamorphose der Pflanzen» und in seiner «Metamorphose der Tiere» gestaltet hat, sind ohne Zweifel Einzelaspekte einer Metamorphose des Lebens ganz allgemein. Ihr Kernstück müßte «Metamorphose des Menschen» lauten: unablässiger Gestaltwandel des Menschen. Der eigentliche Sinn des Menschenlebens ist für Goethe Selbstgestaltung, man könnte es auch, modern, *Individuation* nennen. Solche Metamorphose im Sinne Goethes heißt, das gestalten und entwicklen, worauf das Leben hinauswill, der zu werden, der man wirklich ist. Die Erfüllung dieser eigentlichen, zentralen Lebensaufgabe bedeutet bei Goethe: Die Entelechie des eigenen Lebens immer klarer zu erkennen, sie unermüdlich zu fördern, entsprechend jener Briefstelle von 1827:

> *Die entelechische Monade muß sich nur in rastloser Tätigkeit erhalten; wird ihr dieses zur anderen Natur, so kann es ihr in Ewigkeit nicht an Beschäftigung fehlen [...] Wirken wir fort, bis wir [...] vom Weltgeist berufen in den Äther zurückkehren! Möge dann der ewig Lebendige uns neue Tätigkeiten, denen analog, in welchen wir uns schon erprobt, nicht versagen!*[18]

Den tiefen Gehalt dieses abstrakten Entelechie-Begriffs hat Goethe in seiner Alterslyrik vollendet gestaltet. Die Entelechische Monade, dieser unzerstörbare Wesenskern, ist angesprochen, wenn er unvermittelt seinen Unsterblichkeitsglauben an den Anfang des «Vermächtnis»-Gedichtes stellt:

> *Kein Wesen kann zu nichts zerfallen!*
> *Das Ewge regt sich fort in allen,*
> *Am Sein erhalte dich beglückt!*
> *Das Sein ist ewig: Denn Gesetze*
> *Bewahren die lebendgen Schätze,*
> *Aus welchen sich das All geschmückt.*[19]

Wenn sich menschliches Sein ewig, unsterblich erhalten will, dann darf es nicht «beharren»; vielmehr: «es soll sich regen, schaffend handeln, / Erst sich gestalten, dann verwandeln».[20] Solche schöpferische Regsamkeit, nie befriedigt, nie erlahmend – sie schafft Unsterblichkeit! Sie ermöglicht, gemäß Goethes «Urworten» – daß «keine Zeit und keine Macht zerstückelt / Geprägte Form, die lebend sich entwickelt.»[21]

In unermüdlichen Varianten macht der Dichter verständlich, daß seine Überzeugung ewiger Fortdauer unabdingbar mit dem Postulat fruchtbarer «Tätigkeit nach innen und nach außen» verbunden ist. Solche rastlose Regsamkeit darf sich jedoch nicht allein «äußerlich zerstreuen», in jener ausschließlich extravertierten Hyperaktivität, jenem lärmigen Geschiebe und ehrgeizigen Getriebe, das sich «in sich selbst zerschellt». Vielmehr muß sich schöpferische Tätigkeit immer wieder sammeln zu jenem «inneren Erneuen, das den Sinn zusammenhält».

Goethes Unsterblichkeitsglaube ist eine Quintessenz seiner Weltanschauung: Sie gründet in der Überzeugung, daß der Wesenskern, das Lebenszentrum des Menschen ewig fortwirkt und fortdauert, solange es der Wandlung und Erneuerung, des *Stirb und Werde* fähig bleibt; man kann auch sagen: solange es «strebend sich bemüht». Diese Auffassung muß auch unsere Tage erreichen und ist für uns eine ebenso ungeheuere wie fruchtbare Herausforderung!

Strebendes Bemühen! Dies führt uns zum innigsten Bekenntnis von Goethes Unsterblichkeitsglauben, zu jener Szene des «Faust II», in welcher der Dichter sein tiefstes Ahnen um Tod und Unsterblichkeit ausspricht und die er selber als Schlüsselszene der Dichtung bezeichnet, nämlich zur Erlösung dieser zwielichtigen Gestalt. Jener Engel, der «Faust's Unsterbliches trägt», verkündet die zentrale und hoffnungsreiche Botschaft:

Gerettet ist das edle Glied
Der Geisterwelt vom Bösen:
Wer immer strebend sich bemüht,
Den können wir erlösen!
Und hat an ihm die Liebe gar
Von oben teilgenommen,
Begegnet ihm die selige Schar
Mit herzlichem Willkommen.[22]

Diese Worte, die, wie vielgehörte, ewig junge Bibelworte, an Strahlkraft nicht verlieren, solange wir sie offenen Herzens wahrnehmen, sie werden von jenem Engel gesprochen, der – wie der Dichter ausdrücklich sagt – «Faust's Unsterbliches» trägt. Für Goethe bedeutet das Wort «erlösen» demnach nicht allein Befreiung vom Bösen, sondern meint auch Unsterblichkeit, ewiges Leben. Kurz vor seinem Tod sagt er zu Eckermann:

> *In diesen Versen ist der Schlüssel zu Faust's Rettung enthalten: In Faust selber eine immer höhere und reinere Tätigkeit bis ans Ende; und von oben die ihm zu Hülfe kommende ewige Liebe. Es steht dieses mit unserer religiösen Vorstellung durchaus in Harmonie, nach welcher wir nicht bloß durch eigene Kraft selig werden, sondern durch die hinzukommende göttliche Gnade.*[23]

Hier wird offenbar, daß sich Goethe, der frühere «dezidierte Nicht-Christ», auf dem Höhepunkt seiner Lebensweisheit nicht nur in seiner Dichtung, sondern auch in seinem Herzen der christlichen Botschaft behutsam nähert. Die frühere, im Übermaß herausgehobene Betonung des faustischen rastlosen Strebens und schöpferischen Wirkens wird ergänzt und erweitert durch die Ahnung, daß «Liebe von oben» erlösend eingreifen, Not-wendig teilnehmen muß.

GOETHE UND DAS MEDIZINSTUDIUM

«Soll zwar ein Mediziner werden,
Doch wünscht' ich rings von aller Erden,
Von allem Himmel und all Natur,
So viel mein Geist vermögt, zu fassen.» [1]

Die Kenntnis über Goethes Einstellung zum Medizinstudium beschränkt sich im allgemeinen auf jenes sarkastische Mephisto-Wort der Schülerszene: «Der Geist der Medizin ist leicht zu fassen! / Ihr durchstudiert die groß- und kleine Welt, / Um es am Ende geh'n zu lassen / Wie's Gott gefällt.» [2]

Mephisto, der Schalk, darf dies sagen und dazu noch andere gepfefferte Frivolitäten über die Medizin und ihre Ärzte von sich geben. Ausgiebig tut er dies im Rahmen jener – noch immer hochaktuellen! – *Universitätssatire,* die sich durch die erste Hälfte des «Faust I» schlingt.

Aber Goethes eigene Auffassung von dieser «Spielart humanistischer Wissenschaft, genannt Medizin» ist eine tiefere. Er weiß, daß der Geist der Medizin vielschichtig, schillernd und faszinierend, vor allem, daß er schwer zu fassen ist. Dies hat er nicht nur als medizinischer Zaungast in Leipzig und Straßburg, als Freund und Gesprächspartner bedeutender Ärzte, als medizinischer Grundlagenforscher in Anatomie und Farbenphysiologie erfahren, sondern dies hat er auch als lebenslanger Patient hautnah zur Kenntnis genommen.

MEDIZINISCHER ZAUNGAST IN STRASSBURG

Schon als Jus-Student in Leipzig und dann vor allem in Straßburg hat ihn der Geist der Heilkunde tief angezogen, dies ganz im Gegensatz zur knochentrockenen Juristerei, die in seinem Urteil nicht besonders gut wegkommt und die er gerade «mit soviel Fleiß» betrieb, «als nötig war, um die Promotion mit einigen Ehren zu absolvieren».

Ihn, den «schon früh langwierige Krankheit dem Ärztlichen nähergebracht hatte», dem alle einspurige Fachidiotie verhaßt war, der vielmehr grundsätzlich zur «Zerstreuung und Zerstückelung seines Wesens und seiner Studien» neigte, ihn «reizte das Medizinische» ungemein, weil es ihm «die Natur nach allen Seiten wo nicht aufschloß, doch gewahr werden ließ».

In Straßburg wählte Goethe als Tischgenossen vorzüglich Mediziner. Sie waren gemäß der Schilderung in «Dichtung und Wahrheit»

> *[...] die einzigen Studierenden, die sich von ihrer Wissenschaft, ihrem Metier, auch außer den Lehrstunden mit Lebhaftigkeit unterhalten. Es liegt dieses in der Natur der Sache. Die Gegenstände ihrer Bemühungen sind die sinnlichsten und zugleich die höchsten, die einfachsten und die kompliziertesten. Die Medizin beschäftigt den ganzen Menschen, weil sie sich mit dem ganzen Menschen beschäftigt. Alles, was der Jüngling lernt, deutet sogleich auf eine wichtige, zwar gefährliche, aber doch in manchem Sinn belohnende Praxis. Er wirft sich daher mit Leidenschaft auf das, was zu erkennen und zu tun ist, teils, weil es ihn an sich interessiert, teils, weil es ihm die frohe Aussicht von Selbständigkeit und Wohlhaben eröffnet.*[3]

Das letztere: «Selbständigkeit und Wohlhaben eröffnet» dürfte heute, über zweihundert Jahre später, noch vollumfänglich (aber wie lange noch?) gelten. Das erstere: «Die Medizin beschäftigt *den ganzen Menschen*, weil sie sich *mit dem ganzen Menschen* beschäftigt» – dies *sollte* heute noch gelten; dies sollte auch im Zeitalter der technischen Medizin das Wesen und das so unwiderstehlich Anziehende der Heilkunde bleiben. Allerdings erfährt heute jeder nachdenkende, um den weiteren Horizont noch bemühte, nicht fachspezialistisch-röhrenförmig eingeengte oder zum geschäftstüchtigen Unternehmer geschrumpfte Arzt, wie sehr diese ganzheitliche Schau in einer Ära der Wissensinflation und der Superspezialisierung immer schwieriger wird, ja grundsätzlich in Frage steht.

Goethe vertiefte sich, eingehender als in juristische Abhandlungen, in das damals führende medizinische *Lehrbuch Boerhaaves* (1727), dessen heilkundlich-theologische Aphorismen die Grundlage des medizinischen Unterrichtes bildeten.

Boerhaaves Kompendium entsprach als damalige medizinische «Bibel» hinsichtlich Ansehen und Bedeutung etwa dem heutigen, weltweit verbreiteten und in zehn Sprachen übersetzten *Harrison*: «Principles of Internal Medicine», einem über 2000seitigen Vielmännerbuch mit seinen zehn Editoren. Quae mutatio rerum! Während Boerhaave – in Personalunion Mediziner, Theologe, Professor für Botanik, Chemie, Pharmakologie und Medizin in Leiden – sein Kompendium allein geschrieben hat, sind am Harrison nicht weniger als 220 Kontributoren beteiligt! Boerhaave betreute einen Fakultätsbereich, der heute, 250 Jahre später, durch vielleicht 20 Ordinariate, 40 Extraordinariate, 100 Privatdozenturen und 200 Lehrbeauftragte bestritten wird. Diese Entwicklung zeigt außer dem phänomenalen Wissensfortschritt auch die Gefahren, nämlich drohende Horizontverengung und jenes Fehlen an «geistigem Band», das einen Großteil der modernen Lehrbuchschwemme (nicht aber den vorbildlichen Harrison!) kennzeichnet.

Auch in seiner Freizeit pflegte Goethe, dieser im wahren Sinne des Wortes universitäre Studiosus, gerne den Umgang mit Medizinstudenten, aber auch mit Medizinprofessoren. «Gar kein anderes Gespräch als von Medizin und Naturhistorie», hörte er in manchen Stunden und die «weitläufige [medizinische] Terminologie wurde ihm nach und nach bekannt.»

Er besuchte das Klinikum des älteren Professor Ehrmann und die Gynäkologie-Vorlesung seines Sohnes; beim berühmten Chirurgen Lobstein erwarb er sich erste Anatomie-Kenntnisse und bei Spielmann hörte er Chemie. Allerdings war er nicht ein mustergültiger Kollegbesucher. Es ging ihm in seinem Liebhaberstudium Medizin nicht um zielgerichtete Wissensanhäufung im Hinblick auf ein zu bestehendes Examen; ihn interessierte auch nicht die medizinische Systematik seiner Zeit. Vielmehr faszinierte ihn die grundsätzliche Denkungsart und Beobachtungsweise: ihm waren die wesentlichen Fragestellungen sowie die interdisziplinären Verknüpfungen der Medizin mit andern Wissensbereichen wichtig. Ihn überzeugte in der Medizin die «Beschäftigung mit dem ganzen Menschen», die Betrachtung seiner biologischen *und* seiner Tiefendimension. Jene umfassende Gesamtschau suchte und fand er, welche die heutige verschulte und spezialistisch zersplitterte Medizinerausbildung, eingeschworen auf fachspezifische Wissenseintrichterung, nicht mehr bieten kann.

Die Medizin von heute kennt auch kaum mehr jene charismatischen Lehrergestalten mit weitem Horizont, freiem Atem und zündender Strahlkraft, wie sie Goethe begeistert erfahren und verehren durfte: zum Beispiel den mitreißenden Kliniker Ehrmann, dessen enthusiastische Schilderung in «Dichtung und Wahrheit» uns moderne Professoren nachdenklich und bescheiden stimmen sollte:

> *Die große Heiterkeit und Behaglichkeit, womit der verehrte Lehrer uns von Bett zu Bett führte, die genaue Bemerkung bedeutender Symptome, die Beurteilung des Ganges der Krankheit überhaupt, die schöne hippokratische Verfahrungsart, wodurch sich, ohne Theorie, aus einer eignen Erfahrung die Gestalten des Wissens heraufgaben, die Schlußreden, mit denen er gewöhnlich seine Stunden zu krönen pflegte, das alles zog mich zu ihm und machte mir ein fremdes Fach, in das ich nur wie durch eine Ritze hineinsah, um desto reizender und lieber.*[4]

Wo sind heute die klinischen Lehrer und Erzieher, die durch «Heiterkeit und Behaglichkeit» sowie durch ganzheitlich-anschauende *hippokratische Verfahrungsart*, die Studenten begeistern, mitreißen, prägen, bilden? Wo sind jene Professoren geblieben, die – ihrem schönen Titel treu – auch noch *Bekenner* sind, nicht nur trockene Wissensvermittler; wo die begnadeten Dozenten, denen der Brückenschlag von der Wissenschaft zum Allgemeinmenschlichen gelingt? Der moderne Medizingeist scheint sie aussterben zu lassen.

Wie können heute empfängliche, begeisterungsfähige Medizinstudenten unbeschadet überleben und sich frei entfalten in einer verschulten Ausbildung, deren hektische Zufuhr von Kenntnissen und deren zunehmend steriles, anonymes Examenssystem die Kräfte des Staunens und der Begeisterung verschlingt?

DAS IDEAL «HIPPOKRATISCHER VERFAHRENSART»

Während Goethes Straßburger Studentenzeit befand sich die Medizin in einem Umbruch und Aufbruch. Dieser Wandel war geprägt durch eine Absage an die mittelalterliche, von allerlei Geheimlehren durchschlungene Heilkunde zugunsten einer neuentdeckten Forderung: *Empirie, Erfahrung, unmittelbare Anschauung* lautete die Losung. Dieser Umschwung ist zum Ausgangspunkt der heutigen fruchtbaren Entwicklung geworden. Die bedeutsame Wende schildert Goethe in «Dichtung und Wahrheit»:

> *Vorzüglichen*, denkenden und fühlenden *Geistern [war] ein Licht aufgegangen, daß die unmittelbare originelle Ansicht der Natur und ein darauf gegründetes Handeln das Beste sei, was der Mensch sich wünschen könne [...]* Erfahrung *war also abermals das allgemeine Losungswort und jedermann tat die Augen auf so gut er konnte; eigentlich aber waren es die Ärzte, die am meisten Ursache hatten, darauf zu dringen und Gelegenheit, sich darnach umzutun. Die Schriften, die uns unter dem Namen* Hippokrates *zugekommen waren, gaben das Muster, wie der Mensch die Welt* anschauen *und das Gesehene, ohne sich selbst hinein zu mischen, überliefern sollte.*[5]

Hippokratische Welt-Anschauung! Das muß Goethe angesprochen haben, ihn, dessen eigene Losung die unmittelbare, die aufmerksamste, die tief ehrfürchtige Anschauung der Naturdinge war. Schon dieser verehrenden Grundhaltung wegen, ganz abgesehen von seiner psychotherapeutischen Ader, wäre er wohl ein herausragender Arzt geworden.

Hippokratische Verfahrungsart kennzeichnet Goethes eigene Naturbetrachtung und auch seine eigene medizinische Grundlagenforschung in Botanik (Metamorphose der Pflanzen), in physiologischer Optik (Farbenlehre, physiologischer Teil) und in Anatomie, vor allem Osteologie (Wirbeltheorie der Schädelbildung, Entdeckung des Zwischenkieferknochens) (vgl. S. 221 ff.).

Den «schwer zu fassenden», den wahren und den lebendigen Geist einer Medizin, die sich mit dem ganzen Menschen beschäftigt und die den ganzen Menschen beschäftigt, finden wir in einer Heilkunde, die Hippokratisch verfährt (vgl. S. 271 f.).

Unabdingbare Voraussetzungen Hippokratischer Verfahrensart sind in Goethes Auffassung das ergriffene Staunen und die Ehrfurcht vor dem Menschen, diesem «lebendigen Wunder». Diese *Grundhaltung der Verehrung und des Staunens* hat ihn mit seinem Arztfreund Carl Gustav Carus, dem Gynäkologen, Psychologen und einfühlsamen Interpreten Goethescher Wesensart, eng verbunden. Jenes ernste Carus-Wort an die Adresse der Medizinstudenten, geschrieben vor 130 Jahren, von besonderer Aktualität auch heute, atmet ganz den Geist Goethes und könnte ebensogut von ihm selber stammen: «Ich nenne aber eines hier vor allem, worin der Schüler der Medizin sich insbesondere nebenher fortzubilden hat, und dieses ist die Gesinnung der Verehrung; welche mit einer gewissen Weihe [...] umsomehr festzuhalten ist [...] weil das Studium hier mit vielem ganz Materiellem, oft Unreinem und Rohem sich notwendig befassen muß [...]»[6]

Hippokratisch verfahren! Gesinnung der Verehrung pflegen! Welche hohe Herausforderung an eine Medizin, die sich mehr und mehr zu einer gigantischen technisch-apparativen Veranstaltung gegen Krankheit und Tod und zu einer im wahren Wortsinn un-geheueren Herrschaftstechnik entwickelt.

GEDANKENAUSTAUSCH MIT MEDIZINERN

Nicht allein mit Carus, dem Altersfreund, sondern mit einer ganzen Reihe führender Ärzte seiner Zeit stand Goethe, dieser Amateur-Mediziner, fast während seines ganzen Lebens in wissenschaftlichem Gedankenaustausch, oft auch in freundschaftlichem Kontakt.

Schon in Straßburg fand er sich in derselben Tischgesellschaft wie der pietistisch geprägte Arzt *Jung-Stilling*. Dort begegnete er auch dem

Boerhaave- und Haller-Schüler *Georg von Zimmermann*, dem späteren Leibarzt Friedrichs des Großen, einem engagierten Vertreter der neu aufblühenden hippokratisch orientierten Medizin der Erfahrung und Anschauung. Ihn lehnte Goethe allerdings in mancher Hinsicht ab: nicht zuletzt, weil er ihn als einen jener in Arztkreisen weitverbreiteten Männer empfand, deren wissenschaftliche Karriere gelingt, aber deren Leben nicht gelingt.

In Weimar wählte er *Christian Wilhelm Hufeland* als Hausarzt (von 1783 bis 1793). Dieser begnadete Medizinprofessor in Jena, Mitbegründer der Geriatrie und der medizinischen Prävention, ist der Autor eines heilkundlichen Bestsellers, der schon früh in viele Sprachen übersetzt wurde und der heute wiederentdeckt wird: «Von der Kunst, das menschliche Leben zu verlängern» (1786), später als «Makrobiotik» (1805) neu erschienen. Goethe gab dem Arzt Hufeland zwar wenig zu tun, erhielt von ihm jedoch ausgiebig diätetischen und präventiven Rat sowie mannigfache medizinische Unterrichtung.

Nach der Berufung Hufelands an die Berliner Charité wurde *Johann Christian Stark*, ebenfalls Professor in Jena, Goethes Leibarzt, Berater und Gesprächspartner. In den krankheitsbelasteten Jahren von 1816 bis 1825 betreute ihn *Wilhelm Rehbein*. Auch durch ihn erhielt er nicht nur ärztliche Betreuung, sondern die Gelegenheit, in täglichem Gespräch «physische, physiologische und pathologische Probleme durchzudenken und durchzuarbeiten». In den letzten Lebensjahren (von 1825 bis 1832) war es *Carl Vogel*, der, von Goethe ganz besonders verehrt, den greisen Dichter «hippokratisch» betreute, «cardanisch» (vgl. S. 187f.) begleitete und medizinisch belehrte.

Darf man auslassen, daß sein engster Freund, Friedrich Schiller, von Berufs wegen nicht allein Dichter und Historiker, sondern auch Arzt war? Der weltbewegende Gedankenaustausch dieser beiden sich geheimnisvoll ergänzenden Geister hat das Medizinische allerdings wohl nur selten berührt.

VORLIEBE FÜR ANTHROPOLOGIE, PSYCHOLOGIE UND PSYCHIATRIE

Zu den psychologisch-anthropologisch orientierten, in ihrer Zeit richtungsweisenden Arzt-Freunden gehörten Christian Wilhelm Hufeland, Johann Christian August Heinroth und Carl Gustav Carus.

Hufeland, obschon ein eifriger Gegner der damals leidenschaftlich umfochtenen mystisch-esoterischen Medizin von Anton Messmer, zeichnete sich durch große Offenheit für psychosomatische Aspekte von Gesundheit und Krankheit aus. Er war ein Meister jener zweiäugigen Ganzheits-Sicht, die moderne Lehrstuhlinhaber vom einäugigen Habitus Wagners (vgl. S. 237 f.) oft verloren haben.

Ein Briefwechsel zwischen Hufeland und dem von Klima und Barometerstand in seinem Wohlbefinden und in seiner Arbeitskraft stark beeinflußbaren Dichter handelt von der Wirkung barometrischer Luftveränderungen auf Soma und Psyche. Dies ist ein bedeutendes Thema, das die klassische Medizin, in ihrer «Kopfscheu» gegenüber den nicht meß- und reproduzierbaren psychosomatischen Aspekten der Heilkunde, aus ihrem Forschungsbereich ausklammert. Seltsamerweise, denn viele Patienten haben es hinsichtlich Wetterfühligkeit wie Goethe: sie sprechen ungemein häufig über dieses Problem, und sie haben ihre klaren Erfahrungen und Auffassungen über den Einfluß des Wetters auf ihr Befinden und auf ihre Beschwerden.

Heinroth, Psychiatrie-Professor an der Universität Leipzig und Verfechter einer anthropologisch orientierten Psychiatrie, vertrat gegenüber einer entgegengesetzten, mechanistisch-somatischen Richtung die damals pionierhafte Auffassung, daß Geisteskrankheiten meist psychogen seien: Folge falscher Einstellung, verleugneter Vernunft, mißachteter «Moral», überbordender Leidenschaft. Gleichzeitig auftretende körperliche Störungen erachtete er als sekundäre Begleitsymptome des primär seelischen Leidens.

Den seelenkundigen Goethe mußte dieses Konzept ansprechen. Heinroths «Lehrbuch der Anthropologie» (1822) war Goethe bekannt. Im zweiten Band seines naturwissenschaftlichen Werkes «Zur Morphologie» kommt er darauf zu sprechen. In dem berühmten Abschnitt über «Bedeutende Fördernis durch ein einziges geistreiches Wort» hebt der Dichter die belebende und bewußtseinserhellende Wirkung des «geistreichen», des psychoanalytisch gewissermaßen ins Schwarze treffenden Wortes hervor. Heinroth hatte in seiner Anthropologie Goethes Wesensart analysiert und dabei zielsicher erfaßt, daß Goethes Denken gegenständlich sei, sein Denken ein Anschauen, sein Anschauen ein Denken. Diese geheimnisvoll komplementäre Begabung, im Verein mit seiner Begeisterung für «Hippokratische Verfahrensart», hätte den Dichter und Naturforscher Goethe wohl auch zum Beruf des Arztes prädestiniert; denn damals wie heute kennzeichnet den wahren Arzt das Gleichmaß, das harmonische Wechselspiel von unmittelbarem Anschauen und Denken, seine Fähigkeit, die Kräfte des Schauens in das Denken hineinzunehmen.

In der Begegnung und im Gedankenaustausch mit dem um vierzig Jahre jüngeren *Carus* erlebte der betagte Dichter und Naturforscher die Genugtuung, daß «das Alter kein größeres Glück empfindet, als daß es sich in die Jugend hineingewachsen fühlt und mit ihr nun fortwächst [...] auf einer Altersstufe, wo man sonst nur die vergangene Zeit zu loben pflegt».[7] Man kann Carus (1789–1869), diesen vielseitig gebildeten und genialen Mann, notabene: den *Entdecker des Unbewußten*, schon ein halbes Jahrhundert vor Freud und Jung, als Goethes begabtesten Schüler betrachten, dem Lehrer und Vorbild geistig verwandt, Urwahrheiten wie dieser ahnend und sie so aussprechend, daß sie von Goethe stammen könnten, inhaltlich und sprachlich. Vor allem im Metamorphose-Begriff, als Kernstück ihrer Weltanschauung, erkannten sie Seelenverwandtschaft und bestätigenden Gleichklang ihres Denkens.

Auch Carus war universell: einerseits war er ein hochangesehener Gynäkologe, der tonangebende Mediziner Dresdens und königlicher Hofarzt; andererseits war er Maler, vor allem romantischer Landschaften im Stil von Caspar David Friedrich; vor allem aber war er Philosoph und Psychologe. Seine Schriften «Psyche, zur Entwicklungsgeschichte der Seele» (1846) und «Symbolik der menschlichen Gestalt» (1853) finden heute, im Zeitalter tiefenpsychologischer Öffnung, mehr Beachtung als zu seinen Lebzeiten. Von Carus' «Vorlesungen über Psychologie» (1828) war der greise Goethe angetan.

ANATOMIE – GOETHES MEDIZINISCHES HERZSTÜCK

Wenn wir das Wort *dilettare* im ursprünglichen Wortsinn innigen Liebhabens verstehen, können wir Goethe als einen der größten, der vielseitigsten Dilettanten bezeichnen. Für diesen umfassenden Panamateur gehörte neben Malerei, Musik, Botanik und Farbenlehre auch die Medizin zu den allernächsten Nachbarsphären seiner Kunstübung als Dichter. Innerhalb der Medizin hatte es ihm die Anatomie ganz besonders angetan; sie war sein medizinisches Herzstück. Er studierte sie vor allem in Jena unter der Anleitung des Anatomen Loder. Bald beherrschte er die Körperbau-Lehre so weit, daß er auch Schülern der Weimarer Kunstakademie dieses Fach mit Begeisterung dozierte, mit besonderer Vorliebe die Bänder- und die Knochenlehre, diese «durch eine besondere Verrücktheit der medizinischen Jugend vernachlässigten» Sparte der Anatomie.

Menschliche und tierische Knochen waren für ihn alles andere als knochentrocken! Vielmehr empfand er es als einen «peinlich-süßen Zustand», sich als Lehrer und Forscher mit der Osteologie zu befassen. Ja, die Knochenlehre war für ihn, den ewig Staunenden, den jünglingshaft Begeisterungsfähigen, ein berauschendes Himmelsgeschenk und bereitete ihm «solche Freude, daß sich in ihm alle Eingeweide bewegen». Die Entdeckung des menschlichen Zwischenkieferknochens war für ihn beglückender als ein Fund von «Gold und Silber». Können heutige Forscher und Anatomielehrer solche Begeisterungsstürme nachvollziehen?

In der Anatomie faszinierte Goethe zuvorderst die vergleichende Betrachtungsweise, die Suche nach dem morphologischen Urtyp, die «geheime Verwandtschaft» im gemeinsamen Bauplan. So entwickelte er die «Wirbeltheorie des Schädels, wonach derselbe aus umgestalteten

Wirbeln entstanden sein soll; eine Metamorphosen-Theorie, die sich allerdings als Irrtum erwiesen hat. Kein Irrtum, wenn auch der damaligen Schulmeinung schroff widersprechend, war seine Entdeckung, genauer Wiederentdeckung, des *Zwischenkieferknochens*. Nach dem Dogma tonangebender Anatomen seiner Zeit sollte dieses Knöchlein beim Menschen fehlen, was sie als wesentliches Unterscheidungsmerkmal zwischen Mensch und Tier betrachteten, eine Auffassung, die der «hippokratischen Verfahrensart» des unvoreingenommen beobachtenden und schauenden Naturforschers Goethe unerträglich war und die er widerlegte. Der unermüdlich Suchende konnte diesen Knochen im Menschenschädel nachweisen (vgl. S. 229f.).

Goethes Liebe zur Anatomie hat in «Wilhelm Meisters Wanderjahren» ihren dichterischen Niederschlag gefunden. Während seiner Ausbildung zum Wundarzt betreibt Wilhelm Meister das Grundstudium der Anatomie mit besonderem Eifer. In diesem Bildungsroman wird der Gedanke der *plastischen Anatomie* geboren: nämlich die Idee, angesichts eines schon damals bestehenden Mangels an Leichen für den Anatomieunterricht als Ersatz anatomische Modelle in Gips, Wachs oder ähnlichen Materialien herzustellen. Dieser Gedanke taucht in Goethes allerletztem Lebensjahr fast obsessiv wieder auf; der greise Dichter, inzwischen Ehrendoktor der Medizin an der Universität Jena, macht in einem seiner letzten Briefe (an Geheimrat Beuth in Berlin) den Vorschlag, man solle einen Anatomen, einen Bildhauer und einen Gipsgießer nach Florenz schicken, um die dort bereits erblühte Kunst der plastischen Anatomie zu erlernen und sie in Deutschland einzuführen.

Bedenken moderne Gymnasiasten, Medizinstudenten, Krankenschwestern, Prosektoren und Professoren, wenn sie im Anatomie-Unterricht von den heute weitverbreiteten plastischen Modellen aus Kunststoff so selbstverständlich profitieren, daß eine innovative Idee des Dichters, einmal mehr eines seiner berühmten *aperçus*, zu dieser Entwicklung beigetragen hat?

Auch mit einem andern Grundlagenfach der Medizin hat sich Goethe über Jahrzehnte beschäftigt: mit der *physiologischen Optik*. Seine Studien haben sich in der «Farbenlehre» niedergeschlagen, jener ebenso grandiosen wie umstrittenen, ebenso ressentimentbeladenen wie grob mißverstandenen «Farbentheologie», die Goethe als sein bedeutendstes Werk betrachtete, dem aber erst in letzter Zeit tieferes Verständnis zuteil wurde, zum Beispiel durch Rudolf Steiner[8], Werner Heisenberg[9], Gottfried Benn[10], Albrecht Schöne[11] und Karl Otto Conrady[12] (vgl. S. 231 f.).

GOETHE ALS MEDIZINKRITIKER

Moderne Medizinerneuerer könnten Goethe als Anwalt ihrer Reformbemühungen beschwören. Auch er hat die Entwicklung der Medizin, ihre Bewegungen und Strömungen, ihre Fortschritte und Irrwege aufmerksam verfolgt und kritisch betrachtet. Vor allem im Alter haben ihn einige, sich schon damals abzeichnende Mißstände (die sich heute zu Notständen auswachsen könnten!) irritiert und zu unverhohlener Kritik veranlaßt. So klagt er 1809:

> *Es ist alles [...] in den Wissenschaften zu weitschichtig geworden. Auf unsern Kathedern werden die einzelnen Fächer planmäßig zu halbjährigen Vorlesungen mit Gewalt auseinandergezogen. Die Reihe von wirklichen Erfindungen ist gering, besonders, wenn man sie durch ein paar Jahrhunderte im Zusammenhange betrachtet. Das meiste, was getrieben wird, ist doch nur Wiederholung von dem, was dieser oder jener berühmte Vorgänger gesagt hat. Von einem selbständigen Wissen ist kaum die Rede. Man treibt die jungen Leute herdenweise in Stuben und Hörsäle zusammen und speist sie [...] mit [...] Worten ab. Die Anschauung, die oft dem Lehrer selbst fehlt, mögen sich die Schüler hinterdrein verschaffen!*[13]

Wie erschütternd zeitgemäß! Welch schonungsloser Spiegel wird hier moderner Forschung und Lehre vorgehalten!: Gigantische Stoffüberladung, mangelnde Trennung von Spreu und Weizen, sprich «wirklicher

Erfindungen»; sterile «Wiederholung», in unorigineller «Schreib'ste – bleib'ste»-Manier; mangelnde Durchdringung und «Anschauung, die oft dem Lehrer selbst fehlt»; ungenügende Erziehung der Studenten zu «selbständigem Wissen», fehlende Sensibilisierung zum «Anschauen» interdisziplinärer Zusammenhänge: – all dies sind heute weitverbreitete Mißstände, die offenbar schon zu Goethes Zeit den universitären Betrieb kennzeichneten. Den Sechzigjährigen bewogen sie zu folgendem, auch heute beherzigenswertem Rat an seinen Sohn: «Es kommt beim Studieren alles darauf an, daß man über das, was man sich zueignen will, Schritt vor Schritt Herr bleibe. Sobald einem das Überlieferte über den Kopf wächst, so wird man entweder dumpf oder verdrießlich und kommt gar zu leicht in Versuchung, alles abzuschütteln.»

Solch verdrießliche Stimmung mag hier und dort moderne Medizinstudenten befallen. Bevor wir, die zeitgenössischen Professoren, uns über ihre Apathie und über ihr dumpfes Desinteresse beklagen, sollte dieser weise väterliche Rat auch uns nachdenklich stimmen und uns zu kritischer Selbstbetrachtung (zum Beispiel unseres Formats als Hochschullehrer) veranlassen.

Wer heutzutage Ausschau nach grundlegenden Studienreformen hält und wer für sie kämpft, darf sich, wenn auch als Rufer in der Wüste, durch eine sehr zeitgemäße Bemerkung Goethes zu Eckermann bestärken lassen:

> *Überall [...] treibt man auf Akademien viel zu viel und gar zuviel Unnützes. Auch dehnen die einzelnen Lehrer ihre Fächer zu weit aus, bei weitem über die Bedürfnisse der Hörer. In früherer Zeit wurde Chemie und Botanik, als zur Arzneikunde gehörig, vorgetragen, und der Mediziner hatte daran genug. Jetzt aber sind Chemie und Botanik eigene, unübersehbare Wissenschaften geworden [...] und man will sie dem Mediziner mit zumuten! Daraus aber kann nichts werden; das eine wird über das andere unterlassen und vergessen. Wer klug ist, lehnet daher alle zerstreuende Anforderungen ab [...]*[14]

Durch mutiges Ausmisten «zerstreuender Anforderungen» und durch konsequentes Überbordwerfen eines Übermaßes an propädeutischem

Ballast könnte Raum gewonnen werden für Wesentliches, für «hippokratische Verfahrensart», für «denkendes Anschauen».

Vielleicht fände sich dann sogar ein Freiraum für die *notwendige Rückkehr zu einem neuen Philosophicum*: einen zeitgemäßen Brückenschlag von der biologischen Medizin zu geisteswissenschaftlichen Horizonten. Ein modernes «Philosophicum» müßte ein «Anthropologicum», ein «Psychologicum» sein sowie eine ernsthafte, studienbegleitende Unterweisung in *ärztlicher Ethik* und in *psychosozialer Medizin*. Ohne diese Rückbesinnung der Medizin auf ihre Wurzeln, auf ihr tragendes humanistisches Fundament wird zwar medizinische Heiltechnik weiterhin voranstürmen, aber ärztliche Heilkunst wird mehr und mehr in Frage gestellt sein. Durch eine durchgreifende Studienreform mit Renaissance eines zeitgemäßen «Philosophicums» könnte auch jene bedenkliche Unbildung gemildert werden, die vielen Medizinern, trotz allen Prunks an Spezialwissen, anhaftet.

Wertvolle Valenzen würden frei für die Erfüllung jener hochstrebenden Erwartung des angehenden Medizinstudenten im «Urfaust», jenes rührenden und berechtigten Anspruchs wohl aller Medizinstudenten aller Zeitalter, auch des unseren, des technischen-computerisierten:

Soll zwar ein Mediziner werden
Doch wünscht' ich rings von aller Erden,
Von allem Himmel und all Natur,
So viel mein Geist vermögt, zu fassen.

«Von aller Erden» – möglichst viel zu fassen! Dieser fundamentale Grundsatz muß im Medizinstudium auch künftig vollumfänglich gelten. Man wird ihn sorgfältig pflegen müssen, wenn auch weniger spezialistisch zerstreuend als vielmehr praxisbezogen und einer Hausarzt-Medizin gerecht.

«Von allem Himmel» – auch zu fassen! Ein obsoleter, utopischer Wunschtraum? So scheint es, denn die «Himmels-Aspekte» sind unserem pragmatischen, auf Unterwerfung und Beherrschung ausgerichteten Fortschrittsverständnis fremd geworden. Sie gelten als verwaschen und verdächtig; sie sind der vertrauten rechnerisch-messenden Denkweise und Methodik unzugänglich, deshalb ausgeklammert. Und dennoch: auch «von allem Himmel» sollte das künftige Studium künden – soviel der «Geist vermögt zu fassen»: das hieße, in unsere Tage übersetzt: Von *interdisziplinärer und integrativer Universalität* müßte die Universität (ihrem Namen treu!) gerade im Medizinstudium künden; geisteswissenschaftliche Elemente müßten einbezogen werden (vgl. S. 271 f.).

Diese Öffnung sollte schon jene ersten, oft qualvollen Studiensemester betreffen, die mit ihrer Stoffauswahl heute kaum einer ausgewogenen Selektion, Ausbildung und Erziehung zum Arzt dienen; vielmehr, so scheint es, der fragwürdigen Elimination mancher Studenten, die kognitiv, memorativ die unsinnige Hürde propädeutischer Examina nicht nehmen, die aber in ihrer Gesinnung und Haltung dennoch zum Arztsein berufen wären, «kortikal» ein bißchen weniger begabt, aber vielleicht «kordial» um so mehr gerüstet.

«Von allem Himmel und all Natur» – ausgewogen viel zu fassen! Ist das die utopische Vision eines präsenilen Phantasten, der als Anwalt seines schwärmerischen Anliegens sogar den alten Goethe bemüht? Einige Kollegen mögen so denken. Die medizinische Jugend einer Zeitenwende fühlt anders.

DAS BILD DES ARZTES BEI GOETHE

«Wenn der zur lebhaften Beobachtung aufgeforderte Mensch mit der Natur einen Kampf zu bestehen anfängt, so fühlt er zuerst einen ungeheuren Trieb, die Gegenstände zu unterwerfen. Es dauert aber nicht lange, so dringen sie dergestalt gewaltig auf ihn ein, daß er wohl fühlt, wie sehr er Ursache hat, auch ihre Macht anzuerkennen und ihre Einwirkung zu verehren» [1]

Ärzte sind in hohem Maß zur «lebhaften Beobachtung» der Natur aufgefordert, und sie haben mit ihr, vor allem mit der erkrankten Natur, einen erbitterten «Kampf zu bestehen». Seit jeher sind Ärzte hin- und hergerissen zwischen dem *Trieb «die Gegenstände zu unterwerfen»*, und der *Bereitschaft, ihre Macht «zu verehren»*.

In einer Epoche erfolgreicher Heiltechnik sind ihre Jünger zunehmend dem Mythos technischer Allmacht verfallen. Ihre Wissenschaft ist übermäßig auf Beherrschung ausgerichtet. Wie alle andern Naturwissenschaften hat sich auch die moderne Medizin zu einer unterwerfenden Herrschaftstechnik entwickelt. Das verehrende Wissenschafts- und Forschungskonzept Goethes wird ihr zunehmend fremd (vgl. S. 223 f.).

Im Gefolge dieser Entwicklung ist die ursprüngliche Idee des Arztes in Auflösung begriffen. An seine Stelle ist der Heiltechniker getreten. Die Rückbesinnung auf vergessene, aber noch immer gültige Normen ärztlichen Wesens und Wirkens tut not. Die Renaissance eines ursprünglichen Arztbildes könnte einen neuen Medizingeist schaffen, der das unterwerfende und das verehrende Element zu vermehrter Harmonie bringt.

Seit jeher künden die großen Denker der Menschheit vom uralten ethischen Imperativ verehrender ärztlicher Grundhaltung – wenn auch oft zu tauben Ohren. Beherzigenswerte Postulate an die Jünger Äskulaps findet man auch im Werk jenes Dichters, dessen eigene Wissenschaft so beispielhaft durch das verehrende Element geprägt ist, der ein Leben lang auf Ärzte angewiesen war und der das instinktive Geschick hatte, sich fachlich hochstehenden und ethisch herausragenden Ärzten anzuvertrauen. Wenn sie offenen Herzens sind, können moderne Ärzte dem Werk dieses krankheits- und heilkundigen Mannes Maximen des Handelns abgewinnen.

Im historischen Teil der «Farbenlehre» finden wir die Schilderung des Arztes und Wissenschaftlers *Hieronymus Cardanus* (1501–1576), dessen schillerndes Wesen Goethe offensichtlich fasziniert und dessen ärztliches Ethos er verehrt haben muß. In wenigen prägnanten Strichen werden jene Eigenschaften skizziert, die frühere Zeiten unter dem Begriff der *ärztlichen virtus* zusammengefaßt haben: eine barmherzige, einfühlsame und empathische Haltung, die nicht auf Beherrschen und Belehren, sondern auf Fürsorge und Dienen ausgerichtet ist:

> *Es ist nicht der Doktor im langen Kleide, der uns vom Katheder herab belehrt; es ist der Mensch, der umherwandelt, aufmerkt, erstaunt, von Freude und Schmerz ergriffen wird und uns davon eine leidenschaftliche Mitteilung aufdringt.*[2]

Für Goethe entspricht Cardanus dem Idealbild jener Ärzte, die nicht nur «abstrakte Gelehrte, sondern Menschen sind».

Versuchen wir, Cardanus und seine ärztliche virtus in unsere Tage zu übersetzen: Cardan ist nicht der große Mann im weißen Mantel, der ohne eigentliche Fühlung zum Patienten, letztlich unberührt, seine Ratschläge erteilt und – medikamentös oder apparativ – defekte Organe flickt. Er ist nicht die distanzierte, auf Doktorenstatus, auf glänzend bestandene Examina, Facharztdiplome, wissenschaftlichen Auszeichnungen, akademische Titel und Ehrungen pochende «weiße Gottheit». Er ist nicht der überlegene, allwissende Gelehrte, der immer recht hat. Ein zeitgenössischer Cardanus ist vielmehr ein warmherziger, echt beziehungsfähiger Arzt, der über die Freundlichkeit der Routine hinaus seine Patienten teilnehmend begleitet. Er ist ein Heilkundiger, der – wie Paracelsus – die «Barmherzigkeit» als den ersten «Schulmeister der Artzten» versteht. Er ist ein Doktor, der Therapie nicht nur wahrnimmt als Dozieren, Rezeptieren, Ordonnieren und Reparieren von Organdefekten, sondern ebenso sehr im ursprünglichen Wortsinn des Dienens, des Sorgetragens, auch des Pflegens. Er ist ein taktvoller und zugewandter Berater, ein Moderator, ein Kybernetes (Steuermann), der versucht die Not seiner Patienten zu wenden und ihrem Lebensschiff die gute Richtung zu geben. Für Cardanus ist der Patient nicht nur ein Klient, sondern ein Bruder.

Ich bin mir bewußt: Derart emphatische Worte – wie Bezogenheit, Barmherzigkeit, Hegen, Pflegen oder gar Liebe im Arzt-Patienten-Verhältnis – könnten von modernen Heiltechnikern als schwärmerisch und schwülstig empfunden werden, als utopisch auch. Wer aber Goethes Arzt-Idee herauskristallisieren will, muß sich auf solchen unzeitgemäßen Wortschatz einlassen.

Goethes ethische Maximen fordern vom Arzt vorab zwei Eigenschaften: er muß *liebevoll* und er muß *kreativ* sein. Diesen zwei wesentlichen Attributen des wahren Arztes in der Vorstellung des Dichters wollen wir uns zuwenden.

Nur ein liebevoller, ein beziehungsfähiger und mitschwingender Arzt kann, wie Cardano, von «Freude und Schmerz» über das Geschick seiner Patienten «ergriffen» sein und davon der Welt eine «leidenschaftliche Mitteilung aufdringen». Ihm muß, als erstes Gebot, der «Trieb, das Leben zu hegen und zu pflegen unverwüstlich eingeboren» sein[3]; unverwüstet – auch nach einem sehr kopflastigen Studium, das, leider nicht – als erstes Gebot – den Schüler erzieht, «das Leben zu hegen und zu pflegen», sondern das fast ausschließlich Kenntnisse eintrichtert und seine Studenten drillt, Wissensexamina zu bestehen; unverwüstet auch in einer Berufsausübung, die vorzüglich mit Apparaturen, mit Medikamenten oder mit «Stahl und Strahl» versucht Leiden, Krankheit und Tod zu vertreiben.

Das Postulat mitschwingender Zuwendung und Bezogenheit ist ein zentraler Lebensgrundsatz des Dichters: «Man lernt nichts kennen, als was man liebt, und je tiefer und vollständiger die Kenntnis werden soll, desto stärker, kräftiger und lebendiger muß Liebe, ja Leidenschaft sein.»[4] In der «Liebe, ja Leidenschaft» eines Hieronymus Cardanus liegt, als ergänzender Gegenpol zu den Anstrengungen unseres Intellekts und den Leistungen unseres wissenschaftlichen Ehrgeizes, der goldene Schlüssel zur umfassenden Kenntnis des Kranken und zur heilsamen Begegnung zwischen Arzt und Patient. «Liebe, ja Leidenschaft» ist auch «der tiefste Grund der Artzeney» (Paracelsus), also der tiefste Grund jeder Therapie.

Was auch als Wahrheit oder Fabel
In tausend Büchern dir erscheint,
Das alles ist ein Turm zu Babel,
Wenn es die Liebe nicht vereint.[5]

Der gesamte schwindelerregende Wissenssturm der modernen Medizin mit ihrem Weltmeer von Spezial- und Superspezialwissenschaften und all dem lärmigen Heilbetrieb ihrer vielwissenden Jünger schwankt – «ein Turm zu Babel», wenn nicht ärztliche virtus: cura und misericordia, all das Wissen und all die partikularen Fertigkeiten zusammenhalten, «wenn es die Liebe nicht vereint».

Im Verständnis Goethes ist der wahre Arzt kreativ. Dadurch ist er dem Künstler verwandt. Produktivität und Kreativität kennzeichnen beide. In diesem Sinn sagt er zu Eckermann:

Es gibt auch eine Produktivität der Taten, und die in manchen Fällen noch um ein Bedeutendes höher steht. – Selbst der Arzt muß produktiv sein, wenn er wahrhaft heilen will; ist er es nicht, so wird ihm nur hin und wieder wie durch Zufall etwas gelingen, im ganzen aber wird er nur Pfuscherei machen.[6]

Solche Produktivität des Arztes versteht der Dichter nicht allein als das Ergebnis brillanten Wissens und heiltechnischer Fertigkeiten, sondern im tieferen, umfassenderen Sinn der Kreativität. Nicht nur mit technischen Kunstgriffen tritt er gegen kranke Organe an, sondern mit seiner ganzen Persönlichkeit begegnet er der lebendigen Ganzheit des Patienten. Dadurch wird *er selber*, ganz abgesehen von seinem perfekten Armamentarium, zu einem ausschlaggebenden Agens der Therapie. Als Heilkünstler wird er, um nochmals mit Paracelsus zu sprechen, zum «Mittel, dadurch die Natur des Patienten in das Werck gebracht wird».

Nach der Maxime Goethes müssen wir uns jede «Wissenschaft notwendig als Kunst denken, wenn wir von ihr irgendeine Art von Ganzheit erwarten»[7] und wenn sie produktiv, also kreativ sein soll.

Eine derart umfassend verstandene Produktivität kommt, wie jede kreative Leistung, nicht allein aus dem intellektuellen Wissen und der handwerklichen technae, sondern sie stammt ebensosehr aus dem Tiefenbereich des Herzens. Auch das Werk der Heilkunst muß mit Herzblut genährt sein, «damit es die Herzen» der Patienten «zwingt»; auch in der ärztlichen Kunst muß «von Herzen gehen, was auf Herzen wirken soll».

Unser Informationszeitalter mit seiner überstürzten Produktion neuen Wissens, neuer technischer Fertigkeiten, immer raffinierterer Apparate und einer unsinnigen Flut von Medikamenten versteht das Wort «Produktivität» anders als Goethe. Es ist – in einer Ära merkantiler Produzenten und anspruchsvoller Konsumenten – arg degeneriert. Rückbesinnung auf die ursprüngliche, umfassende Bedeutung dieses Wortes im Sinne Goethes könnte der modernen Medizin nur nützen. Produktivität im engen Sinn maßlosen Produzierens entspricht den Errungenschaften, aber auch den Auswüchsen moderner Heiltechnik. Produktivität als Kreativität entspricht den Horizonten anzustrebender Heilkunst. *Wahre Heilkunde ist und war immer auch eine Kunst.* Das Schöpferische aber ist mehr als Wissen, mehr als Theorie und Methode. Nicht *heiltechnische Produkte* allein, vielmehr ihr kunstvoller Einsatz durch eine schöpferische Persönlichkeit – diese Synthese ist das Ausschlaggebende.

PRAKTISCHE MAXIMEN FÜR DEN ARZT

Schon als Student in Straßburg begeistert ihn, den medizinischen Zaungast, an Professor Ehrmann neben der «großen Heiterkeit und Behaglichkeit» des Lehrers vor allem auch dessen Sicherheit als erfahrener Praktiker, sein untrüglicher klinischer Blick sowie die «schöne Hippokratische Anschauungsart, womit der verehrte Lehrer uns von Bett zu Bett führte, die genaue Bemerkung bedeutender Symptome, die Beurteilung des Gangs der Krankheit überhaupt».[8]

In Bergrat Reil, dem medizinischen Betreuer während der krankheitsbelasteten Jahre um Schillers Tod, verehrt er wiederum einen Arzt, der ihm «als Praktiker, als denkender, wohlgesinnter und anschauender Mann bekannt wurde».[9] Hofrat Stark von Jena schließlich lobt er als einen «hocherfahrenen Leibarzt, im Praktischen von sicherem Griff».

Bei Goethe lernen wir die dichten Sätze Wort für Wort genau zu erwägen. Fragen wir deshalb schrittweise: Was meint er mit diesen Merkmalen eines guten Arztes? Was bedeuten für ihn die Attribute des denkenden, des anschauenden, des im Praktischen sicheren Arztes?

Der Begriff vom «*denkenden Arzt*» begegnet uns bei diesem Dichter immer wieder. Er scheint darunter jene Mediziner zu verstehen, die – im Gegensatz zu den Kurpfuschern und den Marktschreiern – «Vernunft und Wissenschaft, des Menschen allerhöchste Kraft» sorgfältig pflegen, sich aber nicht allein auf ihr Wissen beschränken. Jene Ärzte sind gemeint, die nicht nur enzyklopädische Kenntnisse anhäufen, sondern deren «Seele bey langem Denken aus dem manichfaltigen ins einfache»[10] vordringt, immer wieder in das Wesentliche, Grundsätzliche gelangt und in der Fülle der Fakten erkennt, worauf es eigentlich ankommt. Denkende Ärzte beherzigen, daß sie, als erstes Gebot, viel wissen und ihren eigenen Sinnen trauen müssen; zusätzlich aber sind sie fähig zu originellen «Gedanken, die aus ihnen selbst entspringen», die nicht angelernt, dumpfsinnig übernommen sind. Ihr Verstand ist wach und lebendig, aber auch ihr Herz, ihre Seele denkt.

Was ist in Goethes Konzept ein anschauender Arzt? Ein Heilkundiger, der nicht nur das Denken pflegt, sondern zusätzlich zu Anschauung befähigt ist, steht für Goethe um eine Stufe höher – als ein Heilkünstler, der die «Kräfte des Schauens in das Denken hineinzunehmen» weiß und der erkannt hat, daß «Denken interessanter ist als Wissen, aber nicht als Anschauen».[11]

Erst die Begabung zu unmittelbarer Anschauung kennzeichnet für ihn sowohl den echten Naturforscher als auch den wahren Arzt. «Man habe auch tausendmal von einem Gegenstande gehört» – zum Beispiel in

Vorlesungen oder aus Lehrbüchern –, «das Eigentümliche desselben spricht nur zu uns aus dem unmittelbaren Anschauen».[12]

Versuchen wir, dieses Goethesche Schlüsselwort der «Anschauung» auf das Wissen und Wirken des Arztes zu übertragen. Die ärztliche Fähigkeit zu Anschauung bewegt sich auf zwei Ebenen. Auf einer ersten Stufe des Anschauens geht es um jene «schöne hippokratische Anschauungsart», deren Bedeutung für die Heilkunde Goethe in «Dichtung und Wahrheit» darstellt (vgl. S. 173): «Es war nämlich vorzüglichen, denkenden und fühlenden Geistern ein Licht aufgegangen, daß die unmittelbare originelle Ansicht der Natur und ein darauf gegründetes Handeln das Beste sei [...] Erfahrung war [...] das allgemeine Losungswort, und jedermann tat die Augen auf so gut er konnte; eigentlich aber waren es die Ärzte, die am meisten Ursache hatten, darauf zu dringen [...] Die Schriften die uns unter dem Namen Hippokrates zugekommen waren, gaben das Muster, wie der Mensch die Welt anschauen [...] sollte.»[13]

In seinen «Vermächtnis»-Strophen hat Goethe das Gebot «hippokratischer Anschauungsart» unübertrefflich verdichtet – als ein Leitmotiv, an das sich denkende und anschauende Naturforscher und Ärzte halten können:

Den Sinnen hast du dann zu trauen,
Kein Falsches lassen sie dich schauen,
Wenn dein Verstand dich wach erhält.
Mit frischem Blick bemerke freudig
Und wandle, sicher wie geschmeidig,
Durch Auen reichbegabter Welt.[14]

Hippokratische Anschauungsart bedeutet unermüdliche *Pflege der eigenen fünf Sinne.* Sie lassen den Arzt, solange er bei «wachem Verstand» ist, nicht im Stich. Sie bewahren ihn zum Beispiel davor, die labor- und apparategeborenen Befunde zu überschätzen. Diese Fähigkeit zu «unmittelbarer origineller Ansicht der Natur», diese Gabe des «frischen Blicks» ist, in der Welt des Arztes, jener vielgepriesene, aber immer seltener werdende *klinische Blick*, der auf Anhieb das Wesentliche erfaßt. Den klinischen Blick zu beherrschen setzt «frische», wache Aufmerksamkeit und große Erfahrung voraus. Ein anschauender Arzt wird auch im Zeitalter der Fiberendoskope und der Elektronenmikroskope vorab den eigenen unbewaffneten Augen vertrauen; er weiß, daß er «an sich selbst, insofern er sich seiner gesunden Sinne bedient, der größte und genaueste Apparat [ist], den es geben kann».[15]

Die moderne Medizin stellt ihren Ärzten und Patienten bewundernswürdige Diagnose-Apparate und immer elegantere Methoden zur Verfügung. Bei aller Genialität und aller Nützlichkeit, die wir nicht missen möchten, können diese Errungenschaften zweischneidig sein; ihr Segen kann zum Fluch werden, wenn sie der «hippokratischen Anschauung» der Ärzte zuwiderlaufen und deren Pflege gefährden.

Aus meiner Erfahrung im Spitalalltag kann ich nur feststellen: Exempla sunt odiosa!

Angesichts dieser Gefahr müssen moderne Ärzte um jeden Preis am «frischen Blick», am «wachen Verstand» und am Vertrauen auf ihre Augen, Hände, Ohren und Nasen festhalten. Die sorgfältig prüfende Beobachtung mit dem «größten und genauesten Apparat unserer gesunden Sinne» darf nicht verkümmern angesichts der Vorherrschaft raffinierter und – was zu ihrem Mißbrauch verführt! – einträglicher Apparate. Befragung, klinische Inspektion, Palpation und Auskultation dürfen nicht verdrängt werden durch den explosiven Fortschritt bildgebender Verfahren, wie Szintigraphie, Ultraschalldiagnostik, Computertomographie, Magnetresonanz und digitale Subtraktions-Angiographie. Die «weichen Daten» der klinischen Untersuchung und des «Atmosphärischen» sind gleichrangig und ebenso faszinierend wie die harten Daten computerisierter Apparate. Die Digitalanzeige ersetzt weder den klinischen Blick noch das Fingerspitzengefühl, das Laborprofil nicht die tastende Hand, die Angiographie des Herzens nicht das sorgfältig auskultierende Ohr, Leber- und Nierenfunktionsprüfungen nicht die spürige Nase.

Im Verständis Goethes gibt es jenseits dieser ersten, praktisch-pragmatischen Anschauung, die sich auf das ärztliche Vorbild des Hippokrates besinnt, noch eine zweite, eine höhere Ebene des Anschauens.

Es ist die seltene Fähigkeit, die Gegenstände der Natur – und damit auch die leidende Kreatur – «so rein und tief als möglich» zu ergreifen und nicht nur «bei mittleren Vorstellungen» stehenzubleiben. Diese eindringliche Anschauung fordert noch mehr als wachen Verstand, frischen Blick und geschulte Sinne. Sie verlangt eine höhere «zarte Empirie, die sich mit dem Gegenstand innigst identisch macht».[16] Sie setzt neben dem hippokratisch-pragmatischen zusätzlich ein tief *empathisches Element* voraus, das wir in Anlehnung an Goethes Kennzeichnung des Arztes Hieronymus Cardanus als «kardanisch» bezeichnen könnten: eine besonders intensive «produktiv-leidenschaftliche» Beziehung zum Patienten, einen tiefen therapeutischen Eros, menschliche Nähe und Zärtlichkeit.

Diese mitschwingende Anschauung, dieses «Affekt-geführte, eintauchende Denken in den Gegenstand» (Gottfried Benn) ist tief einfühlsam und heilsam. Neben dem beobachtenden und denkenden Erkennen ermöglicht sie jenes in der klassischen Medizin oft verkümmerte und auch beargwöhnte *intuitive Fühlen und Erkennen*, das Goethes Lehrmeister Spinoza als «das Tiefste, Wahrste und Erstrebenswerteste» bezeichnet. Diese eindringliche und ganzheitlich umfassende Betrachtung des Kranken ist die *höchste Stufe ärztlicher Anschauung*. Es ist jene selten gelingende Gesamtschau, die nicht nur die Krankheit des Organs präzis diagnostiziert und etikettiert, sondern die auch ihren tiefer weisenden Signalcharakter wahrnimmt und damit die hintergründige Not des ganzen Patienten, die sie anzeigt. Nur in seltenen Sternstunden wird diese hohe Stufe der Anschauung erreicht und nur von jenen Therapeuten, denen das Schwierigste «endlich gelungen» ist: nämlich von Gefühl «durchdrungen» zu sein. Das höchste Ziel – sowohl im «Vermächtnis»-Gedicht als auch in der ärztlichen Praxis! Seine Erwähnung schon muß dem ausschließlich technischen Arzt als sentimental und verstiegen vorkommen.

«Im Praktischen von sicherem Griff»! Was versteht Goethe unter dieser unabdingbaren Prämisse ärztlichen Formats? Aus seinen Äußerungen lassen sich drei Hauptaspekte fachlicher Kompetenz herausschälen, nämlich erstens Sicherheit und rasche Entschlußkraft im praktischen

Vorgehen, zweitens Mut zu beobachtendem Abwarten und Zurückhaltung in der Behandlung, drittens eine gekonnte Hierarchie und Konsequenz des therapeutischen Eingreifens.

Rasche Entschlossenheit bewunderte Goethe an seinen Hausärzten. Vor allem dem älteren, bedächtigen, fast umständlichen und in seinen Entschlüssen zögernden Dichter macht es Eindruck, daß es «dem Arzt nie erlaubt sei, seine Resolutionen zu vertagen». Ein guter Arzt mußte damals und muß auch heute entscheiden können, wann er dem Rat von Phorkyas-Mephisto zu folgen hat: «Entschlossenheit ist nötig und die behendeste»[17]; oder aber wann er gelassen abwarten und geduldig beobachten muß, jene «masterful non interference» pflegen, die Mut, Sicherheit und Erfahrung voraussetzt.

Ebensosehr wie die rasche Entschlossenheit wußte Goethe auch die *therapeutische Zurückhaltung* an seinen Ärzten zu schätzen. Er ist zufrieden, wenn sie Gewehr bei Fuß abwarten und die Heilkräfte der Natur walten lassen:

> *[...] an Reil habe ich einen sehr bedeutenden Mann kennengelernt; er beobachtete mein Übel vierzehn Tage ohne ein Rezept zu verschreiben, als etwa eins, das er selbst für palliativ erklärte. Tröstlich kann es für mich sein, daß er gar keine Achtung vor meinem Gebrechen haben will und versichert, das werde sich alles ohne großen medizinischen Aufwand wiederherstellen.*[18]

Schon damals gab es, wenn auch weniger differenziert, aber auch weniger folgenschwer als heute, im Zeitalter unendlicher therapeutischer Möglichkeiten, eine *Hierarchie des Eingreifens.* Gute Ärzte mußten und müssen diese Hierarchie beherrschen: Zuvorderst eine gekonnte Zurückhaltung, die sich auf ärztlichen Rat und diätetische Maßnahmen beschränkt, die das hippokratische «primum nil nocere» hochhält und die der heilkräftigen Natur ganz die Führung überläßt; dann der Einsatz einfacher, sicherer, gut erprobter und natürlicher Arzneien, möglichst jener «iuvamenta», die am wenigsten zu «nocumenta» ausarten können; erst am Schluß, wenn dringend geboten, die «drastischen» Mittel, die Panzerschrank-Arzneien und – als ultima ratio – die «heroischen» Maßnahmen. In allen Phasen dieser therapeutischen Reihenfolge braucht es den Mut von schwankender Polypragmasie abzusehen, vielmehr die einmal gewählte Therapie geduldig und konsequent durchzuziehen.

Wenn wir der Witwe Schillers glauben dürfen, hat Goethe bei seinem ersten Herzinfarkt (1823) solche beharrende Konsequenz geschätzt: «Er lobte die konsequente Behandlung seiner Ärzte und sagte, daß sie die vierzehn Tage auf einem Mittel beharrt hätten.» [19]

PSYCHOLOGISCHE MAXIMEN FÜR DEN ARZT

Es verwundert nicht, daß man bei diesem subtilen Seelenkenner auch psychologische Ratschläge an die Adresse der Ärzte aufspüren kann. Vor allem zwei Postulate sind wiederholt anzutreffen: einerseits die, vorerst merkwürdig anmutende Aufforderung zu Pfiffigkeit, andererseits das Gebot des feinfühlenden und taktvollen Umgangs mit der ärztlichen Sprache.

Zur ärztlichen Pfiffigkeit zuerst! Wenn Goethe schreibt, daß sich die ärztliche Praxis «schwerlich ohne Empirie und Scharlatanerie denken» läßt, so versteht er das vorerst befremdliche Attribut der Scharlatanerie wahrscheinlich in der positiven Wortbedeutung von Pfiffigkeit. In diesem Sinn stellt er in einer Phase eigener Krankheitsanfechtung fest: «Die Arzneikunde ist viel mehr politisch als ein anderes. Man muß auf die Krankheit losgehen, wie auf [...] ein hübsches Mädchen, die man be... will durch einen Pfiff, um ihr etwas abzugewinnen. Nur en tant, daß er pfiffig ist, ist einer ein guter Arzt.» [20]

Solche Pfiffigkeit hat nichts zu tun mit der verwerflichen Kurpfuscher-Verschlagenheit, die schon zu Goethes Zeiten schamlos aus der Krankheit Kapital schlägt und die der Dichter in seinen «Zahmen Xenien» schonungslos als Schelmenhaftigkeit anprangert. [21]

Unter Pfiffigkeit versteht Goethe auch einen magischen Aspekt in der ärztlichen Verordnung. Neben der unabdingbaren fachlichen Kompetenz muß der Arzt, wie Goethes Verazio in «Lila», gleichzeitig etwas von einem Magus an sich haben. Er muß die Droge Arzt, das heißt seine Persönlichkeit als stärkste Wirkkraft der Therapie einzusetzen wissen. In diesem Sinne «pfiffige Ärzte», damals und heute, verstehen es, sich selber als Arznei zu verschreiben, dadurch beim Heilbaren schon dank ihrer Strahlkraft Heilpotenzen anzuregen, beim Unheilbaren wenigstens zu lindern, zu trösten, in diesen «verzweifelten Fällen noch ein Hoffnungsrezept zu verschreiben».[22]

Einen in diesem positiven Sinn pfiffigen Mediziner, den Frankfurter Familienarzt Dr. Metz, schildert Goethe in «Dichtung und Wahrheit». Nicht allein durch dessen geheimnisvolle Universalarznei, ebensosehr durch dessen pfiffiges Magus-Wesen hat der kränkelnde Student Genesung erfahren:

Der Arzt, ein unerklärlicher, schlaublickender, freundlich sprechender, übrigens abstruser Mann, der sich in dem frommen Kreise ein ganz besonderes Zutrauen erworben hatte. Tätig und aufmerksam war er den Kranken tröstlich; mehr aber als durch alles erweiterte er seine Kundschaft durch die Gabe, einige geheimnisvolle, selbstbereitete Arzneien im Hintergrunde zu zeigen, von denen niemand sprechen durfte, weil bei uns den Ärzten die eigene Dispensation streng verboten war. Mit gewissen Pulvern, die irgendein Digestiv sein mochten, tat er nicht so geheim; aber von jenem wichtigen Salze, das nur in den höchsten Gefahren angewendet werden durfte, war nur unter den Gläubigen die Rede, ob es gleich noch niemand gesehen oder die Wirkung davon gespürt hatte. Um den Glauben an die Möglichkeit eines solchen Universalmittels zu erregen und zu stärken, hatte der Arzt seinen Patienten, wo er nur einige Empfänglichkeit fand, gewisse mystische chemisch-alchimische Bücher empfohlen und zu verstehen gegeben, daß man durch eigenes Studium derselben gar wohl dahin gelangen könne, jenes Kleinod sich selbst zu erwerben.[23]

Nun zum Postulat *subtilen Umgangs mit der ärztlichen Sprache.* Sich selber als heilsame Arznei verschreiben, wie dieser Dr. Metz, kann tatsächlich nur ein «freundlich sprechender» Arzt, ein *doctor*, sprich *Berater*, der kommunikativ ist und der mit seiner ärztlichen Sprache taktvoll umzugehen weiß. Beredte Medizin, subtile Pflege der ärztlichen Sprache – dies ist eine Kunst, die moderne Heiltechniker selten beherrschen. Sie haben ein Sprachproblem: ihre Medizin ist häufig averbal. Wortkarge Tendenzen in der Medizin scheinen zeitlos zu sein; sie waren offenbar schon ein Problem, das den homo patiens Goethe manchmal an seinen Ärzten irritiert hat. In Tagen schwerer Krankheitsbedrohung (1807) beklagt er sich, daß «aus den Ärzten nichts zu bringen» sei und man niemals wisse, «ob sie etwas geheim halten, oder ob sie selbst nicht wissen, woran sie sind».[24] Welcher Leser hat nicht auch schon so empfunden? Für unseren heilkundigen Dichter aber liegen «in Worten die größten Geheimnisse, Kräfte und Wirkungen verborgen», mehr noch als in «Kräutern und Steinen».[25] Moderne Heilchemiker verstehen viel von modernen «Kräutern», vor allem von den synthetischen der Pharmaindustrie. Sie beherrschen die Pharmakodynamik und die Pharmakokinetik einer Unzahl von Medikamenten, aber von der ungeheuren Dynamik und Kinetik der wichtigsten Arznei, genannt ärztliche Sprache, haben sie keine blasse Ahnung. Sie bedenken nicht, daß, wie Goethe wußte, sich schon «durch wenig gute Worte beschwerliche Knoten lösen»[26]; daß aber, wenn plump damit verfahren, «das Wort leichter verwundet, als es heilt».[27]

Neben manchen hoffnungslos averbalen Heiltechnokraten, deren Sprechzimmer zum Apparate- und Spritzenzimmer degeneriert, gibt es heute vermehrt Ärzte, die um die geheimnisvolle Macht der einfühlsamen Sprache, des angepaßten Tons wissen und sich um diese edle, vor allem in der Hausarzt- und in der Inneren Medizin so bedeutsame Kunst bemühen. Gerade in den letzten Jahren einer Zeitenwende und eines neuen Denkens auch in der Medizin gewinnt man im Umgang mit Studenten und jungen Ärzten den Eindruck, daß sie offener sind für das Gebot einer behutsamen ärztlichen Sprache; dies zumindest im Vergleich mit meiner Generation, die in ihrer Ausbildung kaum gelernt hat, über die eigene ärztliche Tätigkeit grundsätzlich nachzudenken. Es ist ein ermutigendes Zeichen des Umschwungs, daß sich die junge Generation trotz immenser fachspezifischer Belastung vermehrt um ihre eigene innere Entwicklung und eng damit verbunden um die Pflege ihrer ärztlichen Sprache kümmert. Die Elite unserer medizinischen Jugend hat gemerkt, daß es ohne Introspektion und Selbsterkenntnis nicht möglich ist, den Mitmenschen, den kranken Bruder zu verstehen und angemessen zu ihm zu sprechen. Die sorgfältige Beachtung der eigenen Emotionalität führt diese Vorhut eines gewandelten ärztlichen Denkens zu einer *neuen Kultur ärztlicher Sprache.* In ihnen erlebt die alte Hippokratische Kunst des überzeugenden Sprechens zum Patienten eine Renaissance. Diese Ärzte beherzigen, daß ein einfühlsames Gespräch Wunder wirken, daß ein ungeschicktes Wort aber unendlich verwunden kann. Sie scheinen zu wissen, daß Worte nicht nur «des Dichters Waffen», sondern auch die Waffen des Heilkünstlers sind. Sie bewähren sich auch dort, wo wahres Arzttum kritisch auf dem Prüfstand steht, nämlich vor dem Unheilbaren, wenn «Gevatter Tod» am Bett des Kranken steht, wenn unsere technischen Errungenschaften bescheiden zurückzutreten haben, aber ein einfühlsames und liebevolles Wort noch immer tröstlich und hilfreich sein kann.

GANZHEITLICHE MAXIMEN FÜR DEN ARZT

In Straßburg finden wir den angehenden Rechtsgelehrten nur selten in den juristischen Magistralvorlesungen, vielmehr sucht er medizinische Kollegien auf; er fühlt sich zu jenem Studium hingezogen, das ihm die «Natur nach allen Seiten» aufschließt und «gewahr werden läßt». Nicht in Gesellschaft der von ihm als eingleisig empfundenen Juristen, sondern im Kreis von Medizinstudenten, Ärzten und Dozenten finden wir ihn (vgl. S. 171 f.).

Weiten Horizont, großen Atem, Universalität und vielseitig gebildete Ganzheit fordert Goethe später auch von seinen eigenen Hausärzten:

Ein Leibarzt muß zu allem taugen;
Wir fingen bei den Sternen an
Und endigen mit Hühneraugen.[28]

Diese ganzheitliche Idee des Arztes, mit ihrem weitgespannten Bogen von den «Sternen», also vom Welt- und Himmel-Umfassenden, bis zu den «Hühneraugen», also bis zum Allerirdischsten und Alltäglichsten, fordert Vielseitigkeit, Beweglichkeit und eine umfassende Bildung, die über die unabdingbare medizinische Fachkompetenz hinausgeht.

Zu Goethes Zeiten war umfassende Bildung leichter zu erreichen als heute, denn damals wurden Ärzte zu Universalgelehrten und nicht, wie heute, zielstrebig zu Spezialfachgelehrten ausgebildet. Es mag ihnen leichter gefallen sein, jener eindringlichen Ganzheits-Maxime Goethes an den Wissenschaftler und Arzt gerecht zu werden:

> *[...] so müssen wir uns die Wissenschaft notwendig als Kunst denken, wenn wir von ihr irgendeine Art von Ganzheit erwarten [...] Um aber einer solchen Forderung sich zu nähern, so müßte man keine der menschlichen Kräfte bei wissenschaftlicher Tätigkeit ausschließen. Die Abgründe der Ahnung, ein sicheres Anschauen der Gegenwart, mathematische Tiefe, physische Genauigkeit, Höhe der Vernunft, Schärfe des Verstandes, bewegliche, sehnsuchtsvolle Phantasie, liebevolle Freude am Sinnlichen, nichts kann entbehrt werden zum lebhaften fruchtbaren Ergreifen des Augenblicks, wodurch ganz allein ein Kunstwerk, von welchem Gehalt es auch sei, entstehen kann.*[29]

Dieses Postulat umreißt unübertrefflich jene Vollorchestrierung, die auch heute von modernen Ärzten gefordert ist, wenn ihnen – über Heiltechnik hinaus – Heilkunst gelingen soll.

Aber, wie steht es mit den «Kunstwerken» der Heilkunde heute? Mathematische Tiefe, physische Genauigkeit, Höhe der Vernunft, Schärfe des Verstandes oder, modern: dominante linke Hirnhemisphäre – ja! Aber die andern, die komplementären Funktionen der rechten Hemisphäre – nein: Die Abgründe der Ahnung, ein sicheres Anschauen der Gegenwart, bewegliche, sehnsuchtvolle Phantasie, liebevolle Freude am

Sinnlichen – diese Begabungen sind minderwertig geworden. In der heutigen Medizin stehen die meisten Ärzte nicht mehr als ganze Menschen vor der ganzen Natur. Fortgeschwemmt und festgefahren im Stau des Fortschritts, können wir das Goethesche Postulat nach Ganzheit und Universalität unserer Wissenschaft nur noch schwer erfüllen. «Leibärzte», die «zu allem taugen», also breitgefächerte Universalisten und Generalisten, sind heute ohnehin wenig gefragt.

Vielmehr herrscht der Spezialist. Zeitgenössisches Arzttum ist weitgehend gekennzeichnet durch *Glanz und Elend des Spezialistentums* (vgl. S. 244 f.). Was schon Montan, der Arzt in «Wilhelm Meister», wußte, nämlich, daß «jetzo die Zeit der Einseitigkeiten ist», hat sich inzwischen ins Zweischneidige, ja Gefährliche zugespitzt. Wohlverstanden, Goethe war, wenn wir Jarno-Montan als seinem Sprachrohr glauben dürfen, keineswegs ein Feind des Spezialistentums, so wie es sich damals ankündete. Im Gegenteil, er sah im sich beschränkenden, aber überzeugend beherrschten Handwerk des Spezialisten eine erste Stufe, eine unabdingbare Voraussetzung für die höhere Stufe der Kunst: «Allem Leben, allem Tun, aller Kunst muß das Handwerk vorausgehen, welches nur in der Beschränkung erworben wird.» [31] Aber die noch so brillante Beherrschung dieses Handwerks allein ist weder Bildung noch Kunst: «Einseitige Bildung ist keine Bildung. Man muß zwar von einem Punkte aus, aber nach mehreren Seiten hingehen.» [32]

Umfassende Bildung, weiter Überblick, ganzheitliche Betrachtungsweise, schon in der Medizin selber, und gar noch über sie hinaus, ist für moderne Ärzte immer schwieriger zu erlangen.

Vor allem modernen Spezialisten – und zwei Drittel aller praktizierenden Ärzte sind heute Spezialisten! – droht jene «einseitige Bildung», die Goethe anprangert, wenn sie sich nicht vom «Punkt» der Spezialisierung aus «nach mehreren Seiten» ausweitet. In unserem einseitigen Vielwissen-Müssen droht uns der mangelnde Überblick und der Kulturverlust, den Jacob Burckhardt schon vor hundert Jahren hellsichtig diagnostizierte. Er hat inzwischen recht bekommen mit seiner Warnung, daß «in den Wissenschaften der Überblick bereits im Begriff ist, sich vor lauter Spezialentdeckungen und Einzeltatsachen zu verdunkeln» und daß «die Kultur so leicht über ihre eigenen Beine stolpern könnte».[30] Überblick verdunkeln! Kultur über ihre Beine stolpern! Das umreißt die Herausforderung und den Zwiespalt, ja irgendwie die Tragik moderner Ärzte, die sich einerseits konzentrieren und beschränken sollen, die andererseits die Überschau, den lebendigen Zusammenhang mit der Weite und Mannigfaltigkeit anderer Disziplinen und Gesichtspunkte nicht verlieren dürfen. Besonders schwierig ist diese Herausforderung für jene Ärzte in Klinik und Praxis, die, abgesehen von ihrem Spezialwissen, auch noch als «Leibärzte taugen» und das von Goethe geforderte weite Spektrum überblicken sollen – «von den Sternen» bis zu den «Hühneraugen»!

ÄRZTE IN GOETHES DICHTUNG

«Mit Gläsern, Büchsen rings umstellt,
Mit Instrumenten vollgepfropft,
Urväterhausrat drein gestopft –
Das ist deine Welt! Das heißt eine Welt!
Und fragst du noch, warum dein Herz
Sich bang in deinem Busen klemmt?
Warum ein unerklärter Schmerz
Dir alle Lebensregung hemmt?» [1]

Goethes «Wahlverwandtschaft» zu den Ärzten schlägt sich in seinem Werk vielfach nieder. In nicht weniger als in sieben seiner Dichtungen treten Ärzte auf, werden Ärzte gezeichnet – als Abbild ärztlichen Wirkens und Wesens, ärztlicher grandeur et misère. Diese Werke sind der «Faust», «Wilhelm Meisters Wanderjahre», die «Wahlverwandtschaften» sowie vier kleinere dramatische Werke: das «Jahrmarktsfest zu Plundersweilern», «Lila», «Die Aufgeregten», «Scherz, List und Rache».

In Goethes Jugendschwank das «Jahrmarktsfest zu Plundersweilern» wird ein verträumtes Städtchen durch einen neuen, einen «hochgelahrten Doktor» geziert, der – trotz akademischer Gelahrtheit – «seine Kollegen nicht schikaniert». Er ist liebenswürdig und klug; einmal mehr ein Pfiffikus; der auch mit den Placebo-Aspekten ärztlichen Auftretens vertraut ist:

Läßt sich die Krankheit nicht curiren
Muß man sie eben mit Hofnung schmieren
Die Kranken sind wie Schwamm und Zunder
Ein neuer Arzt thut immer Wunder.[2]

Im Singspiel «Lila», dieser «psychischen Cur, wo man den Wahnsinn eintreten läßt, um den Wahnsinn zu heilen», vollbringt der «denkende Arzt» Verazio ein psychotherapeutisches Kunststück. Die Hauptperson dieses Singspiels ist eine von Wahnideen besessene Adelige. Der weise Seelenarzt Verazio behandelt die paranoide Baronin unter dem Motto: «Wenn wir Phantasie durch Phantasie kurieren könnten, so hätten wir ein Meisterstück gemacht.» Heilung tritt ein, indem er sie, zusammen mit allen Schloßbewohnern, ihre Wahnideen in einem psychodramatischen Mummenschanz spielen und damit schöpferisch darstellen läßt (vgl. S. 132f.).

Vielschichtig und tiefgründig ist die Arzt-Gestalt in «Wilhelm Meisters Wanderjahren»: der Romanheld selber. Am Schluß bewegter Lehr- und Wanderjahre entschließt sich Wilhelm Meister, diese ungemein facettenreiche, durch Irrungen und Wirrungen, aber auch durch Krankheit unentwegt gewandelte Romangestalt, zum Beruf eines Wundarztes. Steht Wilhelm für Wolfgang? Hat der Autor dieser «Pseudo-Konfession» insgeheim seine eigene, im gewaltigen Rahmen seines überreichen Lebens «unterschlagene» ärztliche Begabung im Auge?

Wilhelm Meisters Entschluß, sich zum Wundarzt ausbilden zu lassen, wurde erst nach langem Übungs- und Läuterungsweg verwirklicht. Für diesen lang Erfahrenen und Entsagenden bedeutete dieser sorgfältig gereifte Entscheid durchwegs innere Sendung. Er entsprach einer zwingenden Berufung und war weit entfernt von der «frohen Aussicht» auf Selbständigkeit und Wohlhaben, wie dies für Goethes medizinische Studienfreunde in Straßburg gelten mochte und wie dies auch heute – als gewichtiges Motiv – für diese Berufswahl oft den Ausschlag gibt.

Wilhelm Meisters schlummerndes, lange ins Unbewußte verdrängte Motiv zum Arztberuf war das schreckliche, insgeheim mächtig nachwirkende Ereignis einer äußersten Grenzsituation in seiner Kindheit: der dramatische, hautnah miterlebte Ertrinkungstod von fünf Knaben. Diese Katastrophe war seine erste elementare Erschütterung, der aufwühlende Zusammenprall eines mächtigen, komplementären Gegensatzpaares: Hier der Schrecken des Todes, dort ein gewaltig aufkeimendes Gefühl des Mitleids, der Liebe und der Fürsorge. In der Spannung dieser polaren Elemente, Liebe und Tod, wurde geboren, was erst Jahrzehnte später Gestalt annahm – lange nach jener «theatralischen Sendung», die nur Vorbereitung, Durchgang, Reifung war. Die Ausbildung Wilhelm Meisters zum Wundarzt ist gewissermaßen die Krönung seines bewegten Lehrganges und Erziehungsweges. An diesem Ziel endet die lange Läuterungsreise, auf welcher auch der zumeißelnde Hammer der «Zuchtmeisterin» Krankheit den Charakter geschmiedet und unablässige Metamorphosen durchgesetzt hat.

Auf seiner Wanderschaft hatte Meister beizeiten gemerkt, «daß die Muse zu geleiten, doch zu leiten nicht versteht». Seine eigentliche Lebensverwirklichung sieht er bald nicht mehr in der oft narzißtischen Kunstwelt des Theaters. Vielmehr in selbstloser, praktisch-fürsorglicher Tätigkeit will er die «Forderung des Tages» erfüllen. Nach einem langen Umweg, der letztlich kein Irrweg war, vollzieht sich seine Entscheidung zu diesem endgültigen und (damals!) entsagungsvollen Berufsweg sehr klarsichtig und überzeugt. Sie ist im Rahmen eines erweiterten Horizontes und auf dem Boden größerer Bewußtheit gewachsen; auch ist sie befruchtet durch die Erfahrung vorgängiger künstlerischer Ausbildung und emotionaler Sensibilisierung. Mit diesem Entschluß wird Wilhelm der Schüler zu Wilhelm dem Meister.

Moderne Wilhelm Meister, die sich nach scheinbarem Umweg über ein rein geisteswissenschaftliches oder ein technisch-mathematisches Studium, oft nach langjähriger praktischer Erfahrung und trotz mancher Hindernisse schließlich als Spätberufene zu einem Medizinstudium entscheiden, sind in meiner Erfahrung meist sehr motivierte Studenten und später als Heilkundige besonders gereifte, vielseitige Persönlichkeiten mit weitem Horizont. Sie sind oft ungewöhnlich charismatische Ärzte – wie dies auch Wilhelm Meister gewesen sein mag.

DIE VIER ÄRZTE IM FAUST

Wurde je berücksichtigt, daß die «Faust»-Tragödie in ihrer unauslotbaren Vielschichtigkeit auch ein farbenprächtiges Ärztegemälde miteinschließt?

Wenn wir uns die Mühe nehmen, diesen scheinbar unbedeutenden Aspekt der divina tragoedia herauszuschälen, dann bietet sie uns in ihrer facettenreichen Fülle auch noch die Darstellung von Glanz und Elend des Arztes.

Die vier Ärzte im Faust kann man bezeichnen als den mythologischen: Chiron; als den menschlich-allzumenschlichen: Faust; als den medizinischen Scharlatan: Mephisto in der Arzt- und Professoren-Rolle; und als den Heiltechniker: Wagner (im «Faust II»). Nota bene: Drei dieser Ärzte sind deutsche Professoren!

CHIRON – DER MYTHOLOGISCHE ARZT

Zu Chiron, dem mythologischen Arzt, dem heilkundigen Kentaur, zuerst. Ebenso kurz wie gewaltig tritt er in der «Klassischen Walpurgisnacht» des «Faust II» auf – dem liebeskranken Faust tröstlich und hilfreich. Seinen ärztlichen Eid hat Chiron nicht allein vor Panakeia, der Göttin der Arzneimittel, abgelegt, sondern ebenso inbrünstig auch vor Hygieia, der Göttin pädagogischer Heilaspekte, der Ärzte-Patronin des guten Rates zu gesunder Lebensführung und Diätetik. Er, der «Alte, Unerschütterliche» verkörpert die heutzutage nur schwer zu erreichende Personalunion des «edeln Pädagogen» mit dem naturheilkundigen Arzt, «der jede Pflanze nennt, die Wurzeln bis ins Letzte kennt». Daß Chiron seine Wundheilkünste «zuletzt den Wurzelweibern und den Pfaffen» überlassen mußte, obwohl auch dieser naturhafte Bereich der Heilkunde besser fest in den Händen «denkender Ärzte» geblieben wäre, scheint den heilpflanzen-kundigen Goethe ebenso gedauert zu haben wie den Heiler-Halbgott selber, den er in der Tragödie über diesen Mißstand klagen läßt.

In der «Klassischen Walpurgisnacht» tritt Chiron nicht als Naturheilarzt, sondern als einfühlsamer Pädagoge, als weitblickender Ratgeber in Erscheinung. Nach einem «ernst-pädagogischen Gespräch» verschafft er dem herzenskranken Faust, dessen ungestüme Helena-Suche er als Geisteskrankheit diagnostiziert, im günstigen Augenblick den Zugang zur heilkräftigen und «wohltätig-milden Manto», der Tochter des Heilgottes Äskulap. Sie soll den Verwegenen und scheinbar Irren – wenn man will: den Anima-Besessenen – «bei einigem Verweilen mit Wurzelkräften» von Grund auf heilen. Doch die weise Heilerin sieht tiefer als Chiron. Nicht Geisteskrankheit erkennt sie in Fausts leidenschaftlicher Suche nach dem Idealbild der Schönheit und der weiblichen Ergänzung. Zutiefst vielmehr begreift sie ihn, der so ungestüm «Unmögliches begehrt» und der von seiner «Krankheit», dieser unbändigen Sehnsucht nach dem ergänzenden Seelenbild, auf keinen Fall befreit sein will: «Geheilt will ich nicht sein, mein Sinn ist mächtig; / Da wär ich ja wie andre niederträchtig.» [3]

MEPHISTO – VORFAHRE DES DOCTEUR KNOX

Mephisto in der Rolle des Medizinprofessors im «Urfaust» und im «Faust I» zeichnet satirisch das Vollbild eines medizinischen Scharlatans. Docteur Knox muß bei ihm in die Schule gegangen sein.

Der noch gutgläubige, ratsuchende Student der «Schüler-Szene» im «Urfaust» weiß, was er will; ein Mediziner will er werden; denn er hofft just in diesem Studium «von aller Erden, von allem Himmel und all Natur, soviel sein Geist vermögt, zu fassen». [4]

Der professorale Ratgeber Mephisto empfiehlt dem Neuling vorerst ein Philosophicum: als vorbereitendes Fundament zuerst «Collegium logicum»; dann, als weiteres Exercitium, brummt er ihm «die Metaphisick» auf. Diesem ersten Rat des mephistophelischen Professors kann ich – wenn auch in schroffem Gegensatz zur Phalanx moderner medizinischer Ordinarii – grundsätzlich beipflichten. Allerdings führt Mephisto, der Spötter, diese philosophischen Disziplinen ebenso sarkastisch ad absurdum wie anschließend die Heilkunde selber: Der Geist der Medizin ist für ihn «leicht zu fassen»; und nach langem Studium «der großen und der kleinen Welt» muß diese stolze Wissenschaft am Ende doch alles sang- und klanglos gehen lassen, «wie's Gott gefällt». Dann aber wird sein Konsilium ungeahnt teuflisch und frivol:

Vergebens, daß Ihr ringsum wissenschaftlich schweift,
Ein jeder lernt nur, was er lernen kann;
Doch der den Augenblick ergreift,
Das ist der rechte Mann.
Ihr seid noch ziemlich wohlgebaut,
An Kühnheit wirds Euch auch nicht fehlen,
Und wenn Ihr Euch nur selbst vertraut,
Vertrauen Euch die andern Seelen.
Besonders lernt die Weiber führen!
Es ist ihr ewig Weh und Ach,
So tausendfach,
Aus Einem Punkte zu kurieren,
Und wenn Ihr halbweg ehrbar tut,
Dann habt Ihr sie all unterm Hut.
Ein Titel muß sie erst vertraulich machen,
Daß Eure Kunst viel Künste übersteigt;
Zum Willkomm tappt Ihr dann nach allen Siebensachen,
Um die ein andrer viele Jahre streicht,
Versteht das Pülslein wohl zu drücken
Und fasset sie, mit feurig-schlauen Blicken,
Wohl um die schlanke Hüfte frei,
Zu sehn, wie fest geschnürt sie sei.[5]

Vor allem lernt «die Weiber führen»! Sein anzüglicher Zynismus ist durch häufige Zitierung unmöglich geworden. Dennoch, hinter Spott und Frivolität verbirgt sich bedenkliche Wahrheit – einmal mehr vermittelt durch das sarkastisch-treffende Sprachrohr Mephistos.

In der Tat – das können seelenkundige Ärzte nur bestätigen: Der Frauen «ewig Weh und Ach», auffallend oft in der Erscheinungsform funktioneller Herzbeschwerden, könnte tatsächlich «aus einem Punkte zu kurieren» sein; nämlich aus der Herzenssphäre. Nicht aber durch die «feurig-schlauen Blicke» jenes ausgekochten ärztlichen Filous, der vornehmlich in Schnulzenromanen und Elaboraten der Boulevard-Presse heimisch ist. Potentiell kurierbar wird dieses «Weh und Ach» durch die betroffen machende Erkenntnis und die einfühlsame Berücksichtigung, daß diesem Herzweh Herzeweh entspricht, daß es die Herzenswunde signalisiert. Hinter den «tausendfachen» *Herzbeschwerden* der Frauen verbirgt sich die «tausendfache» *Herzensverletzung* durch beziehungsunfähige Männer.

Liegt diesem «Weh und Ach» nicht die jahrtausendalte Tragödie der Geschlechter zugrunde? Hier die vorbehaltlose, die ausschließlich-hingebungsvolle, manchmal verschlingend-possessive und anklammernde Beziehungskraft der Frau, dort die Herzeleid zufügende Unbezogenheit vieler Männer; nicht zuletzt die notorische Beziehungsschwäche jener ehrgeizigen Erfolgsmänner, die bei aller Intelligenz gesellschaftlicher Macht und beruflichem Erfolg emotional primitiv, in ihrem Gefühl infantil und meilenweit hinter ihrem glänzenden Intellekt, zurückgeblieben sind. Die «minderwertige» Gefühlsfunktion patriarchaler Männer ist der tragische Hintergrund dieses klagsamen «Weh und Ach» herzensverwundeter Frauen; vor allem jener Frauen, die sich selber nicht entwickeln und sich nicht abgrenzen von ihren ichbezogenen Patriarchen.

Voll hintergründiger und zeitgemässer Bedenklichkeit ist auch Mephistos sarkastischer Hinweis, daß «ein Titel sie [die Patienten] erst vertraulich machen» muß – als zwingender Beweis, daß des Titelträgers «Kunst viel Künste übersteigt». In einer Epoche seltsamen Titelvertrauens läßt solche Ironie aufmerken! Die Titelgläubigkeit unserer Zeit, auffallendes Merkmal auch einer sonst so sachlich-nüchternen Medizin, steigert sich; dementsprechend die Titelsucht, der Titelprunk und die merkwürdige Tendenz, ehrenvolle Titel, Diplome und akademische Auszeichnungen fachlicher und menschlicher Kompetenz gleichzusetzen.

Die hintergründige Gestalt Mephistos hält uns Ärzten einen ebenso schalkhaften wie schonungslosen Spiegel vor. Immer wieder «reizt und wirkt» er; «muß [heilsam vielleicht!] als Teufel schaffen» – nicht nur in der Verkleidung als Medizin-Professor, sondern unermüdlich durch die ganze Tragödie hindurch.

Zweifellos war Mephisto auch willkommenes Sprachrohr, um Goethes eigene Abneigung, aber auch seine unbewältigten Ressentiments gegen die «dünkelhafte Gilde der Gelehrten», gegen den «lallenden Kobold, den deutschen Professor» auszulassen. Immer wieder nimmt dieser spöttische Teufel uns Professoren aufs Korn; zum Beispiel, wenn er im «Urfaust» den angehenden Medizinstudenten unterweist:

Behüte Gott, das führt euch weit!
Kaffee und Billard! Weh dem Spiel!
Die Mägdlein, ach, sie geilen viel!
Vertripplistreichelt eure Zeit.
Dagegen sehn wirs leidlich gern,
Daß alle Studiosi nah und fern
Uns wenigstens einmal die Wochen
Kommen untern Absaz gekrochen.
Will einer an unserm Speichel sich lezzen,
Den thun wir zu unsrer Rechten sezzen.[6]

Nicht nur in den «Schülerszenen» des «Urfaust» und des «Faust I», sondern auch im «Zweiten Teil» der Tragödie hat er es bissig auf die engstirnigen Gelehrten, vor allem auf die rechthaberischen Professoren abgesehen. Bei seiner nostalgischen Rückkehr in Fausts Studiengewölbe ist er erfüllt von bebendem Drang, Professor Wagners Sternstunde der Homunculus-Synthese satanisch zu «beschleunen». Vorher aber frönt er Gefühlen, die auch professoralen Dozenten vertraut sein dürften:

Es kommt mir wahrlich das Gelüsten,
Rauchwarme Hülle, dir vereint
Mich als Dozent noch einmal zu erbrüsten,
Wie man so völlig recht zu haben meint.
Gelehrte wissens zu erlangen,
Dem Teufel ist es längst vergangen.[7]

Auch der Kollege Dr. med. Heinrich Faust hält modernen Ärzten einen Spiegel vor. Er kennt die Wahrheit um Größe und Elend der Ärzte. Diese zwielichtige Gestalt verkörpert nicht nur die Tragödie des faustischen Menschen, sondern sie widerspiegelt auch die *grundsätzliche Tragik des Arztseins.*

Als «Doktor und Professor» im «Urfaust», als «Magister und Doktor» im «Faust I» ist dieser universalgelehrte Arzt erfolgreich und angesehen. Die Umwelt verehrt ihn in einer Überschwenglichkeit, wie es sich selbst moderne Halbgötter in Weiß nur träumen können. Auf dem Osterspaziergang beugen sich vor ihm «die Knie, als käm' das Venerabile». Faust allerdings läßt sich nicht blenden; er bleibt demütig und bescheiden. Weiß er doch im Innersten, was der Arzt auch heute keinen Augenblick vergessen sollte: Nicht er heilt und lindert aus eigener Kraft, sondern in allen seinen ärztlichen Handlungen ist er Werkzeug und Mittler höheren Waltens: «Dem Helfer half der Helfer droben» und «vor jenem droben steht gebückt, / Der Helfen lehrt und Hülfe schickt»![8]

In diesem nachdenklichen und selbstkritischen Professor Faust des Osterspaziergangs findet sich keine Spur von jenem dünkelhaften Gottesgnadentum, jener unausrottbaren Überheblichkeit, die auch heute eine große Versuchung für akademisch, wissenschaftlich und unternehmerisch erfolgreiche Ärzte darstellt. Mögen sich zeitgenössische Professoren die Bescheidenheit des vor dem Teufelspakt noch demütigen Faust aneignen! Solche Geisteshaltung könnte uns heilsam sein, nicht zuletzt als rechtzeitige Vorbereitung auf den – früher oder später – unvermeidlichen descensus oder gar casus ab alto, der, oft unvermittelt rasch, Macht ins Gegenteil verkehrt; allerspätestens am Stichtag der Emeritierung, die den mächtigen Klinik-Potentaten urplötzlich zur *quantité négligeable* schrumpfen läßt und ihn auf das verweist, worauf es eigentlich ankommt: auf sein menschliches Format, seine innere Entwicklung und seinen Halt außerhalb beruflicher «Machtfülle».

Faust verabscheut jede Überheblichkeit; er verflucht «die hohe

Meinung, womit der Geist sich selbst umfängt». Seine Demut gründet jedoch nicht allein in innerer Reife, vielmehr beruht sie auch auf existentieller Verzweiflung sowie auf quälenden Schuldgefühlen - als Arzt, als Wissenschaftler und als Professor.

Seine Stimmung ist deprimiert, denn sein Leben ist dahingegangen, «ohne daß er ordnen und beleben konnte, was er gesammelt hat». Sein umfassendes Wissen, seine reiche Erfahrung und seine ärztliche Kunst erlebt er weder als Glorie noch als Macht, noch als Nutzen oder Segen für die Umwelt. Vielmehr bedrückt ihn die Überfülle seiner Kenntnisse «als Wissensqualm», von dem er sich «entladen» möchte.

An die «zehen Jahr» schon hat er «herauf, herab und quer und krumm seine Schüler an der Nase herum» gezogen und dabei immer schmerzlicher erfahren, «daß wir nichts wissen können»; das will ihm «schier das Herz verbrennen». Ohne viel Hoffnung auf Gelingen sehnt er sich, «aus diesem Meer des Irrtums aufzutauchen».

Diese schonungslose, überspitzt kritische Einstellung, ja fast Verachtung Fausts gegenüber einseitiger, kalter und steriler Verstandesgelehrsamkeit hat Goethe selbst ein Leben lang begleitet und ungemein beschäftigt. Auch sein zweites Spiegelbild, Wilhelm Meister, ist Medium der alten Problematik: einseitiges Fakten- und Bücherwissen im Widerstreit mit dem tieferen Wissen des Herzens. Ihm hat er in den Mund gelegt, was zeitlos, was auch in unseren Tagen aktuell ist: «Wem sein Herz nicht sagt, was er sich und andern schuldig ist, der wird es wohl schwerlich aus Büchern erfahren, die eigentlich nur geschickt sind, unsern Irrtümern Namen zu geben.»[9] Der verzweifelten Herzensstimme Fausts galt dieser «Wissensqualm» aus Büchern und Folianten sogar als «Meer des Irrtums».

Goethe, diesem tief gebildeten, unübertrefflich vielseitigen Akademiker, Naturforscher, Dichter und hohen Staatsbeamten, diesem wissenschaftlichen Panamateur, diesem nach allen Seiten des Lebens offenen, begeistert interessierten und unerschöpflich wissensdurstigen Universalgelehrten gelten Bücherwissen und akademische Bildung, wenn einseitig und hypertroph, wenn nicht eingebettet in das tiefere Wissen des Herzens, als Widersacher des Lebens, als Feinde innerer Lebendigkeit und Fruchtbarkeit. Die intellektualistische Verbissenheit des «professionals» und die rationale Einseitigkeit der akademischen «Gildemeister» entfernen, in der Klage Fausts, von der Erfahrung jenes Urgrunds, «der die Welt im Innersten zusammenhält».

Wird hier – im «Faust» und «Wilhelm Meister» – jene kopflastige Einengung bedauert, die man auch heute bei vielwissenden, äußerlich sehr erfolgreichen und produktiven, dennoch tragisch scheiternden Wissenschaftlern – auch Ärzten – beobachtet? Die Tragik jener angesehenen und mächtigen Männer, deren wissenschaftliche und akademische Karriere glanzvoll gelingt, deren Leben aber gründlich mißlingt? Sie scheinen die traurigen Nachfahren jenes Arztes Dr. Zimmermann in Goethes «Dichtung und Wahrheit» zu sein, der «große Verdienste und kein inneres Behagen» hatte, jenes «braven Mannes, der bei äußerem Ansehen, Ruhm, Ehre, Rang und Vermögen das traurigste Leben» führte, weil er bei allem Glanz und Erfolg in der Arena der Welt übersehen hatte, worauf es eigentlich ankommt, und seine Seele dabei verkümmern ließ. Zeitgenössische Dr. Zimmermänner, lückenlos angepaßt, karrieremäßig, unternehmerisch, ökonomisch erfolgreich, mit Titeln und Ehrungen prunkend, im Gemüt aber zerrüttet – es gibt sie auch heute; von ihnen kündet die in Ärztekreisen auffallend hohe Depressions- und Selbstmordrate. Tragen wir vielleicht alle einen kleinen Dr. Zimmermann, zumindest als *forme fruste*, in uns selbst?

Faust selber konnte sich, wie wir nachlesen können, nur mit knapper Not vor dem »Handanlegen» retten. Im Geläut der Osterglocken ist er zur Besinnung gekommen. Fast senkrecht hat er sich in die Höhe gezogen – allerdings mit Hilfe des Teufels, neuen Irrungen preisgegeben...

Nicht nur aus Überdruß in lebensfeindlichem Wissensqualm, mehr noch aus anderen Motiven tönt dem umjubelten Professor «der Menge Beifall wie ein Hohn». Im Gegensatz zum gutgläubigen Publikum weiß er, daß seine bewunderten Arzneien tödlich, daß seine iuvamenta in Wahrheit nocumenta waren. Er kennt die *Kehrseite* seiner alchimistischen Hexenkünste; allzugut durchschaut er die toxischen, ja letalen Nebenwirkungen seiner Pharmakotherapie, die seinen und seines Vaters Ruhm begründet hatte. Ihn, den Arzt und Alchimisten, der «nach unendlichen Rezepten» das Widrige «zusammengegossen» hatte, kann die Verehrung seiner Patienten nicht beglücken. In österlicher Bekenntnisstimmung beichtet er dem Famulus und späteren Nachfolger Wagner das Schreckliche:

O könntest du in meinem Innern lesen,
Wie wenig Vater und Sohn
Solch eines Ruhmes wert gewesen!
[...] Hier war die Arzenei, die Patienten starben,
Und niemand fragte, wer genas!
So haben wir mit höllischen Latwergen
In diesen Tälern, diesen Bergen
Weit schlimmer als die Pest getobt.
Ich habe selbst den Gift an Tausende gegeben:
Sie welkten hin, ich muß erleben,
Daß man die frechen Mörder lobt![10]

Kommen derart bedenkliche Dinge auch heute noch vor? In unserer modernen Pharmakotherapie ist der Aspekt *medikamentöser Nebenwirkungen* zu einem gigantischen Problem angewachsen, allerdings und dies ganz im Gegensatz zur Goethe-Zeit – auf dem tröstlichen Hintergrund hochwirksamer und millionenfach lebensrettender Medikamente. Schon Goethe hat das Problem der «side effects» ungemein beschäftigt. In seiner Dichtung und auch in persönlichen Äußerungen kommt es wiederholt zur Sprache; besonders liebenswürdig und humorvoll im politischen Drama in fünf Aufzügen «Die Aufgeregten», dessen Hauptfigur, der Chirurgus, sich Breme von Bremenfeld nennt. Chirurgen wissen es meist genau, sind von Zweifeln selten angefressen; so auch Breme von Bremenfeld:

Ich sage dir, mein Kind, ein Chirurgus ist der verehrungswürdigste Mann auf dem ganzen Erdboden. Der Theolog befreit dich von der Sünde, die er selbst erfunden hat; der Jurist gewinnt dir deinen Prozeß und bringt deinen Gegner, der gleiches Recht hat, an den Bettelstab; der Medikus kuriert dir eine Krankheit weg, die andere herbei, und du kannst nie recht wissen, ob er dir genutzt oder geschadet hat: der Chir-

urgus aber befreit dich von einem reellen Übel, das du dir selbst zugezogen hast oder das dir zufällig und unverschuldet über den Hals kommt; er nutzt dir, schadet keinem Menschen, und du kannst dich unwidersprechlich überzeugen, daß seine Kur gelungen ist.[11]

Solche Tonart aus dem Mund der satirischen Hauptfigur, des Chirurgus in der Komödie, andere Tonart in der Tragödie, im «Faust II.» Daß Goethe an diese absolute Schadlosigkeit der Chirurgen nicht so recht glauben konnte, darf man aus den Worten Chirons über Äskulaps, des Heilgotts, Tochter Manto schließen:

Denn alle Jahr, nur wenig Augenblicke,
Pfleg ich bei Manto vorzutreten,
Der Tochter Äskulaps; im stillen Beten
Fleht sie zum Vater, daß, zu seiner Ehre,
Er endlich doch der Ärzte Sinn verkläre
Und vom verwegnen Totschlag sie bekehre –[12]

Das Problem nicht nur medikamentöser, sondern ganz allgemein *iatrogener Nebenwirkungen* ist offenbar so alt, wie die Heilkunde selber. Es war nicht zuletzt Goethes Angst vor unerwünschten Nebeneffekten, die in ihm, trotz grundsätzlichen Vertrauens, hin und wieder ein Gefühl des Ausgeliefertseins an die Mediziner aufkommen ließ: «Man ist sehr übel dran, daß man den Ärzten nicht recht vertraut und doch ohne sie sich gar nicht zu helfen weiß.»[13]

Die geschilderte Tragik unseres zeitgemäßen Kollegen Prof. Dr. Heinrich Faust könnte man als ein dreifach bedrückendes Schuldgefühl zusammenfassen:

Die erste und die schwerwiegendste Verschuldung Fausts ist die *Mißachtung seiner Entelechie:* seines inneren, ihm vorbestimmten Lebensplans, der nicht einseitig intellektuell-rational, sondern der weitumfassend-ganzheitlich entworfen war. Kopflastige Einseitigkeit, lebenszerstörender Intellektualismus und die entsprechende Verkümmerung seiner anderen, an sich mächtig in ihm angelegten psychischen Funktionen, empfindet Faust als Mangel und Schuld. Eine herzbeklemmende, ja suizidträchtige Beschränkung hat sich dieses, so ganzheitlich angelegte, Individuum auferlegt. Es bezahlt die Verschuldung gegenüber seinem breitgefächerten Lebensentwurf mit Depression:

Beschränkt von diesem Bücherhauf,
Den Würmer nagen, Staub bedeckt,
Den bis ans hohe Gewölb hinauf
Ein angeraucht Papier umsteckt;
Mit Gläsern, Büchsen rings umstellt,
Mit Instrumenten vollgepfropft,
Urväterhausrat drein gestopft –
Das ist deine Welt! Das heißt eine Welt!
Und fragst du noch, warum dein Herz
Sich bang in deinem Busen klemmt?
Warum ein unerklärter Schmerz
Dir alle Lebensregung hemmt?
Statt der lebendigen Natur,
Da Gott die Menschen schuf hinein,
Umgibt in Rauch und Moder nur
Dich Tiergeripp und Totenbein!

Ein zweites Schuldbewußtsein Fausts betrifft sein *Gefühl des Versagens gegenüber seinen Studenten.* Als professoraler Dozent und Erzieher hat er sie «herauf, herab und quer und krumm» an der Nase herumgeführt, hat ihnen, wenn wir den bitterbösen Vorwurf des Baccalaureus nicht nur auf Mephisto beziehen wollen, «aus den alten Bücherkrusten» manches vorgelogen, was er «selbst nicht wußte, selbst nicht glaubte», dadurch sich und seinen Schülern «das Leben raubte».[14]

Die dritte Verschuldung Fausts ist jene als ein *pathogenes ärztliches Agens,* durch dessen totschlägerische Pharmakotherapie Hunderte umgekommen sind.

Diese dreifache Verschuldung läßt unseren Kollegen in eine apokalyptische Stimmung geraten. Dem Selbstmord knapp entkommen, glaubt er sich der Magie ergeben zu müssen – und verschwört sich dem Teufel, damit aber neuer «Irrfahrt kummervoller Wechselnot».

Können moderne Ärzte die verzweifelte Verfassung Fausts nachfühlen? Oder fühlen sie sich mehr zum zeitgemässeren Professor Wagner hingezogen? Wagner, einst Famulus und Schüler Fausts, dann sein berühmter Nachfolger, kennt die faustisch-überschwenglichen Anfechtungen nicht. Vielmehr ist ihm gegeben, «der eigenen Beschränktheit in Ehren froh» zu sein. Er, der «akademisch angestellte Doktor und Professor Wagner», wie es in den «Paralipomena zu Faust II» wörtlich heißt, widerspiegelt den Experimentator und Heiltechniker modernen Zuschnitts mit seinem «hellen, kalten, wissenschaftlichen Streben».[15]

Zweifelsohne ist Wagner, der vierte Arzt-Typ dieser Tragödie, der Antipode Fausts, zu dem er zwar, bevor er ihm professoral nachfolgt, ehrfürchtig aufblickt und dessen Irritation, ja dessen Ablehnung er offensichtlich nicht wahrnimmt. Spürsinn für das Atmosphärische, Feingefühl und Intuition sind Wagners Stärke nicht. Sein Wesen entspricht dem Naturell des heute verbreiteten *modernen Heiltechnikers und Heilchemikers*. Er verkörpert den «reinen», den ausschließlich rationalen Arzt und Wissenschaftler. Die Sehnsucht nach dem Sinn, nach Einheit und tieferen Zusammenhängen ist ihm fremd. Das Irrationale gilt ihm als suspekt. Als angepaßter Musterschüler hat er «mit Eifer» sich «der Studien beflissen», zwar «weiß er viel, doch möcht' er alles wissen!» Ein Leben lang zieht ihn sein Wissensdrang unaufhaltsam in die Breite. Wagner scheint mir ein beredtes *Sinnbild der modernen Naturwissenschaft und Medizin* zu sein. In der akademischen Arena ist er äußerst erfolgreich; ihm verdanken wir beeindruckenden und nützlichen Fortschritt.

Der tüchtige Professor Wagner hat sich in uns modernen Ärzten mehr oder weniger neu verkörpert, mit erfreulichen sowie mit unerwünschten Folgen. Seine Wagner-Medizin (vgl. S. 237 f.) hat ihre Qualitäten, ihren unbestrittenen Erfolg. Ihr verdanken wir jenen ebenso bewundernswürdigen wie beängstigenden Fortschritt, von dem wir heute einerseits mächtig profitieren, dessen Schattenseiten wir aber ethisch und finanziell nur noch mühsam bewältigen. Faust und Wagner, Lehrer und Schüler, Vorgänger und Nachfolger wohnen auf «getrenntesten Bergen»; sie sind unvereinbare Welten. Fausts Urteil über Wagner ist vernichtend, zeitweise auch ungerecht; zum Beispiel, wenn er sich nach einem jener mühsamen nächtlichen Gespräche mit dem klebrigen Famulus zu einer gehässigen Tirade hinreißen läßt:

Wie nur dem Kopf nicht alle Hoffnung schwindet,
Der immerfort an schalem Zeuge klebt,
Mit gierger Hand nach Schätzen gräbt
Und froh ist, wenn er Regenwürmer findet![16]

Diese Unmutsäußerung Fausts leitet fast unvermittelt in eine für unser technisches Zeitalter hochaktuelle Strophe über. Eigentlich sollte sie unseren Atem stocken lassen!

Geheimnisvoll am lichten Tag,
Läßt sich Natur des Schleiers nicht berauben,
Und was sie deinem Geist nicht offenbaren mag,
Das zwingst du ihr nicht ab mit Hebeln und mit Schrauben.[17]

Stimmt das noch? Ist es nicht schon dem Experimentator Wagner der «Faust»-Tragödie, vor allem aber uns, seinen Nachfahren, den modernen Wagnern, in unerwartetem, ja gefährlichem und frevelhaftem Maß gelungen, «Natur des Schleiers» zu berauben «mit Hebeln und mit Schrauben»? Diese «Beraubung» und Unterwerfung der Natur durch unsere medizinische Herrschaftstechnik hat zu erstaunlichen, ja berauschenden apparativ-technischen und pharmazeutischen Errungenschaften geführt – und als Kehrseite verwegene Übereilungen gebracht, die uns in die Zwangslage von Zauberlehrlingen manövrieren könnten.

Zwiespältiger Kollege Wagner! Mehr noch als Faust und Mephisto tragen wir dich im Inneren. Dürfen wir dich treuherzig nur belächeln als skurrile, verstaubte Figur; als den «bemoosten Herrn», wie dich die Tragödie – bei nur vordergründiger Betrachtung – spöttisch und als unbedeutende Figur vorstellt? Oder müssen wir deine hintergründige Tragik, deine abgründige Gefährlichkeit durchschauen – und erschrecken? Bist du eine – vom Dichter visionär vorweggenommene – dramatische Schlüsselfigur, Sinnbild eines aktuellen Schauspiels mit dem Titel: Größe und Gefährdung der modernen Medizin?

Potentielle Tragik kündet sich an, wenn wir dich in deinem «Laboratorium hoch glorifizierend» finden; entzückt darüber, «daß eben ein chemisch Menschlein zustande gekommen». Gefahr droht, wenn du, der «zarteste gelehrter Männer», zerbrechlich und harmlos scheinbar, in deinem zielstrebigen Bienenfleiß an das Ziel deiner Sternstunde gelangst; «monatelang des großen Werkes willen» geprobt, gemischt hast «im allerstillsten Stillen» und endlich erfolgreich bist im tolldreisten Experiment, das *Menschlein in vitro*, den *homunculus* «zu komponieren, verlutieren, kohibieren». Zweischneidig ist das Unternehmen, denn, so sagt der Dichter prophetisch: der «große Vorsatz scheint [dir] nur im Anfang toll», also *ver-rückt*, zu sein.[18]

Bist du Vorfahre jener tüchtigen und ahnungslosen Medizintechniker, die in künftigen «Gentechnologischen Schlachthöfen» zu Hause sein werden? Oder müssen wir Chargaffs Horrorvision[19] nicht ernstnehmen? Werden sich deine Segnungen nie in Fluch verwandeln? Dürfen wir deinen selbstsicheren Beschwichtigungen glauben? Dein Fortschritt, übermütig wagender Bruder, ist für mich zweischneidig, denn er ist blind gegenüber seinen Grenzen. Deine Glanzleistungen schwanken zwischen Übereilung und Versäumnis. Sie beruhen auf einem beschränkten Menschenbild, das zur Verhütung drastischer Auswüchse notwendig der Erweiterung bedarf.

Die Gestalt des Professors Wagner, scheinbar profillos eingezwängt zwischen Mephisto und Faust, ist ein zeitgemässes Menetekel! *Wagner in uns* ist warnend angesprochen. Allerdings und leider: Medizinische Technokraten von Wagnerscher Prägung werden für solche Besorgnis nur Kopfschütteln und lächelnde Verachtung übrig haben – vielleicht auch Wut. Sie erkennen sich (noch) nicht im Spiegel!

DER NATURFORSCHER IN MEDIZINISCHEN GRUNDLAGEN-WISSENSCHAFTEN

«Wem die Natur ihr offenbares Geheimnis zu enthüllen anfängt, der empfindet eine unwiderstehliche Sehnsucht nach ihrer würdigsten Auslegerin, der Kunst.»[1]

Eine wesentliche Beziehung Goethes zur Medizin ergibt sich aus seiner umfangreichen Naturforschung: im prinzipiellen aus seiner grundsätzlichen Art der Naturbetrachtung, im speziellen aus seinen Studien in medizinischen Grundlagen-Wissenschaften wie Pflanzenkunde, Anatomie, Osteologie und Optik.

Goethe war weitgehend ein wissenschaftlicher Autodidakt, ein universaler naturwissenschaftlicher Dilettant im – ursprünglichen – positiven Sinn des begeisterten «Liebhabers».

Mit *Physiognomik* hatte es früh begonnen. Den Mitarbeiter an Lavaters «Physiognomischen Fragmenten» faszinierte diese heute oft belächelte, von der klassischen Medizin völlig ausgeklammerte Wissenschaft, die «vom Äußeren aufs Innere schließt». Den jungen Minister zog es mächtig zur *Geologie und Mineralogie* («Über den Granit»). Nach der Italienischen Reise hat es ihn, den von der Natur schlechthin Begeisterten, den im wahren Sinn des Wortes Inspirierten, nach allen Himmelsrichtungen förmlich hingerissen: «Mein Gemüth treibt mich mehr als je zur Naturwissenschaft», so zur *Botanik*, zur *Osteologie* und vor allem – jahrzehntelang, verbissen, überwältigt – zur *Farbenlehre*.

Aber auch mit Bergbaukunde, mit Pharmakologie, Magnetismus, Galvanismus, Akustik und Astronomie hat er sich befaßt. Für die Bildung der Wolken, die Entstehung von Meteoren, Kometen und Polarlichtern hat er sich interessiert. Der Bau der ersten Eisenbahnen und Lokomotiven hat ihn beschäftigt, Ballonmodelle hat er entworfen.

Seinem umfangreichen, ja gigantischen naturwissenschaftlichen Werk, das in der großen Weimarer Ausgabe vierzehn Bände umfaßt, hat er eine größere Bedeutung beigemessen als seiner Dichtung. Dies gilt vor allem für seine 1810 erschienenen zwei Bände «Zur Farbenlehre», an denen er jahrzehntelang hingebungsvoll gearbeitet hat.

EINE EHRFURCHTSVOLL-VEREHRENDE NATURERGRÜNDUNG

Seinem naturwissenschaftlichen Werk – vor allem seiner «Farbenlehre», aber auch den andern Hauptwerken: der «Metamorphose der Pflanzen», sowie der «Vergleichenden Anatomie, ausgehend von der Osteologie» – war der Erfolg in der damaligen Gelehrtenwelt nicht beschieden. Diese Mißachtung verletzte ihn empfindlich, ja zeitweilig erbitterte sie ihn maßlos – bis zur «partiellen Psychose»[2], wenn wir der Begriffswelt des Psychoanalytikers folgen wollen. Diese übermäßige Kränkung und Empfindlichkeit beruhte wohl weniger auf narzißtischer Ichhaftigkeit und akademischer Rechthaberei als auf einer Verletzung heiligster, im ursprünglichen Wortsinn religiöser Gefühle; denn Naturforschung war für Goethe nichts weniger als die Suche nach dem Göttlichen in den Erscheinungen der Natur. Die Grundhaltung seines Forscherstrebens war *religio:* die staunende, die tief ergriffene, ja überwältigte Ehrfurcht vor dem geheimnisvollen göttlichen Wesen, das als *Gott-Natur* in den Naturerscheinungen waltet und sich offenbart: *deus sive natura,* nach seinem verehrten Vorbild Spinoza. So suchte er in den Farben, aber auch «in herbis et lapidibus» nichts Geringers als das – Göttliche.

Diese enthusiastische, von heiligem Feuer beseelte Forscherhaltung, war den Naturwissenschaftlern seiner Zeit fremd. Mit den angesehenen und einflußreichen Experten stand dieser begeisterte «Dilettant» meist auf Konfrontationskurs. Auch dem landläufigen, tüchtig-zugriffigen Wissenschaftler von heute, der die Natur durch immer raffiniertere Beherrschungstechniken nutzbar machen und unterwerfen will, ist solche Ergriffenheit fremd. Jenen Zeitgenossen aber, die in der Naturforschung und auch in der Medizin ein neues Paradigma wahrnehmen, kann der Naturforscher Goethe als *Leitbild und Interpret eines wissenschaftlich-ganzheitlichen Denkens* gelten.

Welten trennen die machtstrebige Grundhaltung der meisten modernen Naturforscher von der gefühlvollen und inspirierten Gesinnung des Naturforschers Goethe, die etwa an die Ergriffenheit des Mystikers erinnern mag. Diese emotionale Grundverfassung bewegt ihn immer wieder zu enthusiastischen Gefühlsäußerungen, die den pragmatisch-nüchternen und verwegen kernspaltenden Wissenschaftler moderner Prägung sentimental anmuten müssen. Wie etwa: «das Pflanzenreich rast einmal wieder in meinem Gemüthe, ich kann es nicht einen Augenblick loswerden»[3]; es «verfolgt» ihn, «zwingt sich ihm auf». Sein «ganzes Heil kommt von der Geologie»; «ein peinlich süßer Zustand» ist die osteologische Forschung und eine «Herzenserleichterung» ist die Niederschrift der «Metamorphose der Pflanzen».

Für diesen tief Ergriffenen entspringt «aus der Natur, nach welcher Seite hin man schaue [...] Unendliches». Die Atmosphäre seines Forscherdranges entspricht jenem «dumpfen warmen wissenschaftlichen Streben», das er in den «Paralipomena»[4] Faust zuschreibt und das er dem «hellen kalten wissenschaftlichen Streben Wagners», dieses Prototypen des landläufigen Gelehrten, schroff gegenüberstellt.

Goethes Synthese-Streben, seinem Drang zu umfassenden Sinnzusammenhängen und geistiger Einheit ging es im Forschen darum, die Natur «nicht gesondert und vereinzelt vorzunehmen, sondern wirkend und lebendig aus dem Ganzen in die Teile strebend darzustellen». Es war ihm wichtig, nicht nur zu trennen und zu sondern, vielmehr immer wieder zu verbinden, Vereinigung anzustreben, Wesenhaftes zu erfassen, Verflechtungen, Verwandtes und Einheit in der Vielfalt zu finden. In seiner Forschung wollte er aufdecken, wie «alles sich zum Ganzen webt, eins in dem andern wirkt und lebt».

Fremd tönt moderner Naturwissenschaft Goethes Forderung, daß die «Physik» und mit ihr jede andere naturerforschende Methode «mit allen liebenden, verehrenden, frommen Kräften in die Natur und das heilige Leben derselben einzudringen» hat.[5] Solch strenger Maxime getreu, verabscheut Goethe die, wie es der gleichgesinnte Schiller nennt, «zerstückelte Art, die Natur zu behandeln»: diese zergliedernde, messende, einordnende und etikettierende Analyse, der es allein wichtig ist, daß «etwas herauskommt», daß Natur beherrschbar wird – und ausgebeutet werden kann. Ihm geht es nicht um die der menschlichen Fragestellung, im einseitigen Hinblick auf Benutzung und Bemächtigung, ausgesetzte Natur. Vielmehr sucht er die *Natur an sich*, ihre Wahrheit, ihr

Wesen, das sie uns vielleicht gerade verbirgt hinter jenen Teilaspekten, die sie der technischen Bewältigung zugänglich macht.

Im Gegensatz zur üblichen Naturforschung, die mit mechanisch-quantifizierenden Verfahren, mit immer perfekteren Apparaten mißt, rechnet, wägt, analysiert und experimentiert, für die das Buch der Natur vorzüglich in mathematischen Formeln geschrieben ist, will Goethes Naturforschung *gleichzeitig Wissenschaft und Kunst* sein. Für ihn ist die Kunst die «würdigste Auslegerin» der Naturentdeckungen und Naturgeheimnisse. Diese enge Freundschaft von Wissenschaft und Kunst bedeutet, daß der *ganze Mensch* mit all seinen Begabungen und Funktionen vor der *ganzen Natur* zu stehen hat. Volle Orchestrierung, alle Register gezogen: Frommes, verehrendes Staunen, liebende Versenkung, peinlich genaues Beobachten, ahnendes Anschauen, ergriffenes Nachdenken, Nachsinnen und Dichten.

Gegenüber dem Establishment grundsätzlich andersdenkender Wissenschaftsexperten seiner Zeit war Goethe merkwürdig unduldsam, manchmal ungerecht. Sie waren für ihn eine «dünkelhafte Gilde», die beschränkten Männer des «Teilens und Trennens». Man kann sich vorstellen, wie er sich heute ereifern müßte! Man verstehe richtig: Auch Goethe ging es darum, durch streng methodische, peinlich sorgfältige und überaus fleißige Beobachtung die einzelnen Naturphänomene in ihrer augenblicklichen und mannigfaltigen Gestalt zu erfassen. Allem voran vertraute er voll und ganz seinen Sinnen, jenen «glücklichen Augen», die so klar zu blicken wußten, die er so sorgfältig und hingabevoll einsetzte; stets unbewaffnet durch jene verfeinernden mikroskopischen und teleskopischen Hilfsmittel, denen er mißtraute. Streng methodisch und absolut wissenschaftlich ging er vor, getreu seinem «Vermächtnis» [6], daß man vorab bei wachem Verstand den eigenen Sinnen unverbrüchlich zu trauen habe. Unermüdliche Schulung und sorgfältige Nutzung seiner Sinne, vor allem seiner «sonnenhaften Augen», ermöglichte ihm die präzise Beobachtung des Einzelnen; wacher Verstand ermöglichte die Verknüpfung, die Schau des Ganzen.

Die Stoßrichtung seiner beobachtenden Sinne ist für ihn zweifach vorbestimmt; vorab durch die *eigenen inneren Regeln und Gesetze,* die er in seinem ausgesprochenen Sinn für Entsprechungen und geheimnisvolle Zusammenhänge auch außen in den Erscheinungen der Natur sucht:

Sofort nun wende dich nach innen:
Das Zentrum findest du da drinnen,
Wirst keine Regel da vermissen.

Diese Besinnung auf die tiefeingewurzelten Regeln des Inneren, auf die Herzbereiche, erweitert Goethes Naturforschung zur *Naturanschauung:* einerseits die sorgfältige Betrachtung mit dem unbestechlichen Auge des geübten Beobachters, andererseits auch eine tiefere Schau, das Sehen mit den Augen des Denkers, des Naturphilosophen.

Zudem ist die forschende Stoßrichtung seiner Sinne und seines Verstandes durch die überlieferten Urwahrheiten gelenkt, wiederum entsprechend den «Vermächtnis»-Zeilen:

Das Wahre war schon längst gefunden,
Hat edle Geisterschaft verbunden;
Das alte Wahre, faß es an!

Dieses *alte Wahre* sind für ihn die Erkenntnisse der großen griechischen Philosophen, die Geheimnisse der Alchimisten, die Weisheiten mittelalterlicher Mystiker und die naturphilosophischen Anschauungen Spinozas. Goethe, dem «philosophischen Daumenlutscher» im Urteil einer Romanfigur bei Thomas Bernhard, gelingt im geistigen Riesenreich seiner Forschung eine Synthese von aristotelischen und neuplatonischen Auffassungen. Wie Platon, das verehrte Vorbild, so sucht auch Goethe selber in seiner Naturforschung «einem Obelisken, ja einer spitzen Flamme gleich den Himmel»[7]; nicht Macht, nicht Beherrschung, nicht praktische Brauchbarkeit, nicht Nutzung – aber den Himmel!

Diese Urwahrheiten, von Dichtern und Denkern längst gefunden, von jeder Zeitepoche neu «anzufassen» und zeitgemäß zu formulieren, sind die Grundgesetze, «aus welchen sich das All geschmückt». Sie bewirken, daß «kein Wesen zu nichts zerfallen» kann und daß «das Sein ewig ist».

Diese *ewigen Grundgesetze* in den einzelnen Naturerscheinungen zu erforschen – dies ist das hohe Geschäft von Goethes Naturwissenschaft. Vom Sinnenfälligen, von den Naturdingen und ihrer augenblicklichen Gestalt ausgehend, muß er weiter vorstoßen zu dem «ewig Einen, das sich vielfach offenbart», das sich in ständiger *Metamorphose* gestaltet, umgestaltet. Dieses ewig Eine, in jedem Wandel dennoch Unveränderliche, nennt Goethe *Urphänomen*. Im Urphänomen scheint er zu ahnen, was der im Wissenswust erstickende Faust erkennen möchte, nämlich «was die Welt im Innersten zusammenhält» und wie «alles sich zum Ganzen webt, eins in dem andern wirkt und lebt». Die Urphänomene sind für ihn die höchste erreichbare Stufe der Naturerkenntnis. Nur dann ist für ihn Natur genügend erforscht, wenn er durch die Fülle der realen Naturerscheinungen zum Grundgesetz, zum Urphänomen vorstoßen kann: zur ideellen dynamischen Grundform und ihrem Gestaltungsgesetz. In diesem Sinn ist Goethe Platoniker, ist er ein Naturphilosoph; aber grundsätzlich unterschieden vom «verflössenden Mystizismus» zeitgenössischer idealistischer Naturphilosophen, die sich in Spekulationen verlieren, während er selber stets von der sorgfältigen, äußerst exakten, immer neu und kritisch kontrollierten Beobachtung der Naturobjekte ausgeht und allem voran seinen eigenen gesunden Sinnen vertraut.

«DAS PFLANZENREICH RAST EINMAL WIEDER IN MEINEM GEMÜTHE»

In der Pflanzenkunde erhielt der Autodidakt Goethe seine wesentlichen Impulse vom schwedischen Botaniker und Großmeister Linné, dessen Pflanzensystematik auch heute noch Mittelschüler und Medizinstudenten, je nach Begabung, begeistert oder zur Verzweiflung bringt. Von Linné waren gewaltige Impulse auf Goethe ausgegangen, die eigentlich nur noch vom Einfluß Shakespeares und Spinozas übertroffen wurden.

Bald aber stellte sich auch eine zwiespältige, ja abstoßende Wirkung ein, die Goethes grundsätzlichen Widerstreit mit der «landläufigen» Naturforschung kennzeichnet:

> *[...] indem ich sein scharfes, geistreiches Absondern, seine treffenden, zweckmässigen, oft aber willkürlichen Gesetze in mich aufzunehmen versuchte, ging in meinem Inneren ein Zwiespalt vor: Das, was er mit Gewalt auseinanderzuhalten suchte, mußte, nach dem innersten Bedürfnis meines Wesens, zur Vereinigung anstreben.*[8]

Diese Vereinigung in der Mannigfaltigkeit und Fülle der Pflanzenwelt fand Goethe im Urphänomen der *Urpflanze*, als der «wesentlichen Form, mit der die Natur gleichsam immer nur spielt». Die Urpflanze, in Wirklichkeit wohl inexistent, obwohl sie Goethe im botanischen Garten von Palermo geschaut zu haben glaubt, ist im platonischen Sinn zu verstehen, gewissermaßen als *Idee des Pflanzlichen.* Dieses materiell nicht faßbare, nur zu ahnende Urprinzip, dieser Prototyp und gemeinsame Bauplan jeder Pflanzengestalt bringt die unendliche Vielgestalt der pflanzlichen Erscheinungen unablässig hervor, entwickelt, wandelt und zerstört sie wieder.

Diesen ewigen Gestaltungs- und Umgestaltungsprozeß nennt Goethe Metamorphose. Sie ist das für ihn zentrale Gesetz der Wandlung und Entwicklung, der Polarität und Steigerung, des ewigen Rhythmus von Konzentration und Expansion, von Systole und Diastole, von Hammer und Amboß, von Stirb und Werde. Es ist jenes Grundgesetz, das er selber, leidend und sich unablässig wandelnd, als seine ureigenste innere Regel erfahren hat. Für ihn besteht eine geheimnisvolle Entsprechung zwischen den inneren Gesetzen des menschlichen Herzens und den äußeren Gesetzen der Natur: «Alles ist Metamorphose im Leben, bei den Pflanzen und bei den Tieren, bis zum Menschen, und bei diesem auch.»[9]

In der Pflanzenwelt vollzieht sich diese Metamorphose aus der herrschenden Grundform, dem Pflanzenblatt, welches sich durch den Wechsel von Verengung (Systole) und Ausdehnung (Diastole) in alle pflanzlichen Seitenorgane umwandelt: in das Keimblatt, das Laubblatt, das Kelchblatt, das Blütenblatt und den Staubfaden. Sie alle sind geheimnisvoll verwandt, sind durchwegs mannigfach abgewandelte Blätter.

Sein Werk über die «Metamorphose der Pflanzen» (1790) wurde von der Öffentlichkeit und von den Gelehrten mit wenig Interesse aufgenommen. Er fand sich schon hier in Opposition zu einem ihm früh verhaßten «wissenschaftlichen Gildewesen, welches wie ein Handwerk, das sich von der Kunst entfernt, immer schlechter wird, je mehr man das eigentümliche Schauen und das unmittelbare Denken vernachlässigt». [10]

«ICH WEISS MEINE OSTEOLOGIE AUF DEN FINGERN AUSWENDIG HERZUSAGEN»

Auch in seiner Erforschung des «Knochenreiches» geht es Goethe, wie in seinen botanischen Studien, um die Suche nach der Einheit, dem Typus, der Dauer im Wechsel. Vor allem in die Geheimnisse des tierischen und des menschlichen Schädels sucht er einzudringen und den einheitlichen Bauplan zu entdecken. Diese Faszination durch die Schädelgestaltung war ja schon bei seiner Mitarbeit in Lavaters «Physiognomischen Fragmenten» angeklungen. Jetzt bemüht er sich um die vergleichende Beobachtung und Beschreibung verschiedenster Tierschädel, die er unersättlich sammelt und studiert; von jenem Elefantenschädel, den er «in den innersten Zimmergen versteckt» hält, damit man ihn «nicht für toll halte», bis zu den Schädeln des Löwen, des Walrosses und der atlantischen Seekuh und bis zum Hammelschädel im venezianischen Judenfriedhof, der in ihm das «aperçu» einer eigenen Schädellehre aufblitzen läßt: Die Metamorphose der Schädel- und der Gesichtsknochen aus der ursprünglichen Grundform und Bildungseinheit, nämlich dem Wirbel. Erst etwa drei Jahrzehnte später bringt er sein Konzept in einer fragmentarischen Skizze *Das Schädelgerüst, aus sechs Wirbelknochen auferbaut* vor die Öffentlichkeit. Diese kleine Schrift ist für die vergleichend-anatomische und entwicklungsphysiologische Forschung bedeutungsvoll geworden: ein Beitrag zur medizinisichen Grundlagenwissenschaft, von der wohl kaum ein Medizinstudent eine Ahnung hat.

Paradigmatisch für Goethes leidenschaftliche Einheitssuche und auch typisch für seinen Mut, unbeirrt gegen den Strom der überkommenen Lehrmeinung zu schwimmen, ist seine Entdeckung, genaugenommen *Wiederentdeckung des Zwischenkieferknochens* beim Menschen. Das Os intermaxillare ist ein kleiner Knochenbezirk des Oberkiefers, der die Schneidezähne trägt. Bei den meisten Säugetieren ist er als eigener, klar abgegrenzter Knochen gut erkennbar; beim Menschen aber verwächst er im Embryonalstadium mit den umgebenden Knochen und kann von ihnen oft nur noch durch schwer erkenntliche Nahtspuren abgegrenzt werden.

Nach der gängigen, von alten Anatomen, vor allem Vesalius, kritiklos übernommenen Schulmeinung sollte dieser Knochen beim Menschen fehlen, als eine wesentliche Scheidemauer, die Mensch und Tier voneinander trennt. Solches Dogma war für den nach Einheit strebenden Forscher unannehmbar. So grenzenlos war seine Freude, als er im März 1784 den Zwischenkieferknochen auch beim Menschen entdeckte, daß sich in ihm «alle Eingeweide bewegten». Bebend vor beglückter Aufregung schrieb er gleichentags noch an Freund Herder:

> *Ich habe gefunden – weder Gold noch Silber, aber was mir eine unsägliche Freude macht – das os intermaxillare am Menschen! Ich verglich mit Lodern Menschen- und Thierschädel, kam auf die Spur und siehe, da ist es. Nur bitt' ich dich, laß dich nichts merken, denn es muß geheim behandelt werden. Es soll dich auch recht herzlich freuen, denn es ist wie der Schlußstein zum Menschen, fehlt nicht, ist auch da!*[11]

Seine Entdeckung erläutete er in der «Abhandlung aus dem Knochenreiche». Sie wurde, wie es nun einmal das Schicksal seiner wissenschaftlichen Werke war, von den meisten anatomischen «Gildemeistern» abgelehnt, einem Camper in Groningen, einem Sömmerring in Kassel, einem Blumenbach in Göttingen. Nur Loder in Jena, der befreundete frühere Anatomie-Lehrer, konnte zustimmen. Einmal mehr erbitterten ihn jene unbelehrbaren «barbarischen Obskuranten», die «ihre fünf Sinne ableugnen», weil es «ihnen selten um den lebendigen Begriff der Sache zu tun [ist], sondern um das, was man davon gesagt hat»[12] und die «gewöhnlich nichts hören, als was sie gelehrt haben und worüber sie mit ihresgleichen übereingekommen sind».

In seinen anatomisch-osteologischen Schriften, vor allem in seinem «Versuch über die Gestalt der Thiere» (1790) und in seinem «Ersten Entwurf einer allgemeinen Einleitung in die vergleichende Anatomie, ausgehend von der Osteologie» (1795) wurde Goethe Mitbegründer der künftig sehr fruchtbaren *vergleichenden Methode in der Anatomie*. Ausgangspunkt seiner fruchtbaren Betrachtungsweise war wiederum ein Urphänomen: der *Typus*, vergleichbar mit der Urpflanze, «als eine allgemeine Norm», als das Gestaltungsgesetz eines physiologischen, an die jeweiligen Lebensbedingungen anpassungsfähigen Lebewesens.

«DIE FARBEN SIND THATEN DES LICHTS, THATEN UND LEIDEN»

In seinen «Optics», dieser bahnbrechenden und für die künftige Entwicklung äußerst fruchtbaren Grundlage der physikalischen Optik, verwahrt sich der Autor Newton im Vorwort gegen Versuche, die Eigenschaften des Lichts durch Hypothesen erklären zu wollen; ihm geht es darum «to prove them by reason and experiments» – was ihm auch genial gelingt.

Goethes Optik, seine Absicht und seine Anschauungsweise sind von jener Newtons durch Welten getrennt. Seine *Farbenlehre* ist viel eher eine vom Urphänomen der Farbenentstehung tief ergriffene «Farbentheologie»[13], eine in ihrer Tiefe wohl noch unverstandene und ungenügend ausgelotete historische, physiologische und erkenntnistheoretische Abhandlung über die Farben als «Thaten und Leiden» des Lichts.

Für Newton und die von ihm mitbegründete klassisch-moderne,

exakt mit Apparaten experimentierende und messende Naturwissenschaft sind die Farben im Licht enthalten. In seinem berühmten Grundexperiment zerlegt Newton das weiße Licht in der Dunkelkammer mit Hilfe von Linse und Prisma in seine Spektralfarben.

Für Goethe ist das Licht eine unteilbare Einheit und entstehen die Farben aus der Vereinigung von Licht und Finsternis, von Hellem und Dunklem durch die Beimengung eines trüben Mediums. Das Zusammenspiel dieser drei farbbildenden Grundbedingungen *Licht, Finsternis* und *trübes Mittel* ist für ihn ein *Urphänomen,* das sich seinem Auge in sorgfältiger Naturbeobachtung und Erforschung der Farbphänomene unentwegt offenbart und bestätigt.

Goethes Farbenlehre hat der modernen Optik bis heute nichts «Nützliches» gebracht; sie ist aber fruchtbar für die Physiologie, für die Ästhetik, für die Kunst und für die Philosophie.

Newton hat die Farben exakter Messung zugeführt; er hat sie abstrakt-mathematisch geordnet und sie brauchbar gemacht zur technischen Nutzung. Nach der erbitterten Auffassung Goethes hat er das Licht maltraitiert, es aus dem natürlichen menschlichen Lebenszusammenhang gerissen und es den unnatürlichen Zwängen von Apparaten ausgesetzt, das «Licht verzwickt» und es mit «kümmerlichstem Jammer» in unnatürlichen Experimenten durch Spalten, Linsen, Prismen «hindurchgequält». Goethes kontradiktorische Maxime lautet:

> *Der Mensch an sich selbst, insofern er sich seiner gesunden Sinne bedient, ist der größte und genaueste physikalische Apparat, den es geben kann und das ist eben das größte Unheil der neuern Physik, daß man die Experimente gleichsam vom Menschen abgesondert hat und bloß in dem, was künstliche Instrumente zeigen, die Natur erkennen, ja, was sie leisten kann, dadurch beschränken und beweisen will.*[14]

Seine «Farbenlehre» hat Goethe als eines seiner bedeutendsten Werke betrachtet. Die – einmal mehr – flaue Resonanz der Öffentlichkeit und der Widerspruch der Fachgelehrtenwelt hat ihn maßlos erbittert und uneinfühlbar feindselige Emotionen gegen Newton wachgerufen – bis zur «partiellen Psychose» in der Auffassung Eisslers. Zu schlechthin gehässigen Ausbrüchen hat er sich hinreißen lassen, einerseits gegen den längst verstorbenen, damit wehrlosen Newton, andererseits gegen die zeitgenössische Professorenwelt, «die knüffelige Behändigkeit dieses Pfaffengeschlechts» und gegen dieses «Papsttum der einseitigen Naturlehre [...] welches sich anmaßt, durch Zeichen und Zahlen den Irrtum in Wahrheit zu verwandeln».

Lange waren Newton und Goethe, ihre grundverschiedenen Intentionen, Methoden und Annäherungsweisen unvereinbare feindliche Gegenpole. Heute gibt es bewundernswürdige integrative Bestrebungen, in diesen scheinbar unversöhnlichen Gegensätzen verborgene Freundschaft zu entdecken. Atemberaubende Grundlage solcher Annäherungs- und Synthese-Versuche sind nicht zuletzt Forschungsergebnisse der modernen Naturwissenschaft selber, vorzüglich der Atomphysik: nämlich ihre überraschende Erkenntnis, daß die eigenen Forschungsergebnisse vom Standpunkt und vom Status des Beobachters abhängen. Dies ist ein erkenntniskritischer Fortschritt ersten Ranges, der die moderne Naturwissenschaft zwingen wird, ihren Begriff der Objektivität neu zu überdenken. So warnt zum Beispiel der Physiker Werner Heisenberg in seiner faszinierenden Gegenüberstellung der Goetheschen und der Newtonschen Farbenlehre im Licht der modernen Physik die Naturwissenschaft eindringlich, daß sie vor allem «dort, wo sie sich nicht mehr der leblosen, sondern der belebten Materie zuwendet, immer vorsichtiger werden muß mit den Eingriffen, die sie zum Zwecke der Erkenntnis an der Natur vornimmt».[15]

Weitblickend und bescheiden kommt der Nobelpreisträger angesichts von Goethes Naturforschung außerdem zu folgendem Schluß, der uns aufmerken läßt: «Wir werden von Goethe auch heute noch lernen können, daß wir nicht zugunsten des einen Organs, der rationalen Analyse, alles andere verkümmern lassen dürfen.»

Moderne Wissenschaftler und technische Ärzte im stolzen und verwegenen Geiste Wagners haben für derart «weltfremde» Mahnung wenig Verständnis. Sie werden weder vorsichtiger noch demütiger, vielmehr werden sie zunehmend übermütiger in ihren Eingriffen zum

Zwecke der Naturerkenntnis und einer schonungslosen Naturbeherrschung, die schließlich in Ausbeutung ausarten kann. Meßende, rechnende und berechnende Ratio allein ist in ihnen mächtig. Einheitsstreben und Ganzheitssuche, «ewige Grundgesetze» und Urphänomene sind für sie esoterisch-mystische Spinnerei. Naturbetrachtung im verehrenden, ganzheitlichen und ökologisch-«grünen» Sinne Goethes ist ihnen fremd, verschwommen, verdächtig. Es fehlen die tieferen Wahrnehmungsorgane, ihr Gesichtsfeld ist beschränkt. Sie können sich nicht vorstellen, daß die Natur das Messen und die Berechenbarkeit zwar mit sich geschehen läßt, daß sie uns damit aber ein tieferes Wissen über ihr Geheimnis verweigert.

Ganzheit und weiteren Horizont in der Naturergründung erstrebt und zum tieferen Wesen der «herrlich leuchtenden Natur», deren Teil wir sind, gelangt in der Auffassung Goethes nur jener seltene Forscher, der seine «Wissenschaft notwendig als Kunst denken» muß und der in seiner Forschertätigkeit nicht allein Fachwissen, mathematische Intelligenz und Experimente einsetzt, sondern der alle «menschlichen Kräfte bei wissenschaftlicher Tätigkeit» entfaltet.

Eine derart anspruchsvolle, umfassende Forderung war den damaligen Naturforschern fremd und auch in der modernen Naturwissenschaft ist es nur eine kleine Minderheit, die, komplementär zum intellektuellen Potential, auch «vom Gefühl durchdrungen» ist und Goethes ganzheitliche Naturforschung nachvollziehen kann. Immerhin, und das stimmt zuversichtlich, sind es hervorragende Geister, wie Rudolf Steiner, Werner Heisenberg, Albert Einstein, Wolfgang Pauli, Adolf Portmann, Walter Heitler, Teilhard de Chardin, Carl Friedrich von Weizsäcker. In Forschern und Denkern solchen Formats und Weitblicks kündet sich jener *Paradigmen-Wechsel* an, der die scheinbar unvereinbaren Gegenpole Newtonscher und Goethescher Naturbetrachtung nicht mehr ausspielt, sondern annähert, vielleicht versöhnt.

DICHTER-VERMÄCHTNIS AN DIE MEDIZIN

«Suche nicht vergebne Heilung!
Unsrer Krankheit schwer Geheimnis
Schwankt zwischen Übereilung
Und zwischen Versäumnis.»[1]

Seit Jahrzehnten steht unser technisches Zeitalter und mit ihm sein getreues Spiegelbild Medizin vor der Frage der Umkehr. In den letzten Jahren einer allgemeinen, fast atemberaubenden Perestroika ist dieses Streben nach einem neuen Denken und nach Umkehr, ist diese Hoffnung auf Wende besonders wach, drängend, ja kritisch zugespitzt – nicht allein in der großen Politik, sondern auch in der Medizin.

Für eine selbstzufriedene *Majorität der Unberührten* besteht die Notwendigkeit eines neuen Denkens nicht. Wie in allen Sparten unserer Kultur herrschen auch in der Medizin beharrliche Tendenzen eines wandlungsfeindlichen Establishments. Es verharrt hartnäckig im eingefahrenen Geleise bisheriger Fortschrittsgläubigkeit, überspielt die Krise mit hektischer Betriebsamkeit und glaubt sie durch Ignorieren, Nichtnennen und Wegsehen beseitigen zu können. Seine Vertreter sind allergisch gegenüber jeglicher Einstellung, die Althergebrachtes in Frage stellt.

Anders die *Resignierten*, die pessimistischen Untergangspropheten. Ihre düstere Prognose glaubt weder an das Gelingen einer grundsätzlichen Wandlung noch an eine Wende in der Medizin. Vielmehr erwarten sie ihren Zerfall, zum Beispiel im Rahmen einer Verstaatlichung, oder rechnen gar mit ihrem Zusammenbruch im Gefolge einer allgemeinen kulturellen und politischen Katastrophe. Sie stimmen ganz mit Friedrich Nietzsches desperater Stimmung überein und mit seiner Prophezeiung, daß sich «unsere ganze europäische Kultur [...] seit langem schon mit einer Tortur der Spannung, die von Jahrzehnt zu Jahrzehnt wächst, wie auf eine Katastrophe» zubewege: «unruhig, gewaltsam, überstürzt, einem Strom gleich, der ans Ende will, der sich nicht mehr besinnt, der Furcht davor hat sich zu besinnen».[2] Sie teilen die apokalyptische Stimmung Erwin Chargaffs, der sich als Zeitgenosse «eines der gräßlichsten Jahrhunderte» empfindet, einer wahrlich unheilbedrohten

Zeit, deren Wissenschaft die Atombombe produzierte und deren Medizin – als bedenklichstes Omen – «gentechnologische Schlachthäuser wie Pilze aus dem Boden schießen lasse».[3]

Die zwei geschilderten gegensätzlichen Haltungen sind destruktiv. Es wäre allerdings verfehlt, solche wandlungsfeindlichen und pessimistischen Einstellungen nur nach außen, in den «verblendeten Nachbarn», zu projizieren. Vielmehr müssen wir diese Tendenzen in kritischer Selbstbetrachtung auch in unserem eigenen Innern erkennen: Einerseits die Versuchung, auf dem Weg des geringsten Widerstandes allen festgefahrenen Normen der etablierten Medizin und ihrer verbissenen Konzentration auf äußeren Fortschritt und Produktion zu folgen, andererseits die mutlose, höchstens noch auf eigenen Vorteil bedachte Resignation in der Befürchtung, daß eine gewandelte Medizin erst aus Trümmern erwachsen kann; eine Medizin, an der wir ohnehin nicht mehr teilhaben.

Trotz zeitweiliger Anfechtung durch eigene wandlungsfeindliche, durch «unberührte» oder «resignierte» Tendenzen sind heute dennoch manche Ärzte und sind auch ihre Patienten von der Hoffnung erfüllt, daß die moderne Medizin in einen allgemeinen Umschwung miteinbezogen ist; daß auch sie am Anfang einer grundsätzlichen Metamorphose steht, eines *inneren Erneuerns*, das nicht nur heraufbeschworen und herbeigeredet wird, sondern in Ansätzen bereits diagnostiziert werden kann.

WAGNER ALS SINNBILD MODERNER MEDIZINTECHNIK

> *«Herr, die Not ist groß!*
> *Die ich rief, die Geister*
> *Werd ich nun nicht los.»*[4]

Die Witterung der Wende zu einer Medizin von morgen wurzelt im *Unbehagen mit der Medizin von heute*. Ihre schroffen Gegensätze von grandeur et misère, Erfolg und Mißerfolg, Fortschritt und Verkümmerung lösen Besorgnis aus und schaffen Zwiespalt. In unserem Dilemma spüren wir die Dialektik der modernen Errungenschaften, die ungeheure Zweischneidigkeit der übermütig herbeigerufenen «Geister», aber auch die entsprechende «Not» der *Wagner-Ärzte*. Diese zeitgenössischen Zauberlehrlinge und Nachfahren des verwegenen alchimistischen Experimentators sind sich allerdings ihrer «Not» noch gar nicht bewußt.

Wir erinnern uns: Wagner, der wißbegierige Famulus des Doktor Faust, ist in der Tragödie «Zweitem Teil» zu akademischen Ehren gelangt. Bald ist er berühmter als Faust selber und wird schließlich sein professoraler Nachfolger. Der Kreator des Homunculus ist als Forscher weit angesehener als sein Lehrer.

Auf unsere heiltechnische Epoche übertragen, ist Professor Wagner der Archetyp des hochbegabten, aber vermessenen Wissenschaftlers und Forschers. Wir erkennen in ihm das Urbild eines hingebungsvollen, eines wagemutigen, schließlich aber übermütigen Medizintechnikers und -chemikers.

Ausdauernd und ehrgeizig verfolgt er sein Ziel. Abgeschieden im «allerstillsten Stillen» seines Labors ringt er verbissen um sein magnum opus. Auf dem Gipfel seiner biomedizinischen Forscherkarriere gelingt das waghalsige Experiment: das künstliche Menschlein wird «komponiert», Homunculus steigt aus der Retorte. Das verstiegene Experiment scheint dem Forschergeist Wagners «nur im Anfang toll» zu sein. Auch moderne Nachfahren Wagners sind sich ihres allzu übermütigen Wagens, ja der verrückten Vermessenheit ihres Experimentierens oft nicht bewußt. Sie spüren nicht die heimtückische Anwesenheit Mephistos, jenes unheimlichen Mannes, der verspricht, «das Glück» ihnen und ihrer Umwelt «zu beschleunen».

Damals, in Wagners verrauchter Alchimisten-Küche, sowie heute in gleissenden Laboratorien geschieht und wiederholt sich Grandioses, aber auch Schaudernerregendes; immer wieder tönt «die Glocke, die fürchterliche, durchschauert die berußten Mauern» – wenn sich im «Stern der Stunde», der gottähnliche Anspruch wagnerisch-wagender Herrschaftswissenschaft neu verwirklicht.

Doch aufgepaßt, auch heute ist Mephisto «beschleunend» im Hinterhalt! Ironisch begrüßt im «Faust» das neugeborene Menschlein den verwegenen Schöpfer «Nun Väterchen! wie steht's, es war kein Scherz!» Moderne «Väterchen» übereilter Spitzenmedizin: Auch eure schwindelerregenden, zweischneidigen Erfolge sind «kein Scherz»!

Hochangesehener Professor Wagner! Mutatis mutandis wirkst und waltest du auch heute und stellst als moderner Medizinexperimentator unbekümmert deine Versuche an. Ein moderner Georg Büchner könnte dich in einem zeitgenössischen «Woyzeck» als schaurige Vision künftiger Entwicklungen darstellen: als den gentechnologischen Schöpfer eines neuzeitlichen Homunculus, der aber nicht an Galatheas Wagen zerschellt, sondern sein teuflisches Unwesen treibt. Es könnte sein, daß dieses künstliche Menschlein oder schon seine vorläufigen «Zwischenprodukte» sich von modernen Zauberlehrlingen eines Tages nicht mehr zügeln und sie bitter erfahren lassen, daß es tatsächlich «kein Scherz» war und daß sich Mephistos Warnung an den Retorten-Meister bewahrheitet: «Am Ende hängen wir doch ab von Kreaturen, die wir machten.»

In der Tat, die Gestalt Wagners, wie sie Goethe im «Ersten Teil Faust» mehr als skurril, im «Zweiten Teil» der Tragödie aber als dämonisch und als hintergründig-tragisch zeichnet, verkörpert jenen Medizin-Geist, der diese Wissenschaft zu ihrer heutigen Größe geführt hat, der aber auch ihre Gefährdung bedingt.

In einer Epoche zweischneidiger pharmazeutischer, transplantationschirurgischer und gentechnologischer Entwicklungen, die moderne Wagner, gleich vermessen wie ihr alchimistischer proavus, so absolut sicher und zum alleinigen Segen der Menschheit im Griff zu haben wähnen, ist es nicht an den Haaren herbeigezogen, wenn wir *Wagner, den verwegenen Schöpfer eines künstlichen Menschleins, als Symbol moderner Medizin-Technologie* betrachten.

GRÖSSE UND GEFÄHRDUNG DER WAGNER-MEDIZIN

Wagner: Und wir's zuletzt so herrlich weit gebracht
Faust: O ja, bis an die Sterne weit![5]

Das – zum Teil berechtigte – Hochgefühl moderner «Wagner-Mediziner», ihre Begeisterung, daß wir es «herrlich weit gebracht» haben, beruht auf einem ungeahnten Zustrom an Wissen und auf der Entwicklung unerhörter technischer Fertigkeiten. Dies sind vorwiegend positive Errungenschaften des Wagner-Geistes; sie zu schmälern wäre töricht. Bedenken wir: Die Heilkunde, die zu Goethes Zeit fast ausschließlich auf die körpereigenen sowie auf Pflanzenheilkräfte angewiesen war, die auf Purgieren, Schröpfen und oft sinnlosen, ja gefährlichen Aderlässen beruhte – wie anders steht sie heute da! Wagnerschem Forscher- und Pioniergeist verdankt sie märchenhafte Entwicklungen, vor allem in den chirurgischen Sparten. Aber auch die innere Medizin ist heute im Gegensatz zur Goethe-Zeit alles andere als eine Medizin der unheilbaren Krankheiten.

Dank Wagnerschem Einsatz und Wagemut erleben wir, vor allem seit den letzten fünfzig Jahren, das ununterbrochene, fast berauschende Abenteuer einer schlechthin triumphierenden Medizin mit atemberaubenden Erfolgen auf dem technologischen und pharmazeutischen Sektor. Begeistert dürfen Ärzte und Kranke erleben, daß phänomenale medizinische Fortschritte erzielt wurden, wie sie die Welt bisher nicht gesehen hat. Die pausenlos sich jagenden Errungenschaften sind uns heute fast selbstverständlich geworden. Wir kennen sie alle, bewundern sie alle, brauchen sie alle; wir fordern sie im eigenen Bedarfsfall auch alle; und nicht zuletzt auch jene modischen Kritiker, die mit mehr oder weniger Fachkenntnis die ethischen Schattenseiten und die stets steigenden Kosten unserer Medizin-Technik anprangern.

All den imponierenden Fortschritten und Erfolgen zum Trotz ist unsere Medizin jedoch zunehmend zweischneidig und zwiespältig. Wie alles wirklich Lebendige ist sie tief widersprüchlich, ein Zusammenprall von Glanz und Elend, von Größe und Gefährdung. Diese Dialektik und dieses Unheile moderner Medizintechnik kann mit einem prophetisch anmutenden Goethe-Wort treffend diagnostiziert werden: «Unserer Krankheit schwer Geheimnis / Schwankt zwischen *Übereilung* / Und zwischen *Versäumnis.*»

Das sind die polaren Stichworte; sie umreißen die *Krankheitssymptome moderner Wagner-Medizin.* Drei Aspekte der Übereilung und Versäumnis schaffen in der Bevölkerung und in manchen Ärzten Zwiespalt und Unbehagen: [6]

Übereilung in der medizinischen Technik und Pharmazeutik mit entsprechender Versäumnis geistiger Aspekte der Heilkunde; überstürzter Wissenszustrom und zunehmende Superspezialisierung mit entsprechender Gefahr von Zersplitterung und Horizontverengung; einseitige Vorherrschaft von Ratio und Intellekt mit entsprechender Vernachlässigung emotionaler und irrationaler Bereiche von Gesundheit und Krankheit.

TECHNOLOGISCHE ÜBEREILUNG

> *«Das überhand nehmende Maschinenwesen quält und ängstigt mich, es wälzt sich heran wie ein Gewitter, langsam, langsam; aber es hat seine Richtung genommen, es wird kommen und treffen [...] Man denkt daran, man spricht davon, und weder Denken noch Reden kann Hilfe bringen. Und wer möchte sich solche Schrecknisse gern vergegenwärtigen!»*[7]

In der Medizin von heute sind es vorab die medizinische Technik und Pharmazeutik, die unserer ärztlichen Tätigkeit Erfolg und Ansehen verleihen. «Bewundert viel und viel gescholten» – wie Helena ist die Technik ein legitimes Kind ärztlichen Helferwillens. Wo überzeugender als in der Medizin kann sie, maßvoll eingesetzt, ihre humanen Züge zeigen? Auf die Fortschritte der medizinischen Technologie und Pharmakologie können wir heute und morgen nicht verzichten. Andererseits drohen, wie schon in Wagners «berußten Mauern» und aus seinen alchimistischen Retorten, aber nun dramatisch zugespitzt, die Gefahren technokratischer und pharmakotherapeutischer Übereilung.

Der atemberaubende technische Fortschritt führt unsere Medizin mehr und mehr in eine Situation, die von einem *technologischen Imperativ* beherrscht ist: von den Kräften, Zwängen und Verlockungen, welche die Technik zielstrebig vorwärtstreiben. Einerseits ist dieser technologische Imperativ etwas tief Menschliches, denn er entspringt dem ärztlichen Urtrieb des Helfenwollens. Andererseits ist er oft beschämend durch wirtschaftliche und andere Machtimpulse genährt. Der Wettbewerb um Profit und Prestige gibt ihm bisweilen eine fast dämonische Eigendynamik.

Solche Gefährdung spielt sich nicht nur in ehrgeizigen Laboratorien ab, sie erwächst nicht nur aus den fragwürdigen Auswüchsen einer schlagzeilenträchtigen Spitzenmedizin, sondern sie macht sich ebenso in unserem *medizinischen Alltag* breit. Gefahr wächst immer dann, wenn sich Technik, Apparatur und «Chemie» in den Mittelpunkt drängen, wenn sie Selbstzweck beanspruchen und ein überbordendes, unkontrolliertes Eigenleben führen. Grundsätzlich besteht diese Bedrohung sowohl im Spital als auch in der freien Praxis. Sie steckt aber nicht in der Technik oder Chemie selber, sondern in uns Ärzten, je nachdem, ob wir sie im Griff haben und sie seelisch durchdringen oder aber von ihren Zwängen beherrscht werden.

Vor allem in *modernen Spitälern* wächst das Dilemma. Einerseits sollten sie, getreu dem jahrhundertealten christlichen Spitalkonzept, ein «Hôtel de Dieu», eine barmherzige Herberge Gottes bleiben. Andererseits mußten sie sich im Zwang technologischer Übereilung zu gigantischen «Medical Centers» entwickeln, zu immer komplizierteren, anonymeren, apparativ-technischen, labor-, chemie- und medikamentenbezogenen Dienstleistungsbetrieben! Vor allem angesichts wuchernder Computerisierung, dieser hochheiligen Kuh technokratischer Übereilung, dieser ebenso nützlichen, wie zweischneidigen Errungenschaft raffinierter Technik, müssen wir um so beharrlicher gegen zunehmende Anonymität und Frostigkeit, gegen gedankenlos-sterile Datenanhäufung und gegen die Gefährdung des Arztgeheimnisses in unseren Spitälern ankämpfen.

Immer schwieriger wird es für den wissenschaftlich, administrativ, technisch-apparativ, durch Computer, Wissensinflation und Arzneimittelflut geforderten Spitalarzt nicht nur Wagner, sprich Medizin-Techniker, nicht nur ein wandelnder Wissens-Mikrocomputer zu sein, sondern gleichzeitig ein einfühlsamer Arzt, befähigt, eine menschliche Beziehung zum Patienten aufzubauen. In der Einseitigkeit nimmermüder technokratischer Heilbetriebsamkeit wird unsere Medizin einerseits immer teurer, andererseits könnte es um das Krankenbett immer leerer werden.

Auch in der *freien Praxis* können technisch-pharmakologische Einseitigkeiten zu einer zwiespältigen Situation führen. Die Sprechstunde kann zur Apparatestunde, das Sprechzimmer zum Spritzenzimmer, eine beredte zur stummen Medizin degenerieren. Die Überschätzung der Technik und Chemie kann den Hausarzt vergessen lassen, daß er selber die wirksamste Arznei ist. Eingespannt in ein Tarifwesen, das alles Zwischenmenschliche, aber Unmeßbare schlecht, alles Apparativ-Instrumentelle, äußerlich scheinbar Meßbare reichlich abgilt, kann er durch diese «Sachzwänge» zu technischer und medikamentöser Übereilung verführt werden. Solche Einseitigkeit kann seinem ärztlichen Ethos und seinem Patienten zum Verhängnis werden.

«Und immer ging es weiter
Und immer ward es breiter,
Und unser ganzes Ziehen,
Es schien ein ewig Fliehen.»[8]

Neben der Dominanz von Technik und Pharmazeutik prägen überstürzte Wissensanhäufung und ausuferndes Spezialistentum unsere moderne Wagner-Medizin. Sicher wäre es falsch, den in mancher Hinsicht nützlichen, ja segensreichen Wissenszuwachs und die Spezialisierung an sich zu verketzern. Inwieweit diese Entwicklungen hilfreich oder schädlich sind, entscheidet wiederum weitgehend der einzelne.

Die stürmische Anhäufung neuer Kenntnisse und Auffassungen sowie die kurze Halbwertszeit ihrer Gültigkeit werden zunehmend zu einer kräfteabsorbierenden Herausforderung für jeden Arzt; und es wächst das Risiko, daß ihm der Überblick verlorengeht. Bei aller Brillanz angelernten Spezialwissens sind moderne Wagner-Ärzte oft durch eine heillose Unbildung gekennzeichnet – dies im Gegensatz zu ihrem «Urahnen», der sich, in seiner Famuluszeit wenigstens, immerhin noch für griechische Trauerspiele interessiert hatte.

Der moderne Arzt ist gefordert, immer mehr von immer weniger zu wissen. Schon dem Medizinstudenten wird ein Ballast unnötiger, rasch vergessener Details in an sich sinnvollen, aber arg überblähten vorklinischen Fächern zugemutet. Der klinisch tätige Student und Arzt muß zu Recht sehr viel lernen und sich permanent fortbilden in Epidemiologie, Ätiologie, Pathogenese, Pathologie, Pathophysiologie, Klinik, Therapie und Prognose körperlicher Erkrankungen. Der entsprechende Zustrom immer neuer Details in die Breite («und immer ging es weiter, und immer ward es breiter!») überfordert seine Kräfte, gefährdet Wertung und Überblick. Wo bleiben da noch Valenzen frei zum eigenen Denken, Ordnen, Nachsinnen?

Im medizinischen Zeitalter immer raffinierterer Datensammlung, -speicherung und -verarbeitung, mit seiner Schwemme an Textbooks,

Journals, Abstracts, Editorials und Papers wird das Wissensangebot zu einem reißenden Strom von Einzelkenntnissen mit entsprechender Tendenz zu einer immer mehr verästelten Spezialisierung und Superspezialisierung. Der medizinische Wissensstrom hat inzwischen zu etwa 40 000 Krankheitsdiagnosen, zu abertausenden, vorwiegend unnötigen pharmazeutischen Präparaten, zu gegen 12 000 Fachzeitschriften in über 40 Sprachen geführt. Wahrlich, wie überall in den Wissenschaften so herrscht auch in der Medizin eine inflatorische Wort- und Papierflut.

KOPFLASTIGKEIT DER WAGNER-MEDIZIN

«Armer Mensch, an dem der Kopf alles ist!»[9]

Ohne Zweifel beruhen der imponierende Wissenszuwachs sowie der technische und pharmazeutische Fortschritt der modernen Medizin vorzüglich auf ihrer rationalen Grundhaltung, ihrer exaktanalytischen Methodik und ihrer konsequenten Pflege der *raison de la mathématique:* Die entsprechende autoritäre Vorherrschaft von Ratio und Intellekt ist für Wagner-Ärzte auch künftig conditio sine qua non eines jeglichen medizinischen Fortschritts.

Unter der Dominanz dieses kopflastigen Geistes werden künftige Ärzte heutzutage schon im Gymnasium, später im Medizinstudium sowie in der Weiterbildung einseitig rational geprägt; die Denkfunktion, vor allem die kognitiven und memorativen Fähigkeiten, wird gedrillt. So gescheit und vielwissend werden sie gemacht, daß sie Gefahr laufen, den irrationalen, den intuitiv-emotionalen Gegenpol, die *raison du cœur* verkümmern zu lassen. Unsere Wagner-Medizin schult ihre Jünger einseitig zum Hirn- und Wissens-Athleten; sie bildet Heiltechniker aus. Leider vermittelt sie fast nichts von der ursprünglichen Idee, vom *Archetypus des Arztes,* der im Patienten den ganzen Menschen erkennt, erfühlt, versteht, annimmt und teilnehmend begleitet. Vielmehr bildet unsere moderne Medizin ihre Adepten zu jenem *gelehrten Herrn* heran, den Mephistos Richterspruch zynisch kennzeichnet:

Daran erkenn' ich den gelehrten Herrn!
Was ihr nicht tastet, steht euch meilenfern,
Was ihr nicht faßt, das fehlt euch ganz und gar,
Was ihr nicht rechnet, glaubt ihr, sei nicht wahr,
Was ihr nicht wägt, hat für euch kein Gewicht,
Was ihr nicht münzt, das, meint ihr, gelte nicht![10]

Dieser gelehrte Herr folgt ausschließlich der Forderung nach kritisch-rationaler Grundhaltung; hochentwickelt, oft hypertroph ist sein rechnender Intellekt. Nicht zweiäugig ist sein Betrachten, sondern einäugig sein apparatebewaffnetes Anvisieren. Mehr oder weniger steckt dieser gelehrte Herr in uns allen (vgl. S. 218f.). Dank seiner rationalen Fähigkeiten ist er ein hochbegabter, blitzgescheiter Medizintechniker; aber der komplementäre irrationale Gegenpol, unabdingbar für umfassendes Arzt-Sein, ist ihm ferngerückt; die Offenheit für tiefere Sinngehalte und für verborgene Hintergründe ist verlorengegangen; der Spürsinn für größere Zusammenhänge ist unentwickelt.

«Wie nur dem Kopf nicht alle Hoffnung schwindet,
Der immerfort am schalen Zeuge klebt,
Mit gier'ger Hand nach Schätzen gräbt,
Und froh ist, wenn er Regenwürmer findet! [...]
Geheimnisvoll am lichten Tag,
Läßt sich Natur des Schleiers nicht berauben,
Und was sie deinem Geist nicht offenbaren mag,
Das zwingst du ihr nicht ab
Mit Hebeln und mit Schrauben.»[11]

In meiner bewußt provokativen und pauschalisierenden Auseinandersetzung mit diesem «gelehrten Herrn» geht es mir in erster Linie um die selbstkritische Konfrontation mit meinen eigenen medizin-technokratischen Tendenzen und kopflastigen Verkümmerungen: es ist ein besorgtes Zwiegespräch mit *Wagner in mir selbst*. Dabei ist unvermeidlich und beabsichtigt, daß auch andern modernen Ärzten ein Spiegel vorgehalten wird, denn Wagner – mit seinen Stärken und mit seinen Schwächen ist in uns allen, bannt uns alle.

Wagners Nachfahren mögen verzeihen, daß in diesen Betrachtungen vornehmlich und unverblümt die Schwächen des Wagner-Geistes im Visier sind. Seine unbestrittenen Stärken kennen wir nur zu gut; ihre spektakulären Errungenschaften stehen genügsam im Rampenlicht. Für diesmal seien sie ausgeklammert.

Dennoch wollen wir mit Dr. Wagners *Reputation* beginnen. Er ist angesehen und erfolgreich. Mit Sitzleder, oft auch mit Ellenbogen, hat er endlich, gegen Ende des «Faust II», selbst jenes Ansehen erlangt, um das er seinen Lehrer so beneidet und bewundert hatte; besonders beredt auf dem Osterspaziergang, wenn er, seinen Chef fast anbetend, in überschwenglicher Verehrung ausruft:

Welch ein Gefühl mußt du, o großer Mann,
Bei der Verehrung dieser Menge haben!
O glücklich, wer von seinen Gaben

Solch einen Vorteil ziehen kann!
Der Vater zeigt dich seinem Knaben,
Ein jeder fragt und drängt und eilt,
Die Fiedel stockt, der Tänzer weilt
Du gehst, in Reihen stehen sie,
Die Mützen fliegen in die Höh,
Und wenig fehlt, so beugten sich die Knie,
Als käm das Venerabile.[12]

Das gilt weitgehend auch heute noch: Als Wagner-Ärzte haben wir – und vor allem unsere technische Bewaffnung: Medikamente, Stahl und Strahl – die «Verehrung dieser Menge», den «Vorteil ziehen» wir; und auch heute fliegen, trotz wachsender Medizin-Kritik und sinkenden Ansehens unseres Standes, noch immer «die Mützen in die Höh». Chefärzte schreiten in der Tat noch heute manchmal einher, «als käm das Venerabile».

Kein Zweifel: die wissenschaftliche Karriere der Wagner-Ärzte gelingt. Und unser Leben? Sind wir nicht, mit Wilhelm Meister zu sprechen, zunehmend in Gefahr, über unserem hektischen «Agieren und Bilanzieren das eigentliche Fazit des Lebens» zu vergessen?[13]

Als Wagner-Ärzte sind wir klug, und wir wissen viel. Sind wir auch gebildet, vor allem herzensgebildet? Haben wir Kultur? Im Besitz erstaunlicher Fertigkeiten und tadellos geschult als Bediener technischer Apparate verfügen wir über ein imponierendes Reparatur-Repertoire. Sind wir auch als Arztpersönlichkeit heilsam?

Wie werden künftige Wagner-Ärzte *vorbereitet und selektioniert?* Leider ist eine echt humanistische Mittelschulerziehung für angehende Ärzte nicht mehr gefordert. Deshalb werden oft rein technisch und mathematisch, nicht aber echt ärztlich begabte Studenten von unserer technisch orientierten Medizin angezogen. Dieser Medizinertyp ist a priori in der Technik heimisch. Universitäten, medizinische Fakultäten treffen die Auswahl zum Medizinstudium, zum vielleicht schönsten, reichsten und schwierigsten Beruf als Arzt, sehr einseitig, hoffnungslos äußerlich, intellektbezogen, «kortikal». Nach gleichzeitigen «kordialen» und ärztlich-fürsorglichen Begabungen wird wenig gefragt.

Wie werden wir durch die medizinischen Fakultäten in Wagnerschem Geist herangeschult? Im Studium wird uns mit bewundernswürdigem Einsatz Wissen und Können vermittelt. Gleichzeitige Erziehung, eine umfassende «Bildung der Gesinnungen und des Charakters» (Wilhelm von Humboldt) kann im Rahmen der bestehenden Ausbildungs-Curricula nicht geboten werden. Sie sind zwar dringend reformbedürftig, aber – wie manche überholte Paragraphen der Gesetzbücher – «schleppen sie von Geschlecht sich zum Geschlechte [...] wie eine ewige Krankheit fort». Noch immer, ja vermehrt müssen sich Fakultäten und Universitäten den Vorwurf Goethes gefallen lassen:

> *Wir haben zwar zur Not hier und da Schulen, auch Gymnasien und endlich die hochberühmten Universitäten, nichts aber zur wirklichen Bildung des Menschen und des Charakters. Daher sind die meisten auch so charakterlos unter uns.*[14]

Wie verstehen und betreiben wir als vollblütige Wagner-Ärzte unsere Medizin? Als *Heiltechnik!* Für Wagner stehen Messen und Rechnen im Vordergrund. Fasziniert von der zunehmend technischen Seite der Medizin, die seinen «Bastlerneigungen» zusagt, pflegt er mit Vorliebe die Apparatur, vor allem jene Geräte, die den «Casus» abrunden und publikationsreif machen. Es erfüllt ihn vollumfänglich Drucke zu messen, Laborwerte zusammenzustellen, Organe zu punktieren oder mit endoskopischen Instrumenten immer raffinierterer Art jeglichen Hohlraum seinem Auge sichtbar zu machen. Bruder Wagner begeistert es, Befunde zu sammeln; Einblick in die Befindlichkeit, in die oft verzweifelte innere Verfassung des Patienten, Einsicht in die tieferen Bereiche oder gar die seelischen Hintergründe des Krankseins sind ihm ebenso fremd wie jene Endoskopie des eigenen Herzens, die sich Selbsterkenntnis, Introspektion, emotionale Sensibilität, Besinnung nennt und die für die Bildung und Reifung seiner Arztpersönlichkeit so ausschlaggebend wäre. Sein überzüchteter Intellekt ist an eng umschriebene Denkweisen gebannt. Sein rationales Begreifen ist das einzig gültige, das Begreifen schlechthin. Seine einseitig rationale Medizin verliert im Übereifer methodischer

Exaktheit das Gesamtbild seines «Forschungsobjektes», also die Ganzheit des kranken Menschen, aus dem Blick.

Wie stehen Wagner-Ärzte zu den *psychologischen Aspekten* der Medizin? Einen großen Bogen machen sie um diese ungeheuer komplexe, diese schwierige, zwiespältig-paradoxe, zerstörerische und schöpferische, krankmachende und heilende Wirklichkeit unserer Natur. Diesem lästigen Epiphänomen, genannt Seele, sind sie abgeneigt. Sich einzulassen auf diesen «trüben Erdenrest, zu tragen peinlich», das ist ihnen – peinlich. Notorisch unbeholfen und ratlos in psychischen Belangen, weichen sie seelischen Patienten-Nöten aus und sind froh, sich hinter der Maske medizinischer Autorität, hinter Wissenschaft, Technik und Apparatur verschanzen und die seelische Problematik den Krankenschwestern oder den Seelsorgern delegieren zu können. Bruder Wagner! Gerade hier, angesichts der Seele, ihrer Abgründe und Nöte «stehen wir vor steileren Stufen» – vor dem eigentlichen Prüfstein wahren Arzt-Seins. Die einzige Prüfung, nach so vielen glänzend bestandenen Examina, in welcher du schlecht abschneidest!

Mit deiner merkwürdigen Vernachlässigung der psychischen Belange kontrastiert deine Überbewertung des Technik- und des Labor-Geborenen. Deine Überschätzung der mathematischen Raison kann zu einem fast abergläubischen Vertrauen in statistische Signifikanzen führen. Übermäßige Labor-, Zahlen- und Statistik-Gläubigkeit: In der Tat, hier droht manchen zeitgenössischen, so cleveren, aber nur vom dünnen, fahlen Licht der Aufklärung «erleuchteten» Wagner-Ärzten die Gefahr jenes *autistisch-undisziplinierten Denkens* (E. Bleuler), das sie ebenso perhorreszieren – wie sie es in andere projizieren.

Nach Goethe gehört «der Aberglaube [...] zum Wesen des Menschen und flüchtet sich, wenn man ihn ganz und gar zu verdrängen denkt, in die wunderlichsten Ecken und Winkel, von wo er auf einmal, wenn er einigermaßen sicher zu sein glaubt, wieder hervortritt».[15] Dieser «Hinterhalt» mit seinen «wunderlichsten Ecken und Winkeln», aus welchen abergläubische Tendenzen uns aufgeklärte Wagner-Ärzte überfallen, ist der kaum mehr übersehbare Blätterwald mit seiner Heerschar «statistisch signifikanter» Forschungsergebnisse, die oft seltsam unkritisch übernommen und endlos nachgeschwatzt werden; vorzüglich, wenn sie «brandneu» sind und aus renommierten Journals des gelobten (überseeischen) Landes stammen. Häufig sind es Resultate, die, wie die Erfahrung zeigt, sehr rasch in Frage gestellt oder widerlegt sind.

Man verstehe richtig: Wagners ausschließliche Ausrichtung auf das Exakte der mathematischen Denkweise muß nicht zwangsläufig abergläubisch sein; aber sie ist zumindest beschränkt. Dies hat auch Goethe gekannt und gegenüber Freund Zelter bitter beklagt:

> *Übrigens wird mir denn doch bei dieser Gelegenheit immer deutlicher, was ich schon lange im stillen weiß, daß diejenige Kultur, welche die Mathematik dem Geiste gibt, äußerst einseitig und beschränkt ist.*[16]

Als Wagner-Ärzte beschränken wir uns auf den Erwerb möglichst umfangreicher naturwissenschaftlicher Fachkenntnisse; und wir konzentrieren uns ganz auf die Nutzbarmachung technischer Errungenschaften und Fertigkeiten. In der Wagner-Medizin ist der Patient lediglich das Objekt unserer «exakten Wissenschaft». Weder die Persönlichkeit des Arztes noch die Individualität des Kranken sind besonders bedeutungsvoll. In dieser rein «mathematisch-technischen» Medizin gibt es nur mehr oder weniger typische Fälle. Das subjektive, das individuell Einmalige des Patienten ist nicht im Visier. Für Dr. Wagner gilt der Bereich des Objektiven als das ausschließliche Feld seines Wirkens, seiner Kompetenz und Verantwortung.

In seiner einseitigen Überschätzung der exakten Wissenschaft blickt er gerne auf Andersdenkende herab. Jene, die den Krankheiten nicht allein aufgrund naturwissenschaftlich-rechnerischer Erkenntnisse und Errungenschaften zu Leibe rücken, zum Beispiel Psychosomatiker, Psychologen, Naturheilärzte, Homöopathen, ja sogar Psychiater sind für ihn zweitklassig, weltfremde Phantasten oder sogar Scharlatane. Er sieht es sehr ungern, wenn medizinische Laien – Philosophen, Politiker, Schriftsteller, Historiker oder gar Theologen – an seiner Arbeit mit grundsätzlichen, zum Beispiel erkenntnistheoretischen, anthropologischen oder ethischen Erwägungen teilnehmen.

Wie wirkst und waltest du, Kollege Wagner, *in uns leitenden Spitalärzten?* Als moderne Klinikleiter sind wir durch deine immer hektischere, immer mehr technifizierte, immer ausschließlicher forschungs- und wissenschaftsbezogene Wagner-Medizin zunehmend gefährdet, uns vom Krankenbett, von unseren Patienten weglocken zu lassen. Nicht allein durch die unabdingbaren und wichtigen Aufgaben in Administration, Forschung und Lehre, zum Beispiel die notwendige Ausbildung von Krankenschwestern, Studenten, Assistenz- und Oberärzten sowie freipraktizierenden Medizinern, vielmehr angesichts einer überquellenden Fülle zusätzlicher, zum Teil fragwürdiger, unsere Kräfte zerschleißender Aktivitäten müssen wir uns, wie Wagner im «Faust», die Frage gefallen lassen, ob nicht auch wir zu sehr am schalen Zeuge kleben, mit gieriger Hand nach Schätzen graben, und froh sind, wenn wir Regenwürmer finden. Ich denke dabei an den ungeheuren Kräftezerschleiß durch unnötige Betriebsamkeiten, zum Beispiel den weitverbreiteten überbordenden Publikationsdrang – mit seinen oft unoriginellen und unnötigen Wiederholungsarbeiten. Müssen wir die bittere Pille ironischen Vorwurfs schlucken, daß wir in unserer Publikationswut doch nur «ein Ragoût von anderer Schmaus» zusammenleimen? Diese im Grunde schwachsinnige «publish or perish»-Mentalität hat schon der als Medizinprofessor verkleidete Mephisto verspottet: «Daß er nichts sagt als was im Buche steht» – modern: daß er nichts sagt, was nicht schon früher in angesehenen Journals publiziert wurde. «Doch euch des Schreibens ja befleißt, / Als diktiert euch der Heilig Geist!» [17] Wie viele aus der endlos-stolzen Liste unserer wissenschaftlichen Publikationen sind vom Heiligen Geist diktiert?

Zu diesen mannigfachen vom Wesentlichen: von der klinischen Tätigkeit und vom Krankenbett ablenkenden Verführungen gehören auch die schmeichelhaften Einladungen zu ehrenvollen Referaten, die vielfältigen Geschäftigkeiten in Fachorganisationen und standespolitischen Kommissionen, das Anhören der Werbeargumente pharmazeutischer und anderer Vertreter, vor allem aber das «Wandervogel-Syndrom»: all die nötigen und unnötigen Reisen an Tagungen, Kongresse, Symposien, Fortbildungskurse, Klausurgespräche und Workshops; alles zwar löbliche Anlässe, die zu unserer permanenten Fortbildung beitragen können, von denen Goethe aber zu Recht meinte, «daß bei diesen Versammlungen für die Wissenschaft nicht so viel herauskommt, als man sich denken mag».

Zum Nachdenken gestimmte zeitgenössische Klinikleiter mag das dunkle Band des Zweifels umschlingen, ob sie ihre Prioritäten nicht grundlegend anders, mehr patientenbezogen, mehr Hippokratisch und «Cardanisch» (vgl. S. 187f.) als Wagnerisch setzen müßten und dem Drang nach zerstreuender Geschäftigkeit, nach Reputation, honorablen Mitgliedschaften, Ehrendiplomen und Medaillen, kurz: dem «Beifall der Menge», der Berauschung durch «fliegende Mützen» etwas mehr widerstehen sollten – ebensosehr wie den ökonomischen «Sachzwängen».

Bruder Wagner! Deine Größe und Stoßkraft, aber auch deine Beschränkung begegnet uns heutzutage besonders eindrücklich im *medizinischen Spezialistentum*. Als Spezialist eignet dir eine imponierende Begeisterungsfähigkeit, ein bewunderndes feu sacré im geheiligten Bereich deiner eigenen Spezialität oder Subspezialität, dadurch jene phänomenale Stoßkraft, wie sie jeder zielstrebigen Beschränkung zukommt. Deine Spezialisten-Einseitigkeit bringt dich aber in Gefahr, alle anderen medizinischen Sparten zu vernachlässigen. Mächtige, außerhalb deines röhrenförmigen Blickwinkels gelegene Realitäten, vor allem seelische und geistige, klammerst du aus, nur weil sie mit deiner exakten naturwissenschaftlichen Spezialistenmethode nicht zu behändigen sind. Gewisse Fragen ausklammern – hierin hat die hochspezialisierte Wagner-Medizin eine seltene Meisterschaft entwickelt.

Gelehrter Dr. Wagner! Je mehr sich dein Gesichtsfeld röhrenförmig einengt, um so weniger wirst du fähig sein zu der umfassenden Frage: Warum ist dieser Mensch krank, wie kann ich ihm helfen? Nur im begrenzten Teilaspekt deines Fachgebietes bist du heimisch, in der engen Frage, ob sich im Bereich deines Spezialgebietes organische Veränderungen finden, die das Beschwerdebild erklären. Je mehr du der Gefahr fachwissenschaftlicher Horizonteinengung erliegst, um so autistischer wirst du dein Spezialgebiet aufblähen und um so unbrauchbarer wirst du außerhalb deiner Sub- und Superspezialität sein.

Du glaubst, mit Elektronenmikroskopen, mit hochempfindlichen Manometern, mit raffinierten Reagenzien oder mit einem riesigen Verschleiß an Ratten und Drosophilae allen Lebensrätseln auf die Spur zu kommen, der Natur mit «Hebeln und mit Schrauben» ihre Geheimnisse abzuzwingen und sie schließlich dank moderner Technologie ihres letzten «Schleiers zu berauben». In dir wächst die trügerische Hoffnung, daß es dir schließlich allein durch weitere Verfeinerung deiner Beobachtungs- und Meßmethoden gelingen wird, die ganze Welt zu erkennen. In das tiefste Wesen von Gesundheit und Krankheit glaubst du eingedrungen zu sein – molekularbiologisch, gentechnologisch, elektronenmikroskopisch gewissermaßen.

Verstehst du noch, gefangen in deinem Spezialgebiet und in deiner umschriebenen «Terminologie» – mit ihren Anglizismen und ihren hieroglyphischen Abkürzungen –, die Sprache anderer Fakultäten? Trifft es zu, daß du Arbeiten aus anderen medizinischen Fachgebieten oder gar ein geisteswissenschaftliches, ein historisches, philosophisches, psychologisches oder poetisches Buch nur mit Schweißperlen auf der Stirn – wenn überhaupt noch – lesen kannst? Der Dichter verspottet dich und deine Einengung auf ein gar zu dürftiges «Gebetsbuch»:

In meinem Revier
Sind Gelehrte gewesen;
Außer ihrem eignen Brevier
Konnten sie keines lesen.[18]

Kollege Wagner in mir selbst! Trotz wissenschaftlicher Höhenflüge, trotz einer umfangreichen Publikationsliste und trotz deines akademischen Titels weint deine Seele, denn du hast sie irgendwie verkümmern lassen. In deiner intellektuellen Ausrichtung und in deinem übermäßigen Ehrgeiz hast du Frostschäden an deiner Seele erlitten. Vom Denken abgesehen, sind deine weiteren psychologischen Funktionen, vor allem Gefühl und Intuition, «minderwertig» entwickelt. Deine Gedankenwelt ist schießschartenartig eingeschrumpft auf das allein, was Intellekt und naturwissenschaftliche Meßtechnik über deine Patienten und ihre Krankheit auszusagen imstande sind. Dich kennzeichnet ein Mißverhältnis zwischen Wissen und Weisheit sowie eine große Ratlosigkeit und entsprechende Abwehrhaltung gegenüber dem irrationalen Bereich. Ein gefährliches Übermaß an Sicherheit hat sich in dir gebildet, wie dies nur bei einem zu engen, zu partiellen Begriff des Menschen und seiner Krankheit möglich ist. Ein Barbar bist du im schonungslosen Schillerschen Sinn des Wortes: ein maßlos-unproportional Intellektueller, dessen «rationale Grundsätze seine Gefühle zerstören». Die wachsende Allmacht deines Gehirns und die zunehmende Verkümmerung deines Herzens sind mitverantwortlich für das verbreitete Mißbehagen gegen unsere, im rationalen Bereich so fortschrittliche Medizin. Dein Versäumnis gegenüber dem Emotionalen und dem nicht meßbaren Irrationalen macht dich unfähig zu jener umfassenden Naturanschauung und Patientenbetrachtung, die Medizin erst in Heilkunde verwandelt.

Bruder Wagner! All die bitteren, übertriebenen und sarkastischen Worte wären mir nicht «aufgekrochen», wenn du nicht – als Tyrann in meiner «Seele enger Zelle» – jahrzehntelang mein eigenes ärztliches Handeln übermäßig bestimmt hättest. Nochmals: Denen, die über diese kritischen Auseinandersetzung ein Geschrei erheben und unkollegiale «Nestbeschmutzung» beklagen, sei gesagt – es war das Zwiegespräch, die Abrechnung mit Wagner in mir selbst.

GOETHE ALS ANWALT EINER METAMORPHOSE DER MEDIZIN

«Denn ein äußerlich Zerstreuen
Das sich in sich selbst zerschellt,
Fordert inneres Erneuen,
Das den Sinn zusammenhält.»[19]

Jedes *neue Denken* sucht sich *alte Leitbilder*. Es darf sich auf Vermächtnisse der Vergangenheit berufen. In diesen abschließenden Kapiteln versuchen wir aufzuzeigen, daß Goethes spirituelles Erbe Weggefährte zu einer gewandelten Medizin von morgen sein könnte.

Eine in Goetheschem Geist neu gestaltete und der Wegspur seines umfassenden Natur- und Menschenbildes folgende Medizin an unserer Jahrtausendwende wird sich nicht länger nur mit ihrer objektivistischen, ihrer naturwissenschaftlich-technischen und männlich-rationalen Seite identifizieren, sondern sie wird sich auf die vernachlässigten Gegenpole und auf komplementäre Bedürfnisse besinnen. Aus solcher Metanoia, angeregt durch Goethesches Ganzheitsdenken, ermahnt durch seine «grüne Wissenschaft»[20], inspiriert durch die fruchtbare Verbindung von Aristotelischer Empirie, Platonischer Spekulation und Neuplatonischer Mystik in seinem Denken, könnte eine *neue Idee des Arztes* gewonnen, Wagner mit Hippokrates und Cardanus versöhnt werden.

Eine gewandelte Medizin von morgen muß, mit C. G. Jung zu sprechen, *ihren Schatten wahrnehmen:* Das im Verlauf der Jahrhunderte Verdrängte, Unentwickelte und Ungelebte wird sie neu entdecken, ihre spirituelle Tiefe und ihre weibliche Seite wird sie wieder berücksichtigen müssen. Dem Leitbild Goethes folgend wollen wir uns sechs Aspekten der Besinnung, der Versöhnung und der Synthese von Gegensätzen zuwenden.

ÄUSSERER FORTSCHRITT UND INNERE ENTWICKLUNG

«Wie er vorschreitet, fühlt er immer mehr [...] daß er verlieren müsse, indem er gewinnt.»[21]

Es bleibt unbestritten, daß unsere Medizin ihrem mächtigen Gebot nach äußerem Erfolg und Fortschritt ungeahnte Errungenschaften verdankt. Ein einflußreiches Establishment von Wagner-Ärzten steht jedoch allzu einseitig und unreflektiert im Bann dieses äußeren Fortschritts- und

Wachstumszwangs. Es lebt vorbehaltlos und – angesichts seiner sonst so kritischen Aufgeklärtheit – merkwürdig naiv noch immer im Goldenen Zeitalter einer schlechthin triumphierenden Medizin. Hartnäckig verharrt es in angelernten Denkweisen und Verhaltensmustern und ist überzeugt, daß die Aufgaben der Zeit und ihrer Heilkunde ausschließlich innerhalb der bisherigen extravertierten und rationalen Strukturen bewältigt werden können.

Diese Ärzte spüren offenbar weder die Krise unseres technischen Zeitalters noch jene ihres getreuen Spiegelbildes, genannt Medizin. Vorschreiten der medizinischen Wissenschaft und Technik identifizieren sie mit Fortschritt der Heilkunde schlechthin. Ihr Wachstums-Impetus ist durch eine eklatante Blindheit gegenüber seinen Grenzen und gegenüber der Sinn-Frage gekennzeichnet. Sie spüren nicht, daß sie in ihrer verbissenen Konzentration auf äußeren Fortschritt allein das hohe Ziel des Heilens und Helfens unmerklich aus den Augen verlieren; und daß sie selber in ihrer Einseitigkeit, ihrem «äußeren Zerstreuen» menschliche Einbußen, emotionale Defizite erleiden.

Sind sie schwerhörig gegenüber dem Lärm des immer lauteren Kreuzfeuers wachsender Medizin-Kritik? Ganz dem Wagnerschen Geist angehörig, spüren sie nicht, daß sie sich selbst nicht mehr besitzen, sondern sich besitzen lassen – von ihren Apparaten, Tastaturen und Computer-Bildschirmen, von Medikamentenflut, administrativen Umtrieben, von Kassen- und Versicherungswesen sowie all dem entsprechenden Papierkrieg.

Mediziner dieser Art machen sich keine Gedanken über die Folgen des überstürzten Fortschritts- und Wachstumstempos im apparativ-technischen und pharmakotherapeutischen Bereich. Sie bemerken weder die Überalterung der Bevölkerung, noch nehmen sie sich die Zunahme Chronischkranker mit bedenklicher Lebensqualität zu Herzen. Sie wollen sich auch nicht ernsthaft mit den Auswirkungen der explosiv wachsenden chirurgischen und medikamentösen Machbarkeiten auf unsere überfüllten und immer kostspieligeren Spitäler auseinandersetzen.

Andere Ärzte aber merken auf; sie erwachen, erschrecken sogar. Sie hinterfragen den rasanten äußeren Fortschritt mit seiner grundsätzlichen Zweischneidigkeit und Dialektik. In ihrem Zwiespalt spüren sie, daß mit dem Fortschritt nicht nur unser Besitz wächst, sondern auch unsere Verarmung zunimmt.

Eine Art «*Stromschnellen-Angst*» bemächtigt sich dieser Ärzte angesichts dieses immer rasanteren Stroms, der sich Fortschritt nennt, und die bange Frage: Wohin werden wir getrieben? Wo soll das münden? In solchem Widerstreit verlieren die in der Arena äußeren Fortschritts errungenen und weiterhin zu erringenden Siege an Gewicht und Verlokkung. In diesem Dilemma spüren sie, daß unsere Medizin auf einer Paßhöhe angelangt ist. Kühle Zugluft fördert eine zwiespältige Paßhöhen-Stimmung: Einerseits das Gefühl bewältigter steiler Wegstrecke, andererseits das Bewußtsein, daß es in gleicher Richtung nicht weitergeht, sondern daß eine *innere Entwicklung* nachgeholt werden muß. Auf diesen Konflikt zwischen äußerem Fortschritt und innerem Fortschreiten der Medizin und ihrer Ärzte ist jenes Goethewort wie zugeschnitten: «*äußerlich Zerstreuen*» – «*inneres Erneuen*»! Das ist die Antithese, die in einer Medizin von morgen zur Synthese gebracht werden muß.

«*Inneres Erneuen*»: Eine zielsichere innere Instanz, ein tieferes Gestaltungsgesetz fordert, daß sich unsere Heilkunde im dritten Jahrtausend ernsthaft auf ihre geistigen Grundlagen rückbesinnt. Neben all den äußeren, auch künftig notwendigen wissenschaftlich-technischen Fortschrittsaspekten muß sie sich vermehrt um ihre geistigen Wurzeln kümmern, die den «Sinn zusammenhalten». Durch eine Entwicklung in die Tiefe, eine Rückkehr und Öffnung in geisteswissenschaftliche, philosophische und religiöse Dimensionen muß die Medizin und müssen wir, ihre so klugen und so vielwissenden Wagner-Ärzte, etwas weiser und heiler, damit – neben all unseren phänomenalen technischen Fähigkeiten – gleichzeitig heilbringender werden.

> *«Es ist vieles wahr, was sich nicht berechnen läßt.»*[22]

Die moderne Heilkunde ist durch das Gebot kritisch-rationaler Grundhaltung geprägt. Manche ihrer Jünger gehen mit Kant einig, daß in der Medizin sowie überhaupt in jeder Wissenschaft nur so viel «eigentliche Wissenschaft enthalten sei, als Mathematik darin stecke». Vom ersten Tag ihres Studiums an haben sie konsequent gelernt, in ihrer Wissenschaft «zu messen, was man messen kann» (Galilei). Grundsätzlich anders als Galilei und Kant sieht es Goethe, wenn er in seinem anatomischen Aufsatz über «Tibia und fibula» festhält: «Zahl und Maß in ihrer Nacktheit heben die Form auf und verbannen den Geist des lebendigen Beschauens.»[23]

Lebendiges Beschauen: Welch eine zündende Parole zum versöhnlichen Ausgleich von rationalem und irrationalem Streben in der modernen Medizin! Dieser bewegende Grundsatz einer ökologischen Weltschau und einer ehrfürchtig-verehrenden Naturbetrachtung und -erforschung erfordert mehr als messende Behändigung. Lebendiges Beschauen verlangt vielmehr das ausgewogene Zusammenspiel einer ganzen Fülle rationaler und irrationaler menschlicher Kräfte, nach der Forderung Goethes das volle Orchester: «Die Abgründe der Ahndung, ein sicheres Anschauen der Gegenwart, mathematische Tiefe, physische Genauigkeit, Höhe der Vernunft, Schärfe des Verstandes, bewegliche, sehnsuchtsvolle Phantasie, liebevolle Freude am Sinnlichen, nichts kann [in der Wissenschaft] entbehrt werden»[24] (vgl. S. 199 f.).

Goethes Wissenschaftsverständnis ruft alle menschlichen Begabungen und seelischen Funktionen auf den Plan; eine Gesamtschau ist gefordert, wie sie, damals und heute, nur wenigen gelingt. Schon zu Goethes Zeiten (man denke an das Unverständnis gegenüber der «Farbenlehre»!) war eine derart umfassende Forderung den meisten Naturforschern fremd. Auch modernen Naturwissenschaftlern und Medizinern, eingespurt auf messendes Anvisieren, fehlen die Organe des «lebendigen

Beschauens». Im Gegensatz zu Goethes globaler, «bisphärischer» Naturforschung wurden schon damals und werden auch heute in den Naturwissenschaften meist ausschließlich die Impulse der dominanten rationalen Hirnhemisphäre gepflegt.

Studenten und Ärzte aber erkennen in der Kopflastigkeit unserer Medizin nicht nur die Ursache ihrer Größe, sondern auch die Quelle ihrer Gefährdung und ihrer Versäumnisse. Das Dilemma in der Intellektualität und Rationalität einer einseitig auf Messen und Rechnen eingeschworenen Wagner-Medizin umreißt ein lyrischer Stoßseufzer des Dichter-Arztes und Goethe-Interpreten Gottfried Benn, wenn er sich in seinem Arztdasein verzweifelt als «Hirnhund, schwer mit Gott behangen» und «der Stirn so satt» bezeichnet.[25]

Schwer mit Gott behangen: Dies ist die Regung eines inneren Gegenbedürfnisses; es ist die kompensatorische Gegenströmung des Irrationalen, des Emotionalen, des Metaphysischen, des Religiösen. Dieses Mit-Gott-behangen-Sein bezeichnet jene «Abgründe der Ahndung» und jene «sehnsuchtsvolle Phantasie», welche Goethe der «Stirn»: der «mathematischen Tiefe, physischen Genauigkeit, Höhe der Vernunft, Schärfe des Verstandes» komplementär gegenüberstellt. Schwer mit Gott behangen – und *der Stirn so satt*: Solche Klage sucht sehnsüchtig die Einheit, jenes «innere Erneuen, das den Sinn zusammenhält». Es ist der Gegenlauf in jene Schichten, welche die Diktatur des rein rationalen, nur auf Messen und Beherrschen bezogenen Bewußtseins nicht anerkennt.

Offensichtlich wiederholt sich dieser Widerstreit über die Jahrhunderte. Wie Dr. Gottfried Benn so quälte sich auch Dr. Heinrich Faust als «Hirnhund, schwer mit Gott behangen und der Stirn so satt». Ihn hat der Konflikt allerdings in eine andere Häresie – in die Magie und gleichzeitig weit weg von der Heilkunde getrieben. Diese hat er, erbärmlicherweise, ganz Wagner überlassen. Ihn, Faust, hatte die einseitig wissenschaftlich-rationale Existenz vom Lebenssinn entfernt – bis zum Todeswunsch.

Es wäre verblendet, die – von Faust, sprich Goethe, später von Gottfried Benn und andern durch Goethe geprägten Dichter-Ärzten wie Hans Carossa und Albert Schweitzer beklagte – Kopflastigkeit der modernen

Medizin übersehen zu wollen, jenes gestörte Grundverhältnis zwischen Intellekt und Gefühl, zwischen Rational und Irrational. Ausgleichend zur wissenschaftlichen Intellektualität und zur rational-pragmatischen Zielstrebigkeit moderner Wagner-Medizin tritt uns in Goethes Werk und in seiner «grünen Wissenschaft» (Adolf Muschg) der irrationale und emotionale Gegenpart Schritt auf Tritt entgegen. Nach ihm wurden die komplementären Pole von Rational und Irrational durch von Goethe inspirierte Geister immer wieder zeitgemäß gegenübergestellt, besonders prägnant und eindrücklich durch Carl Gustav Jung sowie dessen Freund, den Physiker und Nobelpreisträger Wolfgang Pauli.

Pauli unterscheidet zwei Grundhaltungen, nämlich «*die kritisch-rationale, verstehenwollende*» einerseits, «*die mystisch-irrationale, das Einheitserlebnis suchende*» andererseits.[26] Beide Einstellungen, gegensätzlich und ergänzend zugleich, sind in der Menschenseele angelegt; die eine vielleicht nur keimhaft oder infolge einseitiger Ausbildung und Erziehung verkümmert. In Goethe waren beide Haltungen in seltener Ausgewogenheit entwickelt. Der von Mephisto apostrophierte «gelehrte Herr», der nur für wahr und richtig hält, war er selber «faßt, tastet, rechnet, wägt und münzt», kennt lediglich die kritisch-rationale Grundhaltung. Diesem «gelehrten Herrn», sprich Wagner in uns Ärzten fehlen die feinhörigen Ohren für die Weisheit jenes «Epirrhema», das Goethes Natur- und Menschenverständnis verdichtet und das Schlüsselbotschaft für eine ganzheitliche Medizin und eine echt psychosomatische Betrachtungsweise sein könnte:

Müßet im Naturbetrachten
Immer eins wie alles achten:
Nichts ist drinnen, nichts ist draußen;
Denn was innen, das ist außen.
So ergreifet ohne Säumnis
Heilig öffentlich Geheimnis.[27]

Dieses heilig öffentlich Geheimnis kann Wagner nicht ergreifen; für ihn ist es höherer Blödsinn. Kollege Wagner ist zwar fähig zu nützlicher Medizin-Technik; dank seiner hochentwickelten kritisch-rationalen Fähigkeiten, zudem bewaffnet «mit Hebeln und mit Schrauben» in letzter Vollendung, achtet und pflegt er hemisphärisch, aber gewissenhaft *das Draußen:* durch Beobachten, Rechnen, Messen und Analysieren; ganz als ein Mann des «Teilens und des Trennens».

Das Drinnen sowie all die Verknüpfungen und Entsprechungen von innen und außen, damit auch eine integrative, eine psychosomatische und für Symbolhaftes offene Betrachtungsweise sind ihm gleichgültig. Tiefere Zusammenhänge zwischen innen und außen blieben ihm verwehrt, denn solche Entsprechungen werden vorzüglich irrational, intuitiv wahrgenommen. «Lebendiges Beschauen» als harmonisches Zusammenspiel rationaler und irrationaler Funktionen ist mit seiner verkopften Einseitigkeit nicht vereinbar.

Im Ausblick auf einen *neuen integrativen Zeit- und Medizingeist,* den wir auf Goethes Fährte aufzuspüren versuchen, ist es ermutigend, daß sich unter modernen Ärzten und Naturwissenschaftlern auch rational-wissenschaftlich hervorragendste Geister, gewissermaßen als Nachfahren und Bundesgenossen des Dichters und Naturforschers, diesem komplementären irrationalen Bereich mutig öffnen! Es seien pars pro toto unter den Ärzten Sigmund Freud, Carl Gustav Jung, Karl Jaspers, Ludolf von Krehl, Arthur Jores, Viktor von Weizsäcker, Thure von Uexküll, Hans Schaefer und Heinrich Schipperges, unter den Physikern und Biologen Albert Einstein, Werner Heisenberg, Carl Friedrich von Weizsäcker, Walter Heitler, Wolfgang Pauli, Adolf Portmann, Fritjof Capra, Herbert Pietschmann und Erwin Chargaff erwähnt. Zugegeben: Eine hinsichtlich Wesen und Werk sehr heterogene Schar großer Geister, deren Namen man nicht in einem Atemzug zu nennen wagte, wenn sie nicht alle dem Goetheschen Denken nahestünden und wenn sie nicht *eine* fundamentale Erkenntnis gemeinsam hätten: Sie alle stellen dem rational-wissenschaftlichen Streben ein irrationales Bedürfnis als ebenbürtig zur Seite. Für sie alle, die geistes- oder naturwissenschaftliche Pionierleistungen ersten Ranges vollbracht haben, existiert und wirkt Mächtiges und Wesenhaftes, das wir rational bei aller methodischen Genauigkeit nicht fassen können.

Dieses Mächtige und Wesenhafte entstammt jener geheimnisvollen

Wirklichkeit der Seele, um welche die klassische Medizin in ihrer seltsamen psychologischen Ratlosigkeit oft einen weiten Bogen macht, mit der sich aber jeder Arzt ernsthaft auseinandersetzen muß, wenn er den Widerstreit von Rational und Irrational zur Aussöhnung und seiner *komplementären Wirklichkeit als Naturwissenschaftler und Arzt* gerecht werden will.

Man verstehe recht: Diese Offenheit für das Irrational-Mystische, die Goethes Geist anzuregen vermag, darf niemals zu einer Vernachlässigung der kritisch-rationalen Haltung führen. «Verflössender Mystizismus» ist für diesen Dichter ebenso unheilträchtig wie die überrationale «starre, scheidende Pedanterie».

Wer in der Medizin die Vernunft und den Intellekt opfert, verfällt leicht einer anderen unheilvollen Einseitigkeit, nämlich der Häresie des Magiers, des Kurpfuschers. Ihn verabscheut und brandmarkt Goethe immer wieder ausdrücklich. Schon zu seiner Zeit war die Kurpfuscherei, das schamlose Geschäft mit der Krankheit offensichtlich eine verbreitete Seuche: «Viel Wunderkuren gibts jetzunder, / Bedenkliche, gesteh ichs frei! / Natur und Kunst tun große Wunder; / Und es gibt Schelme nebenbei.»[28]

Auf solche «autistisch-undisziplinierte», der Scharlatanerie ergebene Schelme, seien sie paramedizinisch-alternativer oder aber schulmedizinischer Provenienz, zielt Mephistos zynischer Drohspruch:

Verachte nur Vernunft und Wissenschaft,
Des Menschen allerhöchste Kraft,
Laß nur in Blend- und Zauberwerken
Dich von dem Lügengeist bestärken,
So hab' ich dich schon unbedingt![29]

ANNÄHERUNG VON WISSENSCHAFT UND HUMANITÄT

> *«Wenn diese Hoffnungen sich verwirklichen, daß die Menschen sich mit allen ihren Kräften, mit Herz und Geist, mit Verstand und Liebe vereinigen und voneinander Kenntnis nehmen, so wird sich ereignen, woran jetzt noch kein Mensch denken kann.»*[30]

Wissenschaft und Humanität sind die zwei Säulen, die das Walten des Arztes tragen. In der modernen Medizin werden diese zwei grundsätzlichen Determinanten zunehmend zu polaren Gegensätzen mit einem krassen Ungleichgewicht in ihrer Schulung, Förderung und Bewertung.

Das Ideal wissenschaftlicher Grundhaltung herrscht vor. Es fordert von den Ärzten immer mehr Wissen und Können. Diese zwei ausschlaggebenden Grundbedingungen fachmedizinischer Bewährung werden im Studium und in der Weiterbildung mit bewundernswürdigem Aufwand vermittelt. In vielfältigen Examina werden sie gründlich geprüft, so eingehend, daß die überforderten Studenten und die jungen Ärzte alle ihre Kräfte auf diese kognitiven Aspekte konzentrieren. Sie lernen vordringlich Examina zu bestehen, zu wenig aber Patienten zu behandeln, geschweige denn, sie wirklich zu verstehen und ihnen zu begegnen. In Ausbildung und Weiterbildung wird durch die Mehrzahl der klinischen Lehrer das Vorbild distanzierter wissenschaftlicher Objektivität vorgelebt und eine Mentalität eingeimpft, die Krankheit vom Menschlichen isoliert.

Das Element der Humanität wird wenig, vor allem wird es nicht gezielt und systematisch gefördert. Anscheinend sollte es dem angehenden Arzt schon in die Wiege gelegt sein oder gewissermaßen «autodidaktisch» erworben werden. Klinische Lehrer, Professoren, aber auch Universitätsbehörden, die sehr viel in die Schulung von Hirn und Hand investieren, scheinen der Auffassung zu sein, die humanitäre Erziehung und Reifung, die Persönlichkeits- und Herzensbildung, die ethische

«Aufrüstung» habe gewissermaßen nebenher, im stillen Kämmerlein zu erfolgen. Wie anders dachten und kämpften diesbezüglich Goethe und sein langjähriger Freund Wilhelm von Humboldt, preußischer Unterrichtsminister und Gründer der Universität Berlin. Dieser Vorkämpfer einer umfassenden, heute weitgehend abgestorbenen *Universalität der Universitäten* hat in der «Bildung der Gesinnungen und des Charakters» eine wesentliche und vornehme Aufgabe der Hochschulen erkannt.

Der Forderung nach Humanität entspricht jener schwierige Aspekt des Arztseins, der didaktisch nur schwer zu vermitteln und noch schwerer zu prüfen ist, nämlich seine «Gesinnungen», seine innere Einstellung. Die *menschliche Haltung* ist jenes ausschlaggebende Arztzentrum, das weder durch Propaedeutica noch Staatsexamina noch ausgeklügelte Spezialistenprüfungen getestet werden kann, das aber spätestens durch die Patienten schonungslos auf den Prüfstand gestellt wird.

Wissenschaftlich und juristisch betrachtet ist der Arzt eine Person mit der Lizenz, Medizin zu praktizieren, nachdem sie während mindestens zwölf Semestern ein Medizinstudium mit vier kognitiven Qualifikationsprüfungen über das Memorieren von Kenntnissen und über logische Denkfähigkeit bestanden hat. Der wissenschaftliche Aspekt mißt Wesen und Wert des Arztes aufgrund gut bestandener Examina, respektgebietender Spezialarzt-Diplome, wissenschaftlicher Auszeichnungen, akademischer Titel und Ehrungen.

Dramatisch anders lautet jene Definition des Arztes, die uns die Humanitas diktiert. Aus dieser tieferen Sicht ist der Arzt ein hilfreicher, herzensgebildeter und fachlich kompetenter Mensch mit edeln «Gesinnungen»; ein Heilkundiger, der im Patienten einen Bruder oder eine Schwester sieht und der Therapie im ursprünglichen Wortsinn von «therapeuein» pflegt: als barmherziges Dienen an jemandem, der ihn in seiner Not ruft.

Lassen sich diese grundverschiedenen Betrachtungsweisen zusammenbringen? Wer fördert Studenten und junge Ärzte, wenn es ihre Lehrer nicht tun können, sich auf das Element des Humanen in der Medizin zu besinnen, in sich selber Menschlichkeit, Fürsorge und emotionale

Sensibilität zu entwickeln? Dem kühlen Jägerhirn Wagners mag meine Antwort als abwegig erscheinen: Gerade wir, die Söhne eines nüchtern-pragmatischen Zeitalters, könnten uns – trotz Präokkupation mit Digitalanzeige, Software, Hardware, Zahl und Statistik – ein wenig bei den Philosophen und Dichtern umschauen. Zum Beispiel könnten wir bei jenem Anwalt der Humanität ein wenig in die Schule gehen, der von sich bekennen durfte, daß «Sinn und Bedeutung seiner Schriften und seines Lebens [...] der Triumph des rein Menschlichen» sei.[31]

Bei diesem heilkundigen Dichter können wir erfahren, daß wir unsere Patienten, wenn wir ein wahrheitsgetreues Bild von ihnen gewinnen wollen, nicht nur wissenschaftlich einzuordnen und aus distanzierter Objektivität wie einen fremden Gegenstand der Natur zu betrachten haben, sondern empathisch, als unseresgleichen; aus jenem einfühlsamen Geist heraus, den seit jeher die großen Dichter vermitteln: «Homo sum, humanum nil a me alienum puto» – «Ein Mensch bin ich, nichts Menschliches ist mir fremd» (Terenz).

«Lebendiges Beschauen» des Patienten, *nicht nur kortikal*, als fremdes Objekt der Natur, sondern vielmehr *auch kordial*, als meinesgleichen, ist gefordert: ein mitfühlendes, begleitendes Engagement – als ergänzender Gegenpol zu unserer nüchternen Wissenschaftlichkeit. Solche Annäherung zweier gegensätzlicher Pole ist der goldene Schlüssel zu einer umfassenden Kenntnis des Kranken. Denn es gilt auch für die Medizin: «Man lernt nichts kennen, als was man liebt, und je tiefer und vollständiger die Kenntnis werden soll, desto stärker, kräftiger und lebendiger muß Liebe, ja Leidenschaft sein.»[32]

> *«Wenn man die Männer als Verstand und Vernunft ansehen kann, so sind sie Form; die Weiber, als Herz, sind Stoff.»*[33]

Einigen Goethe-Nachfahren und -Interpreten ist dieser Dichter als Vorbild einer harmonischen Vereinigung männlicher und weiblicher Wesenszüge erschienen, zum Beispiel Rudolf Steiner und Ludwig Klages. Mit einem der fruchtbarsten ärztlichen Übersetzer Goethescher Spiritualität in die spezifische Problematik unseres wissenschaftlich-technischen Zeitalters, nämlich mit Carl Gustav Jung, könnte man sagen, Goethe sei nicht nur das «Gesellenstück» der Schattenbewältigung, sondern das seltene «Meisterwerk» der Anima-Integration gelungen, die volle Entfaltung des unbewußten weiblichen Seelenbildes.

Wer, wie der Autor dieses Buches, der Auffassung ist, die moderne Medizin, diese ursprünglich weibliche Wissenschaft, bedürfe, neben der unabdingbaren *Schatten-Erkenntnis,* auch notwendig einer *Integration matriarchaler Werte,* kann sich als Leitbild auf Goethe berufen.

Nicht etwa, daß dieser Dichter expressis verbis eine weniger patriarchale, sondern eine mehr weiblichen Normen folgende Heilkunde gefordert hätte. Vielmehr hatte Goethe tatsächlich selbst etwas ausgewogen Androgynes. Diese Harmonie zwischen männlichen und weiblichen Kräften hat vor allem in der gefühlvollen, ökologischen Weise seiner ehrfürchtig-liebevollen Naturbetrachtung und Naturforschung ihre Spuren hinterlassen. Neben frischem Blick und wachem Verstand sprudelt in seiner Dichtung und Naturforschung der belebende «Herzquell der Sophia».[34] Dieser *uralten Göttin der Herzensweisheit* entströmt das tiefere weibliche Wissen, das intuitive und schauende Bewußtsein, die ahnende Wahrnehmung des Sinns und tieferer Zusammenhänge. Diesen weiblichen Weisheitsbrunnen hat Goethe, im beherzten Abstieg «zu den Müttern», in die Urgründe des eigenen Unbewußten, in sich selbst entdeckt. Heilsamer Zustrom aus diesem Herzquell, nämlich die «geistnährende Weisheit des Gefühls und der Mitte, nicht des Kopfes und des Oben»[35], täte auch unserer verkopften Medizin von heute not, um ihren männlich-analytischen, sachbezogenen Intellekt zu ergänzen und ihre aus wissenschaftlicher Zergliederung stammenden Kenntnisse in größere Zusammenhänge zu stellen.

Ganz ursprünglich eine weibliche Heillehre, ist unser modernes Medizingebäude – bald ein Turm zu Babel! – weitgehend von Männern erdacht, geformt und wagemutig in die Höhe gespitzt. Aus einer *weisen Heilkunde* ist eine *machtvolle Medizintechnik*, eine einseitig männliche Wissenschaft geworden. Dieser Männer-Medizin ist das *Yin-Prinzip* – die weibliche Seite mit ihrer intuitiven Weisheit, ihrer Synthese-Fähigkeit und ihrem ökologischen Bewußtsein – verlorengegangen. Allzu sehr wurde ihr das *Yang-Prinzip* – das Männlich-Rationale, das Analytische und maßlos Expansive – aufgepfropft. Es tritt uns oft – paradoxerweise und besonders irritierend – in der Medizin selber in der Gestalt überintellektueller, harter und peinlich vermännlichter Frauen entgegen.

Die Versöhnung von Rational und Irrational, von Wissenschaft und Humanität erfordert die Annäherung unserer betont patriarchalen Medizin an matriarchale Werte. Yin und Yang müssen zur Harmonie gelangen. Männlicher Logos, das heißt rational-sachbezogenes Fachinteresse, bedarf einer Erweiterung durch weiblichen Eros: durch jene einfühlsame seelische Beziehung, die das Tor zur Herzenssphäre öffnet; der es «endlich gelungen», die «vom Gefühl durchdrungen» ist. In einer Medizin von morgen muß neben männlicher Ratio gleichberechtigt geistige Mütterlichkeit walten, neben scheidender und trennender Kompetenz ebenbürtig die Weisheit liebender Bezogenheit und jene tiefere Wahrnehmung des Herzens, die das Ganze, die den Sinn sucht. Ärztinnen, Krankenschwestern und andere in medizinischen Berufen tätige Frauen können zu solcher Metamorphose unserer Medizin entscheidend beitragen. Mögen sie den Mut haben, in unserer übermännlichen Wissenschaft an ihrer weiblichen Seele festzuhalten und sich dem sondernden Intellekt nicht übermäßig unterzuordnen. Mögen sie sich nicht der Wagner-Mentalität beugen, sondern sich an Iphigenie, dieses Urbild der Heilerin, halten (vgl. S. 150f.). Im medizinischen Beruf tätige

Frauen, die zu ihrer weiblichen Eigenart stehen, fördern ausschlaggebend die Gesundung unserer Heilkunde. Wenn sie hochstehend, in ihren Herzen entwickelt und ungebrochener Weiblichkeit treu sind, finden sie Anschluß an das tiefere Wissen der Sophia. Vielleicht wird es ihnen als «femmes inspiratrices» gelingen, uns Wagner-Ärzte an ihren Herzquell anzuschließen, den Scharfsinn unseres Denkens durch ihre Weisheit des Gefühls zu ergänzen, vielleicht sogar uns Männer zur Entwicklung eigener Herzensweisheit anzuregen.

Gegenüber solcher zarten Kunde leidet Bruder Wagner, der überrationale, eitel geblähte «gelehrte Herr» in uns, an chronischer Schwerhörigkeit. Eine *androgyne Metamorphose* – welch beklemmendes Reizwort für ein Wagner-Hirn! – fordert kein «sacrificium intellectus», keine Preisgabe kritisch-analytischer Ratio. Vielmehr um Synthese geht es, um Horizonterweiterung vom einäugigen Anvisieren (z. B. des kranken Organs) zur binokularen Übersicht, zur lebendigen Anschauung des ganzen Menschen im Goetheschen Sinn. Es geht um eine *humanere Humanmedizin*, um eine nicht allein patriarchale, sondern ebenso auch weibliche Heilkunde, die es nicht nur hoch im Kopf, sondern auch tief im Herzen hat.

Aufblühen und mutiges Sich-Behaupten matriarchaler Gefühlswerte, nicht nur in Frauen, sondern auch in Männern! Dies gilt als das notwendige Merkmal des kommenden Jahrhunderts, das trotz düsterer Prognosen nicht zwangsläufig technokratisch und kernspaltend-apokalyptisch verlaufen muß, das vielmehr anthropologisch-integrativ sein und sich auf das «rein Menschliche» zurückbesinnen könnte.

«Es ist zuletzt doch nur der Geist, der jede Technik lebendig macht.»[36]

Wenn sich der Traum trotzig-zuversichtlicher Optimisten erfüllen und die medizinische Wissenschaft sich entschließen sollte, dem Leitbild der ehrfürchtigen, naturverehrenden und ökologischen Wissenschaft zu folgen, wie Goethe sie uns exemplarisch vorgelebt hat, dann müßte es ihr auch gelingen, die Gegensatz-Pole von Technik und Ethik zum Einklang zu bringen. Seit langem, heute vermehrt, konfrontieren nachdenkliche Ärzte den überbordenden *technologischen Imperativ*, die Kräfte und Verlockungen, welche die Technik vorwärts treiben, mit einem *ethischen Imperativ*. Sie hinterfragen die grundsätzliche Zweischneidigkeit der Medizintechnik und sie machen sich Gedanken über die ökonomischen und die ökologischen Auswirkungen einer Wissenschaft, welche für die Grenzen ihres Fortschritts und ihrer Machbarkeiten immer blinder wird.

Sie machen sich Sorgen über die Auswirkungen des aktuellen, fast zwangshaft überstürzten Technik-Wachstums auf die Überalterung der Bevölkerung und die Zunahme chronischkranker und psychogeriatrischer Patienten mit bedenklicher Lebensqualität. Sie bedenken den unverhältnismäßigen Aufwand für «heroische», schlagzeilenträchtige Maßnahmen der Spitzenmedizin, oft auf Kosten zwar unspektakulärer, aber eigentlich wichtigerer und notwendigerer Bereiche der medizinischen Allgemeinversorgung, zum Beispiel der Prävention, der Psychiatrie, der Psychosomatik und vor allem der Geriatrie.

Sie erkennen, daß es gerade aus der apparativen und pharmazeutischen Einseitigkeit unserer Medizin stammt, wenn die technisch-kurative Anspruchshaltung der Bevölkerung ins Unermeßliche wächst. Dieselbe Bevölkerung ist dann aber manchmal enttäuscht, in ihren emotionalen, irrationalen und metaphysischen Bedürfnissen unbefriedigt und sucht deshalb immer häufiger und oft zu ihrem Schaden «sanftere», alternative Heilpraktiken oder gar marktschreierische Magier und Schamanen auf.

Besonnene Spitalärzte haben gemerkt, daß bei bedenkenlosem Überborden der unermeßlichen technischen Machbarkeiten enorme Kräfte aller Beteiligten, der Ärzte und der Pflegenden, verschlungen werden. Sie wissen, daß «verheiztes» Pflegepersonal keine Wärme spendet, sondern fröstelt – oder kündigt. Sie bemühen sich eigene technokratische Tendenzen zu zügeln.

Auch die besten unserer Hausärzte sind sensibilisiert; sie widerstehen den Versuchungen eines Krankenwesens, das ökonomische Anreize zu technischem Abklärungs- und Heilbetrieb bereitstellt, indem es alles Apparativ-Technische, äußerlich scheinbar Meßbare, reichlich belohnt, alles Geistig-Zwischenmenschliche, rechnerisch Unmeßbare aber schlecht honoriert. Diese ethisch hochstehenden Hausärzte nehmen in Kauf, daß sie durch ihren Einsatz in schwierigen, zeit- und kraftaufwendigen psychosomatischen und psychosozialen Belangen gewissermaßen finanziell «bestraft» werden.

Wenn einer künftigen Medizin der Ausgleich zwischen den widerstreitenden technischen und ethischen Anforderungen gelingt, dann werden sich ihre gewandelten Ärzte zu einem *umfassenderen Menschenbild* und zu einem *geläuterten Fortschrittsverständnis* durchringen. Weniger einseitig werden sie allzu viele ihrer Energien dem technologischen Imperativ opfern. Vielmehr werden sie berücksichtigen, daß wir in einer Epoche der Chronischkranken mit ihren selbstgestrickten Krankheiten leben, in einer Ära der Süchtigen, der Depressiven, der Neurotischen und der psychosomatisch Kranken, das heißt der Heerschar jener Patienten, denen medizinisch-technische Errungenschaften wenig, menschliche Zuwendung des Arztes und der Pflegenden aber viel bringen.

Eine gewandelte Medizin von morgen wird auf einen umfassenden, aber besonnenen und gezügelten Einsatz der Technik und auf ihre zielstrebige Weiterentwicklung nicht verzichten. Sie wird sich aber vermehrt um eine menschliche Durchdringung der Technik durch ethische Vertiefung bemühen.

Auch auf dem steilen, steinigen Pfad zu ethischer Verankerung und Vergeistigung der Technik können die großen Denker und Dichter Weggefährten sein, nicht zuletzt Goethe. Lapidar schreibt er in seiner «Farbenlehre», daß es «zuletzt doch nur der Geist ist, der jede Technik lebendig macht». Dies ist die tiefsinnige Aussage eines Mannes, der sich selber immens für Technik interessiert hat; sei es als vielseitiger Naturforscher, sei es von Berufs wegen, zum Beispiel als Bergbauexperte, oder aber aus genuiner Faszination durch die technischen Entwicklungen seiner Zeit, wie den Bau der ersten Eisenbahnen und Lokomotiven. Seine beschwörende Losung gilt auch für die Medizintechnik, deren warmblütige Lebendigkeit oder aber frostige Kälte vom *Geist der Medizin* bestimmt wird.

MEDIZIN VON MORGEN: NATURWISSENSCHAFT UND GEISTESWISSENSCHAFT

«Die Medizin beschäftigt den ganzen Menschen, weil sie sich mit dem ganzen Menschen beschäftigt.»[37]

Nicht nur Philosophen, Medizinhistoriker, Gesundheitspolitiker, sondern auch Kämpfer an der medizinischen Front, also Ärzte, Pflegende und Studenten, die mitten drin stehen, spüren und fordern im Rahmen des sich wandelnden Zeitgeistes auch einen neuen Medizingeist, ein *neues Denken in der Heilkunde*. Sie erkennen und bekennen, daß die Medizin einer neuen Theorie und einer umfassenderen Lehre: einer durchgreifenden *Reform des Medizinstudiums* bedarf.

Im 19. Jahrhundert hat die Heilkunde mühsam ihre Wissenschaftlichkeit zurückerobern müssen, indem sie die Naturwissenschaften und die Technik als richtunggebende Maßstäbe wählte, gleichzeitig aber den Menschen einseitig auf mechanische Zusammenhänge reduzierte. An der Schwelle des 21. Jahrhunderts bedarf diese Medizin notwendig einer Rückbesinnung: Sie braucht zur Ergänzung ihres ungestümen naturwissenschaftlichen Aufbruchs dringend eine Erweiterung durch geisteswissenschaftliche Normen. Im erhofften integrativ-anthropologischen Zeitalter des dritten Jahrtausends ist es die vordringliche Aufgabe der Medizin, eine *Synthese zwischen naturwissenschaftlich-technischer und geisteswissenschaftlich-humanistischer Kultur* anzustreben.

Die künftige Medizin darf sich nicht allein als «Schwester der Biologie» betrachten, sondern sie muß sich auch schwesterlich den Geisteswissenschaften, vorab der Philosophie, der Psychologie, der Geschichte und der Soziologie zuwenden. Sie soll sich nicht allein als angewandte Naturwissenschaft verstehen, sondern ebensosehr, wie Thomas Mann es nannte, als «Spielart humanistischer Wissenschaft».[38] Die «sciences humaines» müssen wieder Einzug in die Medizin und in ihr Studium halten. Diese freundschaftliche Annäherung zwischen Naturwissenschaft und Geisteswissenschaft muß schon auf der Gymnasialstufe vermehrt angebahnt, im Medizinstudium selber von Anfang an und studienbegleitend bis zum Staatsexamen angestrebt und gepflegt werden.

Ziel eines gewandelten Medizinstudiums muß es werden, dem Studenten nicht allein den biomedizinischen Aspekt, sondern auch die Tiefendimension des menschlichen Seins aufzuschließen und ihm ein umfassenderes Menschenbild einzuprägen. *Anderes* und vor allem *anders* muß der angehende Arzt lernen, nämlich weniger verschult, vielmehr integrativ, ganzheitlich. Auf solche Forderungen scheint folgendes Plädoyer Goethes wie zugeschnitten:

> *Wem es nicht zu Kopfe will, daß Geist und Materie, Seele und Körper, Gedanke und Ausdehnung [...] die notwendigen Doppelingredienzien des Universums waren, sind und sein werden, die beide gleiche Rechte für sich fordern [...] wer zu dieser Vorstellung sich nicht erheben kann, der hätte das Denken längst aufgeben, und auf gemeinen Weltklatsch seine Tage verwenden sollen.*[39]

Diesem Grundprinzip einer ganzheitlichen Medizin gehorchend muß der angehende Arzt systematisch gebildet und erzogen werden: nicht nur Pflege der «Materie» und des «Körpers», nicht nur Eintrichterung von somatischem Fachwissen und Vermittlung von technischen Fertigkeiten, sondern vermehrt auch Berücksichtigung der geistigen und seelischen «Ingredienzien des Universums». Diesem Gebot entspräche größere Universalität, weiterer Horizont, mehr Schwergewicht auf interdisziplinärer Ausbildung, intensive Verknüpfung des medizinischen Fachwissens mit Erkenntnissen aus andern Wissenszweigen, Sensibilisierung für fachübergreifende Zusammenhänge, Offenheit für geisteswissenschaftliche: psychologische, anthropologische, medizinethische und soziologische Aspekte.

Wer wäre überzeugenderes Leitbild als der «Universalgelehrte» Goethe; wer aufgrund gelebten Beispiels und zündend-treffender Aussage berufener, uns auf die heutige, so schmalspurige Einengung unseres Begriffs vom Wissen hinzuweisen? Auf jene traurige Beschränkung, die unsere universitäre Erziehung auf eine rein pragmatische Ausbildung zu «Brotgelehrten» schrumpfen läßt. Die Einengung auf Faktenwissen allein war Goethe stets ein Greuel. Variantenreich hat er «diese Bücher- und Stubengelehrsamkeit, dies Klugwerden und Klugmachen aus nachgeschriebenen Heften»[40] angeprangert.

Sind unsere Gymnasien und unsere medizinischen Hochschulen noch bescheiden, selbstkritisch und wandlungsfähig genug, um ihren Wissensbegriff überdenken und sich auf die ursprüngliche etymologische Verbindung von Wissen mit Sehen, Betrachten und Schauen rückbesinnen zu können?

Studienreformer, aber auch das widerstrebende Establishment, das sich verkrampft gegen neues Denken und grundlegende Änderungen wehrt, seien auf eine Aussage aus dem Vorwort zur «Farbenlehre» hingewiesen. Goethe wollte es seinen Antipoden, den allzu «abstrakten Gelehrten» ins Stammbuch schreiben:

> *Jedes Ansehen geht über in ein Betrachten, jedes Betrachten in ein Sinnen, jedes Sinnen in ein Verknüpfen, und so kann man sagen, daß wir schon bei jedem aufmerksamen Blick in die Welt theoretisieren. Dieses aber mit Bewußtsein, Selbstkenntnis, mit Freiheit [...] zu tun und vorzunehmen, eine solche Gewandtheit ist nötig, wenn die Abstraktion, vor der wir uns fürchten, unschädlich und das Erfahrungsresultat, das wir hoffen, recht lebendig und nützlich werden soll.*[41]

Lassen sich moderne Naturwissenschaftler und Medizinlehrer, deren eingeschliffenes Hauptanliegen es bleibt, ihr Fachwissen durch «Sondern und Trennen», durch Analysieren und Rechnen grenzenlos zu mehren und ihr organbezogenes Anvisieren durch immer feinere Beobachtungs- und Meßmethoden zu perfektionieren – lassen sie sich dazu bekehren, neben ihren Wissensabstraktionen und ihren einäugigen Beobachtungsergebnissen gleichzeitig auch ein «recht lebendiges Erfahrungsresultat» anzustreben? Neben abstraktem Wissen und technischen Kunstgriffen sollten bei den Medizinstudenten auch anspruchsvolle geistige Fertigkeiten gefördert und geschult werden: Neben all dem Lernen, Pauken, Memorieren, Repetieren, gezielten Beobachten, technisch-manuellen Üben gleichberechtigt auch die Fähigkeit zum Sinnen, Verknüpfen, Theoriebilden, also Nachdenken, und obendrein – welch anspruchsvolles Gebot! – «Bewußtsein, Selbstkenntnis, Freiheit!»

Bildung, nicht nur Unterricht! Neben der Vermittlung von Fachwissen und Fertigkeiten muß das Medizinstudium dem Studenten helfen, seine Fähigkeit zum kritischen Nachdenken, zum Verknüpfen und zum Überblicken zu schulen; es muß ihn zur Entdeckung der Zusammenhänge anleiten und ihn für die geistige Einheit in der Vielfalt der Phänomene und der Einzelkenntnisse sensibilisieren.

Als höchsten Anspruch schließlich fordert das Goethesche Motto «Bewußtsein» und «Selbstkenntnis»! Solcher Devise entsprechend müßte ein gewandeltes Medizinstudium die künftigen Ärzte sogar fördern mit sich «selbst bekannt» zu werden. Wenn, wie Goethe sagt, jede «Dunkelheit über uns selbst uns nicht leicht zuläßt, das Gute recht zu tun», dann hat diese Erkenntnis des Dichters wohl ganz besonders seine Gültigkeit für den «doctor», diesen *Lebensberater* und *Not-Wender* in schweren Zeiten.

Solche universitäre Erziehung der angehenden Mediziner zu Selbstreflexion und Selbstkritik sollte sie auch vor jenem weitverbreiteten «Dünkel» bewahren, der uns Akademikern oft peinlich anhaftet. Gleich wie die «Dunkelheit über uns selbst», so führt uns ihr Zwillingsbruder «Dünkel gewiß zum Bösen, ja, wenn er unbedingt ist, zum Schlechten».[42] Universitäten von morgen sollten angehenden Ärzten also auch das ethische Rüstzeug mitgeben für jene Selbsterkenntnis und Persönlichkeitsbildung, ohne die ein Mediziner in der Praxis zwar

Wohlhaben erlangen, aber als Arzt menschlich nicht bestehen kann. Zugegeben, ein sehr anspruchsvolles, vorläufig noch utopisches Postulat – für Doktor Wagner das Hirngespinst eines weltfremden Phantasten!

Ein erneuertes Medizinstudium müßte der *Psychologie*, der Erforschung der Seele, also jener Wissenschaft, die gerade in unseren Tagen so hilfreich sein könnte, mehr Einsatz und Sorgfalt entgegenbringen. Die *Psychosomatik*, als jene medizinische Disziplin, welche Körper und Seele, diese scheinbar polaren «Doppelingredienzien des Universums», als komplementäre Aspekte einer Ganzheit erkennt, müßte vermehrt ins Zentrum der medizinischen Ausbildung rücken. Sogar in der Philosophie, vor allem in der *medizinischen Ethik*, müßten angehende Ärzte ein Heimatrecht haben. Mit Alibiübungen in Form von ein paar medizinethischen Vorlesungen ist es nicht getan.

Auch die *Medizingeschichte* dürfte im Medizinstudium nicht länger das Aschenbrödel neben all ihren stolzen Schwestern sein. Ganz im Widerspruch zu Goethes Postulat, *die alten Wahrheiten* zu beherzigen, droht unserer modernen Medizintechnik und ihrem Studium bisweilen die Gefahr, den *allerneuesten Irrtum* begierig zu ergreifen. Es herrscht eine seltsame, fast naive Tendenz, dem Neusten, dem Frischesten, dem Modischen nachzujagen. Unausgegorene und in ihren praktischen Konsequenzen voreilig überschätzte Forschungsergebnisse werden oft allzu rasch ergriffen, nicht zuletzt unter dem geschickten Druck merkantiler Manöver einer rührigen Pharmaindustrie! Die neusten «facts and trends» ziehen uns mächtig in ihren Bann. Mit diesem allerneuesten Wissen wird auch gerne geprahlt. Demgegenüber hat unsere Medizin bedenklich wenig Sinn und Verständnis für das «alte Wahre», das es, nach dem dichterischen «Vermächtnis», kräftig anzufassen und zu bedenken gilt; in allen Sparten, auch in der Medizin!

Wenn man sich indessen voreilig und einseitig «abgibt mit dem, was nicht wissenswert ist, kann die Wissenschaft anstatt gefördert, sehr zurückgehalten» werden, vor allem, wenn man auf der andern Seite das vernachlässigt, was «in den Wissenschaften [...] höchst verdienstlich ist», nämlich jenes «unzulängliche Wahre, das die Alten schon besessen, aufzusuchen und weiterzuführen».[43] Dieses längst gefundene, fruchtbare «alte Wahre», das wir in unserer so schnellebigen Medizin gerne vernachlässigen, müßte angehenden Ärzten durch vermehrte Pflege der Medizingeschichte als einem obligaten Hauptfach nahegebracht werden. Gerade ein so ungebildetes, so einseitig in «naturwissenschaftlicher Intelligenz» (Snow) geschultes Geschlecht, wie wir Söhne und Töchter des technischen Zeitalters, sollte vermehrt auch für die komplementäre «geisteswissenschaftliche Intelligenz» (Snow) sensibilisiert werden, nicht zuletzt durch eine ernsthafte Beschäftigung mit der Medizin-Historie. Wir sollten lernen, uns auf die unvergänglichen alten Wahrheiten, aber auch auf die fatalen alten Irrtümer und ihre Geschichte zu besinnen und uns vermehrt jener historischen Vergangenheit zuzuwenden, zu der wir heute kaum einen Bezug haben!

Ich bin überzeugt, daß diese tiefgreifende Erneuerung des Medizinstudiums und seine *Öffnung für charakterbildende und geisteswissenschaftliche Horizonte* nur möglich sein wird, wenn sich grundlegend gewandelte Prioritäten mit klaren Akzenten, weniger auf Faktenwissen als auf kritisch-wissenschaftlichem Denken durchsetzen; wenn entschiedene Schwerpunkte auf Allgemeinmedizin, auf Hausarzt-Heilkunde gelegt werden; wenn propädeutischer Ballast vorklinischer Semester sowie ein Übermaß an spezialisiertem Detailwissen über Bord geworfen werden.

Ich bin mir allerdings bewußt, daß sich geronnener Widerstand machtvoller Gremien und schwerbeweglicher Institutionen grundlegenden Reformen noch einige Zeit widersetzen wird. Goethes Verdikt gegenüber verknöcherten akademischen Machthabern und ihren langgewohnten Besitzansprüchen ist auch heute aktuell:

> *Im Wissenschaftlichen wird Zustimmung und Ruhm immer bis zu einem gewissen Grad verdient, und die eigentliche Usurpation liegt nicht in Ergreifung, sondern in Behauptung eines unrechtmäßigen Besitzes. Diese findet statt bei allen Universitäten, Akademien und Sozietäten. Man hat sich einmal zu irgendeiner Lehre bekannt, man muß sie behaupten, wenn man auch ihre Schwächen empfindet.*[44]

Die Schwächen des modernen Medizinstudiums (neben seinen wohlbekannten Stärken, die nicht geschmälert werden sollen) erkennen heute – insgeheim wenigstens – manche Lehrer; nicht alle bekennen sie auch. Diese Schwachseiten bekommen vor allem die Medizinstudenten zu spüren. Sie hoffen auf eine Metamorphose des Medizinstudiums: Es soll sich weniger darauf konzentrieren, seinen Studenten Spezialfachwissen einzutrichtern, ihnen Problemlösungen einzupauken und sie mit «Kochbüchern», Checklisten und Multiple Choice-Examina zu Medizintechnikern auszubilden, vielmehr erhoffen sie von ihm eine *Erziehung zum Arzt*. Sie halten Ausschau auf ein Studium, das sie vielseitig bildet und sie umfassender auf ihren faszinierenden und anspruchsvollen Beruf vorbereitet.

Künftige Studenten eines derart gewandelten Studiums wären zu beneiden, denn sie dürften überrascht erleben, was schon Goethe an der Heilkunde so fasziniert hat, nämlich, daß «die Medizin den ganzen Menschen beschäftigt, weil sie sich mit dem ganzen Menschen beschäftigt».[45]

ANHANG

Abkürzungen:

14,70 Ziffern ohne weitere Kennzeichnung verweisen auf Band und Seite der Artemis-Ausgabe (Goethe. Gedenkausgabe der Werke, Briefe und Gespräche, herausgegeben von E. Beutler, Zürich 1948 ff.).

WA Goethes Werke, herausgegeben im Auftrag der Großherzogin Sophie von Sachsen-Weimar, 1887 ff. (Weimarer bzw. Sophien-Ausgabe).

Bode Goethe in vertraulichen Briefen seiner Zeitgenossen, zusammengestellt von W. Bode, 3 Bände, München 1982.

Vogel C. Vogel: Die letzte Krankheit Goethes, Nachschrift der E. Merck AG, Darmstadt 1961.

Gesundheit bei Goethe

1. 11,494
2. Vogel, S. 31
3. 22,478
4. 22,388
5. 4,182
6. Nietzsche, F.: Gesamtwerk, Leipzig 1906–1911, Nachlaß III, 499
7. Artemis-Ausgabe, Ergänzungsband, Tagebücher, 25. 7. 1779
8. 24,347
9. 7,313
10. 1,608
11. 24,332

Homo patiens – Pathographie seiner Körperkrankheiten

1. 5,556
2. WA I, 51, S. 103 f.
3. 10,362
4. 18,98
5. 18,110
6. 18,125 f.
7. 10,363
8. 10,363
9. 18,145
10. Vogel, S. 31
11. Bode, Bd. II, S. 178 f.
12. Bode, Bd. II, S. 179 f.
13. 19,496
14. Diem, C.: Körpererziehung bei Goethe, Frankfurt am Main 1948, S. 51
15. 22,386
16. Zit. aus Neuhauser, W.: Goethe sprach nie über die Leiden mit seinen Zähnen; Zahnmedizin, Heft 16, 1982, S. 1741
17. 1,635
18. 23,249 f.
19. 23,247
20. 23,247
21. 23,248 f.
22. 23,250
23. 21,536
24. 17,480
25. Zu Kanzler v. Müller gesprochen, 14. 3. 30 (in: Goethes Gespräche, hrsg. von Wolfgang Herwig, Zürich und München 1965 ff., Bd. III/2, S. 585)
26. 23,859 f.
27. 23,866
28. 23,864
29. 23,867
30. 21,1043

Seelenlandschaft eines Depressiven

1. WA I, 26, S. 364
2. Bode, Bd. II, S. 415
3. Moebius, P. I.: Über das Pathologische bei Goethe, München 1898
4. Eissler, K. R.: Goethe–

eine psychoanalytische Studie, Basel / Frankfurt am Main 1983 (Bd. I), 1985 (Bd. II).
5. Lenz, S.: Etwas zu Goethes Selbstdeutung, in: Mein Goethe, Frankfurt am Main 1982, S. 35 ff.
6. Muschg, A.: Goethe als Emigrant, Frankfurt am Main 1986
7. 24,83
8. 6,313
9. Muschg, A.: Literatur als Therapie? Frankfurt am Main 1981
10. 10,236 f.
11. WA I, 26, S. 341
12. 10,642
13. 10,642 f.
14. 10,767
15. 18,260
16. 18,288
17. 1,524
18. Artemis-Ausgabe, Ergänzungsband, Tagebücher, 7. 8. 1779
19. 1,69
20. 19,37
21. Bode, Bd. I, S. 429
22. Bode, Bd. II, S. 449
23. 22,317
24. 22,304 f.
25. 11,749
26. Bode, Bd. II, S. 319
27. 11,833
28. 1,180
29. 24,545
30. 24,686
31. 23,533
32. 23,690
33. 2,132

Goethes Krankheitslehre

1. 18,109
2. 22,54
3. 24,686
4. 9,508
5. 24,377
6. Artemis-Ausgabe, Ergänzungsband, Tagebücher, 13. 5. 1780
7. Zit. bei Muschg, A.: Goethe als Emigrant, Frankfurt am Main 1986, S. 138
8. 7,625
9. 7,625 f.
10. 10,383
11. 1,447
12. 24,680
13. 24,681
14. 22,518 f.
15. 24,690
16. 21,1027 f.
17. Brief an Herzog Carl August vom 3. 2. 1787; zit. bei Bertaux, P.: Die erotischen Spiele, in: Goethe im 20. Jahrhundert, Frankfurt am Main 1987, S. 526
18. 2,43
19. 1,177
20. WA IV, 10,144 (an A. J. Bartsch, 26. 2. 1794)
21. Jung, C. G., Gesamtwerk, Olten, Bd. 18 / 2, S. 653
22. 16,879 f.
23. 23,246
24. 19,46
25. 20,126 f.
26. 21,952 f.
27. 9,162
28. 22,843
29. 23,245 f.
30. 12,391
31. Zit. bei Schipperges, H. im Suppl. zu Hufeland, C. W.: Die Kunst das menschliche Leben zu verlängern, Karlsruhe 1987, S. 100
32. Beck, D.: Krankheit als Selbstheilung, Frankfurt am Main 1981; Heim, E.: Krankheit als Krise und Chance, Stuttgart 1980; Weizsäcker, V.: Pathosophie, Göttingen 1956; Kast, V.: Der schöpferische Sprung, Olten 1987
33. Zit. nach Schipperges, H.: Homo patiens, München 1985, S. 224
34. 18,109
35. 18,712
36. 4,543

Therapie und Heilung bei Goethe

1. 10,698
2. 18,701
3. 10,383
4. 10,383
5. Artemis-Ausgabe, Ergänzungsband,

Tagebücher, 13.5.1780
6. 21,443
7. 5,323
8. 5,245
9. Muschg, A.: Goethe als Emigrant, Frankfurt am Main 1986
10. 2,252
11. 17,480
12. 24,681
13. 19,496
14. 21,168
15. 24,761
16. Vogel, S. 27 f.
17. Vogel, S. 27 f.
18. 21,892
19. 3,290
20. 6,634
21. 10,376
22. 11,676
23. 5,221
24. 21,410
25. WA I, 42/1, 23
26. Vogel, S. 22
27. Schipperges, H. Suppl. zu Hufeland, C. W.: Die Kunst das menschliche Leben zu verlängern, Karlsruhe 1987, S. 95
28. 18,840
29. 21,402
30. 24,685
31. 18,519
32. 24,681
33. Zit. bei Diem, C.: Körpererziehung bei Goethe, Frankfurt am Main 1982, S. 59
34. 1,48
35. Diem, C.: Körpererziehung bei Goethe, Frankfurt am Main 1982

Psychotherapeutisches Vermächtnis eines Seelenheilkundigen

1. 8,304 f.
2. 5,291
3. 24,404
4. Artemis-Ausgabe, Erzänzungsband, Tagebücher, 22.6.1780
5. 3,278
6. 19,516
7. 3,675
8. 24,405
9. 12,392
10. 3,587
11. 24,399
12. 19,84
13. 2,47
14. 24,655
15. Reynolds, R. C.: The loss of charity in the practice of medicine, in: The American Journal of Medicine 71,196; 1981
16. 4,543
17. 3,348
18. 1,477
19. 9,374 f.
20. 6,634
21. 6,267
22. 3,335
23. 8,224
24. 3,644
25. Engelhardt, D.: Medizin und Literatur in der Neuzeit – Perspektiven und Aspekte; Deutsche Vierteljahresschrift für Literaturwissenschaft und Geistesgeschichte, 52, Heft 3, 1978, S. 351
26. 21,556
27. 23,442
28. 1,475
29. 10,687
30. 19,85
31. 12,352
32. 18,677
33. 1,310
34. 18,409 und 411
35. 18,866
36. 6,876

Dichterische Darstellung von Krankheit und Heilung

1. 24,545
2. 22,54
3. 4,425
4. 10,637
5. 24,635
6. 6,274
7. 6,274 f.
8. 6,298
9. 6,297
10. 5,163
11. 5,505 f.
12. WA I, 12, S. 359
13. WA I, 12, S. 359
14. 1,66
15. 7,583 f.
16. 7,372 f.
17. 12,391
18. Zit. bei Muschg, W.: Tragische Literaturgeschichte, 1953, S. 502
19. 6,239
20. 6,187
21. 5,663
22. 8,475
23. 8,476 f.

Tod und Unsterblichkeit bei Goethe

1. 21,704
2. Brief an Zelter vom 23. 2. 1831; WA IV, 48, S. 129
3. 5,151
4. 5,151
5. 24,721
6. 19,681
7. 24,545
8. 24,115 f.
9. 24,308
10. 3,233
11. 24,93
12. 9,651
13. 23,312
14. 24,93
15. 5,504
16. 1,306
17. 2,44
18. 21,728
19. 1,514
20. 1,514
21. 1,523
22. 5,520
23. 24,504

Goethe und das Medizinstudium

1. 5,18
2. 5,203
3. 10,397
4. 10,495 f.
5. 10,717 f.
6. Carus, C. G.: Erfahrungsresultate aus ärztlichen Studien und ärztlichem Wirken während eines halben Jahrhunderts; Leipzig 1859
7. 21,280
8. Steiner, R.: Goethes Weltanschauung; Dornach 1963, S. 159–189
9. Heisenberg, W.: Die Goethe'sche und die Newton'sche Farbenlehre im Lichte der modernen Physik; aus: Wandlungen in den Grundlagen der Naturwissenschaften, Leipzig 1942
10. Benn, G.: Goethe und die Naturwissenschaften; in: Sämtliche Werke, Bd. III, Stuttgart 1987
11. Schöne, A.: Goethes Farbentheologie; München 1987
12. Conrady, K. O.: Taten und Leiden des Lichtes. Die Farbenlehre; in: Goethe. Leben und Werk, Königstein/Ts. 1985, Bd. II, S. 361
13. 22,538
14. 24,87

Das Bild des Arztes bei Goethe

1. 17,11
2. 16,400
3. 17,11
4. 19,661 f.
5. 1,629
6. 24,673
7. 17,184
8. 10,495 f.
9. 11,757
10. 18,490
11. 9,645
12. 11,235
13. 10,717 f.
14. 1,515
15. 9,593
16. 9,573
17. 5,424
18. 11,757
19. Bode, Bd. III, S. 145
20. 22,451
21. 1,654
22. 12,332
23. 10,374 f.
24. 19,531
25. 6,634
26. 19,150
27. 6,361
28. 5,599
29. 16,332 f.
30. Zitiert in: Chargaff, E.: Unbegreifliches Geheimnis; Stuttgart 1981, S. 80
31. 8,162
32. 22,467

Ärzte in Goethes Dichtung

1. 5,156
2. 4,161
3. 5,378
4. 5,18 f.
5. 5,203
6. 5,17
7. 5,350
8. 5,174
9. 7,495
10. 5,175
11. 6,715
12. 5,377 f.
13. 22,457
14. 5,354

15. 5,541
16. 5,162
17. 5,164
18. 5,359
19. Chargaff, E.: Alphabetische Anschläge; Stuttgart 1989

Der Naturforscher in medizinischen Grundlagen-Wissenschaften

1. 9,518
2. Eissler, K. R.: Goethe – eine psychoanalytische Studie; Frankfurt am Main 1985, Bd. II, S. 1239 ff.
3. 18,936
4. 5,541
5. 9,574
6. 1,515
7. 16,347
8. 17,67 f.
9. 22,803
10. 16,915
11. 18,761
12. 18,844
13. Schöne, A.: Goethes Farbentheologie; München 1987
14. 9,593
15. Heisenberg, W.: Die Goethe'sche und die Newton'sche Farbenlehre im Lichte der modernen Physik, in: Wandlungen in den Grundlagen der Naturwissenschaften, Leipzig 1942

Dichter-Vermächtnis an die Medizin

1. 1,428
2. Nietzsche, F.: zitiert in: Pietschmann, H.: Das Ende des naturwissenschaftlichen Zeitalters; Wien 1980, S. 153
3. Chargaff, E.: Alphabetische Anschläge; Stuttgart 1989
4. 1,152
5. 5,161
6. Nager, F.: Zwiespalt und Wandlung des Arztes; Schweizerische Medizinische Wochenschrift 113, 1815, 1983
7. 8,460
8. 3,325
9. 18,173
10. 5,300
11. 5,162 und 164
12. 5,174
13. 7,39
14. 22,593
15. 9,563
16. 19,627
17. 5,201
18. 1,424
19. 1,675
20. Muschg, A.: Goethe als Emigrant; Frankfurt am Main 1986
21. 16,394
22. 9,593
23. WA II, Bd. 8, S. 219
24. 16,333
25. Zitiert in Schmid, K.: Das Genaue und das Mächtige; Zürich und München 1977, S. 154
26. Zitiert in Schmid, K.: Die komplementäre Wirklichkeit des Wissenschafters; Zürich und München 1974
27. 1,519
28. 1,654
29. 5,198
30. 9,675
31. 23,788
32. 19,661 f.
33. 22,581
34. Nager, F.: Das Herz als Symbol; Schweizerische Ärztezeitung 66, 2384, 1985
35. Neumann, E.: Die Große Mutter; Olten 1974, S. 36, S. 311, Tafel 165
36. 16,233
37. 10,397
38. Mann, Th.: Vom Geist der Medizin; Gesammelte Werke, Bd. II, S. 595
39. 19,653
40. 22,539
41. 16,11
42. 19,653
43. 9,513
44. 16,916

INHALTSVERZEICHNIS

7 Vorwort

11 *Gesundheit bei Goethe*

13 Gesundheit als Ganzheit, Gleichgewicht und Tugend
15 Das Gold höherer Gesundheit
17 «Tugendhafte» Methoden im Ringen um Gesundheit

21 *Homo patiens – Pathographie seiner Körperkrankheiten*

23 Lebensgefährliche Geburt, Quälgeister der Kindheit
24 Zum zweitenmal in Grabesnähe: Lungen- oder Magenblutung?
28 Dritte Todeskrise als Auftakt zu Gebresten noch und noch
33 Zum viertenmal in Todesnähe: erster Herzinfarkt
36 Herzenskrank und herzkrank nach der Trennung von Ulrike
37 Sechste Lebensbedrohung nach dem Tod des Sohnes
38 Goethes Todeskrankheit

41 *Seelenlandschaft eines Depressiven*

43 Dialektik und Unergründlichkeit von Goethes Wesen
45 Die kreative Potenz seiner «gesunden» Depressionen
46 Depression und Hypochondrie des Jünglings
48 «Wenn ich jetzt nicht Dramas schriebe»
50 Depression des Weimarer Ministers
53 Zurück im Norden: Erneute Jahre des Unmuts

54 Die midlife crisis und ihre Überwindung
56 «Was ich denke, was ich fühle, ein Geheimnis bleibe das»
58 Unerbittliche Metamorphose

61 *Goethes Krankheitslehre – ein verschlüsseltes Vermächtnis*

63 Die Allgegenwart von Krankheit
65 Äußere Krankheitsursachen bei Goethe
74 Das Ganzheitskonzept in Goethes Krankheitslehre
79 Tiefere Krankheitsgründe
86 Krankheitssinn bei Goethe

91 *Therapie und Heilung bei Goethe*

92 Was heißt heilen?
94 Vis medicatrix naturae – Kernstück Goethescher Heilkunde
96 Rückzug in die Einsamkeit und Stille
98 Heilkräfte der Natur
101 Für Pflanzenheilkräfte, aber auch Placebo sehr empfänglich
106 «Der Schlaf heilt bei mir Vieles»
107 Die Heilkraft von Körperbewegung und Sport

111 *Psychotherapeutisches Vermächtnis eines Seelenheilkundigen*

114 Seelenheilung als unvermitteltes Gnadengeschenk
115 Seelenheilung durch Selbstbeherrschung und Entsagung
119 Gehorsam gegenüber dem inneren Lebensplan
120 Die Heilkraft «liebevoller, treuer Herzen»
123 Das therapeutische Gespräch, das heilsame Wort
124 Heilende Mächte in der Kunst
126 Dichterische Gestaltung der Krise
128 Goethe als Psychotherapeut

135 *Dichterische Darstellung von Krankheit und Heilung*

137 Werther – der Aussteiger
139 Tasso – der Paranoide
141 Faust – der Depressive
144 Lila – eine «psychische Cur»
145 Das Pathologische im Umfeld Wilhelm Meisters
149 Heilkräftige Frauen in Goethes Dichtung

155 *Tod und Unsterblichkeit bei Goethe*

156 Genie der Abwehr. «Vorwärts über Gräber»
158 Das Selbstmordproblem bei Goethe
159 Bewältigung der Todesangst
161 Der Unsterblichkeitsglaube eines alten Weisen

169 *Goethe und das Medizinstudium*

170 Medizinischer Zaungast in Straßburg
174 Das Ideal «hippokratischer Verfahrensart»
175 Gedankenaustausch mit Medizinern
177 Vorliebe für Anthropologie, Psychologie und Psychiatrie
179 Anatomie – Goethes medizinisches Herzstück
181 Goethe als Medizinkritiker

185 *Das Bild des Arztes bei Goethe*

187 Ethische Maximen für den Arzt
190 Praktische Maximen für den Arzt
196 Psychologische Maximen für den Arzt
199 Ganzheitliche Maximen für den Arzt

203 *Ärzte in Goethes Dichtung*

205 Wilhelm Meister – ein Spätberufener
206 Die vier Ärzte im Faust
207 Chiron, der mythologische Arzt
208 Mephisto – Vorfahre des Docteur Knox
212 Faust – Tragödie und Verschuldung eines Arztes
218 Wagner – der Heiltechniker

221 *Der Naturforscher in medizinischen Grundlagen-Wissenschaften*

223 Eine ehrfurchtsvoll-verehrende Naturergründung
227 «Das Pflanzenreich rast einmal wieder in meinem Gemüthe»
229 «Ich weiß meine Osteologie auf den Fingern auswendig herzusagen»
231 «Die Farben sind Thaten des Lichts, Thaten und Leiden»

235 *Dichter-Vermächtnis an die Medizin*

237 Wagner als Sinnbild moderner Medizintechnik
240 Größe und Gefährdung der Wagner-Medizin
241 Technologische Übereilung
244 Wissensinflation und Spezialisierung
245 Kopflastigkeit der Wagner-Medizin
247 Wagner-Ärzte: Zwiegespräch des Autors mit sich selbst
255 Goethe als Anwalt einer Metamorphose der Medizin
256 Äußerer Fortschritt und innere Entwicklung
259 Synthese von rational und irrational
264 Annäherung von Wissenschaft und Humanität
267 Synthese von männlich und weiblich
270 Versöhnung von Technik und Ethik
272 Medizin von morgen: Naturwissenschaft und Geisteswissenschaft